孕前保健

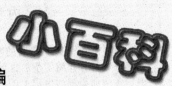
小百科

主编
陈长青　朱　红

副主编
刘利虹　张瑞华

编著者
刘喜荣　孙　莉　季海娜　王金勇
孙　静　丁红梅　张　萍　宗　伟
刘瑞暖　刘　慧　刘倩倩　刘　阳

金盾出版社

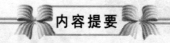

内容提要

　　要生育一个健康聪明的宝宝，做好孕前保健和备孕十分重要。本书分九部分介绍了孕前保健和备孕的知识，包括男女生理健康常识、备孕前心理和生理上的准备、孕前健康检查、警惕看不见的健康杀手、孕前用药对怀孕的影响、了解遗传和遗传性疾病、不孕不育知识、孕前加强营养储备能量和让疾病远离妊娠。其内容丰富，通俗易懂，科学实用，实属备孕夫妇必备读物。

图书在版编目（CIP）数据

　　孕前保健小百科/陈长青，朱红主编 . — 北京 ：金盾出版社，2015.8
　　ISBN 978-7-5186-0260-5

　　Ⅰ.①孕⋯　Ⅱ.①陈⋯②朱⋯　Ⅲ.①妊娠期—妇幼保健—基本知识　Ⅳ.①R715.3

　　中国版本图书馆 CIP 数据核字（2015）第 071690 号

金盾出版社出版、总发行

北京太平路 5 号（地铁万寿路站往南）
邮政编码：100036　电话：68214039　83219215
传真：68276683　网址：www.jdcbs.cn
封面印刷：北京凌奇印刷有限公司
正文印刷：北京华正印刷有限公司
装订：北京华正印刷有限公司
各地新华书店经销

开本：850×1168 1/32　印张：10.5　字数：218 千字
2015 年 8 月第 1 版第 1 次印刷
印数：1～4 000 册　定价：32.00 元

（凡购买金盾出版社的图书，如有缺页、
倒页、脱页者，本社发行部负责调换）

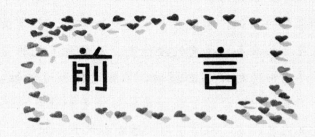

前　言

　　优生优育是提高我国人口素质的基本国策。少年智则国智，少年强则国强。孩子是家庭的希望，国家的未来。优生优育直接关系着家庭的幸福，社会科学技术和经济的发展，以及国家的未来。要想国富民强，必须提高新一代人口的素质。

　　那么，如何才能做到优生优育呢？首先应从优恋、优婚、优孕三方面考虑。优恋，是指要了解对方及其家庭成员身体健康方面的信息，特别是有严重的家族遗传性疾病者要有全面的评估，以免娩出缺陷儿。优婚，就是要选择在安全知情的情况下选择婚姻，在婚前进行体检，对某些生理方面的疾病在治愈后再结婚。优孕，则是在适宜的孕育年龄、最佳受孕时机、健康安全的受孕环境下怀孕生子，这样可完全避免影响胎儿发育的不利因素，娩出聪明、健康的宝宝。

　　《孕前保健小百科》一书从影响优生优育的生理、心理、孕前指导、环境质量、药物、遗传、营养等诸多因素入手，以通俗易懂的语言，分九部分介绍了孕前保健和备孕的知识，包括男女生理健康常识、备孕前心理和生理上的准备、孕前健康检查、警惕看不见的健康杀手、孕前用药对怀孕的影响、了解遗传和遗传性疾病、不孕不育知识、孕前加强营养储备能量和让疾病远离妊娠。其内容丰富，科学实用，适合备孕夫妇阅读参考。

此书在编写过程中，查阅了大量国内外文献资料，无论是从医学方面还是生活方面，都力求做到与国际接轨，并尽量适合国情。备孕夫妇可以通过这本书增长优生优育的科学知识，以提高子女的健康素质，进而使我国国富民强。

希望此书能对各位备孕夫妻在优生优育上有所裨益。愿同仁们对此书不足之处，敬请指正。并向参考书目的作者表示衷心的感谢。

作　者

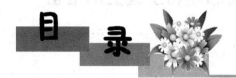

一、生理健康常识

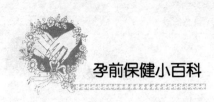

二、备孕前心理和生理上的准备

三、重视孕前健康检查

四、孕前警惕看不见的健康杀手

五、孕前用药对怀孕的影响

六、了解遗传与遗传性疾病

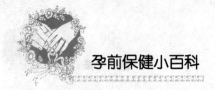

七、不孕不育知识的再认识

八、孕前加强营养、储备能量

九、让疾病远离妊娠

一、生理健康常识

（一）你的内分泌正常吗

内分泌激素主要是指雌激素、孕激素、促卵泡激素、黄体生成素、催乳素、睾酮这 6 项，女性和男性的生理状态受它们的影响而产生相应的变化。若女性内分泌失调会出现月经不调，白带异常，面部长斑、长痘、毛孔粗大，体毛增多或减少，不孕或反复流产等症状。男性内分泌紊乱会造成生殖器官的功能失调，严重者可导致不育等疾病。所以，在计划怀孕时需要进行检查，看内分泌激素是否处在正常的水平，有异常要及时就医，以健康的状态孕育下一代。

1. 女性内分泌激素的功能　女性内分泌激素水平受下丘脑、垂体、卵巢的调控。下丘脑是"最高司令部"，它释放一定量的激素，对垂体发出指令，垂体也会分泌促卵泡激素和黄体生成素，调节卵巢等下级腺体，而卵巢分泌的激素又影响着垂体释放激素的量。它们互相制约，相辅相成，维持着女性生殖、内分泌功能。

在女性内分泌检查单中，我们可以看到黄体生成素、促卵泡激素、催乳素、孕激素、雌激素、睾酮这 6 项指标。黄体生成素和促卵泡激素主要是促进卵泡发育和排卵，检测值过高，可能停经或不孕；催乳素过高，可能是脑垂体肿瘤或甲状腺功能低下，可能为无排卵或月经不调，或者先兆流

产;卵巢瘤或妊娠都可能表现雌激素水平过高,如果偏低,则可能为多囊卵巢综合征或染色体异常等。

2. 男性激素分泌的功能 男性与女性类似,性激素水平与下丘脑、垂体和睾丸的关系十分密切。通过抽取血液,检查男性体内的性激素水平能判断其生殖能力的高低,用以判断是否有疾病。在下丘脑和垂体的控制下,睾丸中的曲细精管产生抑制素,能选择性地抑制垂体分泌促卵泡激素。如睾丸曲细精管破坏,抑制素不足或缺乏,不能抑制垂体分泌,血促卵泡激素含量升高,提示睾丸组织遭受破坏。患无精子症,而血促卵泡激素含量正常,提示输精管阻塞的可能性。促卵泡激素、黄体生成素都升高,而血浆睾酮值降低,提示是原发性睾丸发育不全。促卵泡激素升高,黄体生成素正常,血睾酮值低,提示是克氏综合征即睾丸曲细精管变性。促卵泡激素、黄体生成素均低,提示下丘脑、垂体功能减退,而睾丸功能减退可能是继发性的,常见于先天性或后天性下丘脑、垂体损伤或有器质性病变。

需要注意的是,人体内的激素水平有昼夜、生理周期的正常波动,如黄体生成素每 1.5～2 小时就有 1 次脉冲波动,故 1 次测定仅供参考,数次测定才能得出可靠的基础值。

(二)女性生殖系统是怎样构成的

女性生殖系统由内生殖器和外生殖器两部分组成。外生殖器是指生殖器官的外露部分,包括大阴唇、小阴唇、阴蒂、阴道前庭部和前庭大腺及处女膜,统称为外阴。内生殖器位于盆腔内,包括阴道、子宫、输卵管和卵巢(图1)。

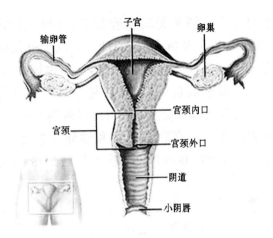

图 1　女性生殖系统

1. 外阴　外阴部有大阴唇和小阴唇,两小阴唇之间为阴裂。阴裂中上方有尿道口,下方是阴道口。小阴唇两侧的前方融合,包绕阴蒂。阴蒂头富于神经末梢,极为敏感,是性感觉最强的部位,它是一个很小的结节组织,很像阴茎,位于两侧小阴唇的顶端,在阴道口和尿道口的前方。

2. 阴道　阴道是内外生殖器的通道,上端包绕子宫颈,下端开口在阴道前庭后部。阴道全长 10～12 厘米。阴道壁有很多皱襞及弹力纤维,具有很大伸展性,阴道壁上有很多血管网,受损伤后容易出血或形成血肿。阴道黏膜受性激素的影响,有周期性变化。阴道是月经排出及胎儿分娩的通道,又是做爱器官。在做爱时,阴道周围的小血管高度充血,阴道分泌物增多,使阴道润滑。平时像个瘪气球,四壁紧靠在一起,性兴奋时可以出现内 2/3 扩张,俗称"内勃起",外 1/3 紧握,又叫"高潮平台",其弹力和扩张力可使阴

茎和阴道的结合达到至美的相容程度,有利于性感的享受和精液的射入、暂存及精子游入宫腔,完成生殖繁衍功能。

3. 子宫 子宫位于骨盆腔中央,四周由韧带固定,子宫的形状像一个扁平倒置的鸭梨,它是来月经和孕育胎儿的地方。子宫内膜受卵巢激素的影响,有周期性的变化,内膜脱落而形成月经。子宫底两侧角和输卵管相通,下部向阴道内突出为子宫颈,通向阴道,精子从这里进入女性内生殖器。

4. 输卵管 输卵管是一对细长弯曲的管子,内侧和子宫角相通连,外端和卵巢接近,是输送卵子的管道。输卵管具有输送精子和卵子的功能,还是精子和卵子相遇受精的部位。受精后,孕卵经输卵管的输送进入子宫腔着床。

5. 卵巢 卵巢有 2 个,在子宫的左右两边各 1 个,其外形有点像杏核。它有许多卵泡,能产生、排出卵子,以及产生女性激素,有着维持女性生理功能及第二性征的作用。绝经后,卵巢逐渐萎缩。

(三)男性生殖系统是怎样构成的

男性生殖系统由内、外生殖器两个部分组成。外生殖器包括阴囊和阴茎;内生殖器包括睾丸、附睾、输精管、射精管和尿道,以及精囊腺、前列腺和尿道球腺。

1. 阴茎 其主要功能是排尿、排精液和做爱,是性行为的主要器官。阴茎分为阴茎头、阴茎体和阴茎根三部分。阴茎头分为阴茎前端的膨大部分,顶端有尿道外口,头后稍细的部分叫阴茎颈。阴茎根藏在皮肤的深面,固定于耻骨下支和坐骨支上。根、颈之间的部分为阴茎体。阴茎由两个阴茎海绵体和一个尿道海绵体,外面包以筋膜和皮肤而构成。两个阴茎海绵体紧密结合,并列于阴茎的背侧部,前端嵌入阴茎头后面的凹窝中,后端分离,即阴茎根。尿道海绵体位于阴茎海绵体腹侧中央,尿道贯穿其全长,前端膨大即阴茎头,后端膨大形成尿道球,固定于尿生殖膈上。

　　阴茎皮肤极薄,皮肤下无脂肪,具有活动性和伸展性,阴茎海绵体的血窦可以储存血液,在无性冲动时,阴茎绵软,在性冲动时阴茎海绵体的血窦内血液增多,阴茎则膨大、增粗变硬而勃起,当流入的血液和回流的血液相等时,则阴茎持续勃起。阴茎头部神经末梢丰富,性感极强,在做爱达到高潮时,由于射精中枢的高度兴奋而引起射精。

2. 睾丸和附睾

　　(1)睾丸:主要功能是产生精子和分泌男性激素(睾酮)。前者与卵子结合而受精,是繁殖后代的重要物质基础,后者则是维持男性第二性征(副性征)的重要物质。睾丸位于阴囊内,左右各一个。睾丸的表面包被致密结缔组织构成的被膜叫白膜。在睾丸后缘,白膜增厚并突入睾丸实质内形成放射状的小隔,把睾丸实质分隔成许多锥体形的睾丸小叶,每个小叶内含2~3条曲细精管,曲细精管的上皮是产生精子的场所。曲细精管之间的结缔组织内有间质细胞,可分泌男性激素。曲细精管在睾丸小叶的尖端处汇合成精直小管,再互相交织成网,最后在睾丸后缘发出10多条输出小管进入附睾。

　　(2)附睾:主要功能是促进精子发育和成熟,以及贮藏和运输精子。紧贴睾丸的上端和后缘,可分为头、体、尾3部分。头部由输出小管蟠曲而成,输出小管的末端连接一

条附睾管。附睾管长4～5厘米,蟠曲构成体部和尾部。附睾管的末端急转向上直接延续成为输精管。精子从睾丸曲细精管产生后,缺乏活动能力,也不具备生育能力,需要在附睾内继续发育成熟。附睾分泌一种直接哺育精子成熟的液体,称为附睾液,含有某些激素、酶和特异的营养物质,它们有助于精子的成熟。

3. 输精管、精囊、射精管等

(1)输精管:管壁肌肉很厚,有很强的蠕动能力,主要功能是运输和排泄精子。输精管长约40厘米,从阴囊到外部皮下,再通过腹股沟管入腹腔和盆腔,在膀胱底的后面精囊腺的内侧,膨大形成输精管壶腹,其末端变细,与精囊腺的排泄管合成射精管。在射精时,交感神经末梢释放大量类去甲肾上腺素物质,使输精管发生互相协调而有力的收缩,将精子迅速输往射精管和尿道中。

(2)精囊:不产生也不贮藏精子,精囊分泌物含黏液、磷酸胆盐、球蛋白、柠檬酸和苷糖等碱性胶状液,其中主要是柠檬酸和苷糖,它们是精液的主要组成部分,射精时在前列腺液之后排出,苷糖在射精后为精子提供活动能源。

(3)精索:其主要功能是将睾丸和附睾悬吊于精囊之内,保护睾丸和附睾不受损伤,同时随着温度变化而收缩或松弛,使睾丸适应外在环境,保持精子产生的最佳条件。

(4)射精管:其主要功能是射精,射精管长约2厘米,穿通至前列腺实质,开口于尿道前列腺部。射精管壁肌肉较丰富,具有强有力的收缩力,帮助精液射出。

(5)精囊腺:是一个扁椭圆形囊状的器官,位于膀胱底,输精管壶腹的外侧,其排泄管与输精管末端合成射精管。

分泌液体参与构成精液。

4. 前列腺

(1)前列腺：是分泌精液的主要腺体，外形为栗子形，位于膀胱底部，内部有尿道前列腺部穿过。前列腺中有大量的平滑肌，较坚硬。前列腺的导管最后汇成 20～30 条，开口于尿道前列腺部。

(2)尿道球腺：是埋藏在尿生殖膈内的一对豌豆形小腺体，导管开口于尿道海绵体部的起始端，其分泌物在射精时可滑润尿道。

（四）卵巢、子宫、输卵管在怀孕时充当什么角色

受孕是一个很复杂的过程，要想顺利完成这一过程，女性首先必须具备健康的生殖系统，这是备孕的基本条件。了解女性生殖器构造及其作用对优生优育有很重要的意义。

1. 卵巢的作用 卵巢呈椭圆形，左右各一，分别位于子宫两侧，与输卵管相邻。卵巢是内分泌腺体，会分泌出激素，主要是雌激素和孕激素。卵巢还是卵子的大本营，它在女性行经后开始排卵，到绝经时，卵子全部消失。卵子成熟后，会"跑"到输卵管里等待着精子的到来。

卵子的质量与女性的年龄有很大的关系，随着女性年龄增长，卵子的年龄也会增长。因此，卵子受精、在子宫里受培养和生长的能力都会随着女性年龄的增长而大幅下降。所以，保养卵巢尤为重要，女性要保持良好的生活饮食规律，避免熬夜、过度减肥和吸烟、饮酒；适量的运动也有利

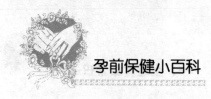

于保养卵巢。同时,维持和谐的性生活,也可增强生活的信心,缓解心理压力,对保持卵巢功能和内分泌均有益处。

2. 输卵管的作用　输卵管是一条长而弯曲的管道,位于子宫两侧,它的顶端还有着手指样突出的部分,从卵巢的表面横向伸出。它能够"拾取"卵子,"运送"精子,把受精卵"输送"到子宫腔。如果输卵管堵塞,精子和卵子就没法进入并结合。

3. 子宫的作用　子宫呈倒置的梨形,它位于膀胱后侧的盆腔和直肠前端,并有 4 对韧带保持子宫的前倾前屈位。子宫是胎儿的温床,子宫在孕期可以让胎儿有一个温馨的房间,无忧无虑地生长。在没有怀孕时,子宫内膜则周期性地生长、脱落。子宫内膜对受精卵的培养和成长是极为重要的。

(五)你知道正常月经是怎样的吗

1. 月经与生育周期的关系　女性一般在 13 岁左右月经来潮,到 50 岁左右自行闭经,历时 30 余年。在此期间,除去妊娠和哺乳期以外,月经通常是 1 个月来潮一次,因此称为月经。卵巢发育成熟大约在十几岁左右,通常 1 个月排出 1 枚卵子。卵子排出时,子宫内膜也在悄无声息地为怀孕做准备,它慢慢地增生变厚,这期间子宫内膜血管也一同生长,这时的子宫腔表面松软、舒适,为受精卵创造了一个适宜的、能够安家的温床。卵子一般可以存活 24 小时,在这段时间里,如果精子和卵子能够相遇,就能形成受精卵,并在子宫里定居,这就是常说的怀孕过程。如果没有怀孕,子宫里增生的内膜便会萎缩、脱落。脱落时,里面的毛细血管会破裂,血液与脱落的内膜碎片一同经阴道排出,这样就形成了月经。月经结束后,经过大约 10 天的休整期,成熟的卵子会排出,便又开始一个生育周期。

2. 怎样计算月经周期　来月经的第一天为月经的开始,两次月经的间隔时间称为"月经周期"。月经周期的计算应该从月经来潮的第一天到下次月经来潮的前 1 天的时间段。有的女性只计算月经干净到下一次月经的时间,这样就把月经周期缩短了。

确认怀孕时医生常常会问到末次月经的时间,也应从出血的第一天算起。但应注意,末次月经指的是与通常一样的行经时间及出血量,不要将阴道不正常出血误认为是月经。

3. 什么是正常的月经　处在生育期的女性如果没有怀孕,每个月都应该有一次月经来潮,但有时候也会让人捉摸不定,或提前来临,或迟到数天甚至数十天。月经正常与否关系到女性的健康,作为女性应该学会识别自己的月经是否正常。

(1)月经周期:月经周期就是指两次月经的第一天相隔的时间。一般为 28 天,偶尔提前或延后时间不超过 7 天者仍可视为正常。所以,正常的月经周期最短不应少于 21天,最长不应超过 35 天。

(2)月经经期:就是行经的时间,指经血来潮持续的时间。正常者应为 2～8 天,多数人 4～6 天。如果平时月经正常,无其他特殊诱因出现月经推迟或延长 7 天以上,行经时间延长的症状,应考虑是否有月经不调等疾病。

(3)月经经量:指经期排出的血量,一般为 20～60 毫

升。由于年龄、个人体质、生活条件,以及气候和地区的不同,经量会略有增加或减少,属于正常生理范围。如果月经量发生明显的改变,每次少于 20 毫升或大于 80 毫升,应考虑是否患有妇科疾病,及时就医。

(4)月经颜色:一般月经的颜色为偏暗的红色,开始可为淡红色,逐渐加深,成为暗红色,直至干净。如果月经血一直呈鲜红色、咖啡色、黄色均为不正常。

(5)月经性状:正常情况下经血不稀不稠,不易凝固,无明显血块,无特殊气味。如果月经夹有较多血块,或稀薄如水,或过于黏稠,应考虑是否患有子宫肌瘤、凝血功能异常、内分泌疾病等病症。

(六)排卵后是怎样受孕的

1. 受精 受精又名受孕,是指卵子和精子结合的过程,受孕是怀孕的开始。性交时,男性每次排出 2 亿~4 亿个精子,其中大部分精子会随着精液从女性阴道排出,只有小部分精子依靠尾部的摆动向前游动,先后通过子宫颈、子宫腔,最后到达输卵管壶腹部,与在那里等待的卵子结合。

2. 怎样才是正常受精 当成熟的卵子从卵巢排出后,经 8~10 分钟就进入输卵管,经输卵管伞部到达输卵管和峡部的连接处,即输卵管壶腹部,并停留在这里,如遇到精子即在此受精。

性交时精液射进阴道后,大部分积存在阴道后穹隆,宫颈口正好浸泡在这个精液池中。此时阴道内的精子以 30~50 微米/秒的速度缓慢前进,正常情况下,数分钟后精子就可以进入子宫颈管,精子需要经过"长途跋涉"才能与卵完成"生命之吻",达到受孕的目的。

3. 阴道环境对受精的影响　精子进入阴道内碰上的第一个危险就是阴道内环境。正常阴道内环境呈酸性,这种环境可以保护女性不受细菌感染,但对精子来讲却是致命的。几分钟内,阴道壁上就布满了上千万死去的精子。随着时间的延续,精子大军就会死伤过半。不过,有附睾、精囊腺、前列腺和尿道球腺分泌液混合而成的精浆呈碱性,可以对阴道的酸性液体进行稀释及中和。另外,性交时呈碱性的子宫颈分泌液增多,可使宫颈口周围变为中性或碱性。这些都为精子在阴道内的生存和活动创造了条件。

4. 精子怎样通过宫颈　经过阴道这一关,精子又面临着能否穿过宫颈的考验。这与宫颈黏液的生化性质密切相关。在女性排卵期,宫颈黏液所含水分增加,通路变得比较宽阔,便于精子进入;条件不宜时,宫颈黏液会变得难以通过,因此宫颈对于精子起到一个筛选的作用,只有那些形态正常的、有高活动力的精子才能顺利通过宫颈。但是,对于精子来说,宫颈黏液也并非全无好处。要知道,精浆中存在一种抑制精子活化的物质,附着在精子头部,精子通过宫颈黏液的过程中,可以去除这些物质而获得受精能力,这一过程叫作"获能"。也就是说,通过宫颈黏液不仅是精子受筛选的一个必要过程,也使精子在这个考验中获得了使卵子受精的能力。

5. 受孕是怎样成功的　通过宫颈的精子进入子宫腔后,借子宫腔液体的帮助,继续向上游动,经过子宫角,到达输卵管峡部,接下来就要进入输卵管了。精子在输卵管内主要通过输卵管肌壁短暂的分段性收缩,使精子和管液向

壶腹部移动。

到达壶腹部的精子到了最后冲刺阶段,当卵子到达受精区的时候身外有三层防御物质,最外面的是由一堆形状不定的细胞堆积而成,下面的一层防御物质是一层平滑的薄膜,叫作"透明层",它是卵子本身的外皮,而位于透明层下面的最脆弱的一层,叫作"卵黄膜"。

最先冲上来的精子用自己的头部进入有数层外围的卵细胞里。如果这一步成功了,它就能到达下面的透明层。接下来,精子继续用头部的顶端往卵子里钻,它的尾部会剧烈摆动往前推进。如果这个精子能最先钻到透明层,它就能穿过下面一层空间,到达卵黄膜,而只要迎进一个精子,卵子的表面就会释放出某种化学物质,宣布"战争"结束,受精过程开始了。

精卵结合后,受精卵在输卵管内膜纤毛的运动和管壁的蠕动作用下,慢慢向宫腔游入,直至着床。这个过程需要4~8天。受精卵着床后逐渐发育成胚胎,以及与母体建立联系的附属物——胎盘、胎膜、脐带及羊水等,从此时开始,一颗种子就发芽了,神奇的生命之旅也将启程。

(七)怎样测算自己的排卵期

1. 推算排卵期 排卵多发生在下次月经来潮前 14 日左右。

可以用一个计算公式来计算:

排卵期的第一天＝最短一次月经周期天数－18 天

排卵期最后一天＝最长一次次月经周期天数－11 天

如果你的月经很有规律,月经周期为 28 天,代入公式,排卵期的第一天等于 28 减去 18,排卵期的最后 1 天等于 28 减去 11,可计算出"排卵期"为月经来潮后的第 10～17 天。需要注意的是,这种计算方法是以月经来潮的第一天为基点,向后顺数天数,而不是以下次月经来潮为基点,倒算天数,因此不易弄错。算出"排卵期"后,如果想怀孕,可从"排卵期"的第一天开始,每隔日性交一次,连续数月,极有可能怀孕。如果不想怀孕,就要避开"排卵期"过性生活。由于排卵期会受环境、情绪、药物、疾病等因素影响,故结合其他方法使用最佳。

2. 排卵期基础体温的测定　基础体温是指经过 6～8 小时睡眠后,体温尚未受到运动、饮食或情绪变化的影响时所测出的体温。

受女性激素周期性变化的影响,女性的基础体温亦有周期性变化,通过记录基础体温可以推算出排卵日。一般育龄女性在排卵前体温偏低,保持在 36.4℃～36.6℃,排卵后基础体温升高,一般上升 0.3℃～0.5℃。从排卵期 3 天到排卵后 1 天,这段时间为容易受孕期,可计划妊娠。

基础体温的测量方法:每天在睡觉前将体温计甩到 35.0℃ 以下,并放在床头安全、易取的地方,第二天醒来即测量体温,在测体温之前不要做任何活动,因为任何动作都可能使体温升高而产生误差,所以必须在不活动的情况下完成测量。

3. 基础体温测量的注意事项　由于工作及其他原因导致早晨测量体温有困难者,可在每天某一固定时间里测量体温。切记测量前半个小时不可激烈运动或饮用冷热食物。

测量基础体温要求严格,并且需要长期坚持。一般需要连续测量3个月以上才能说明问题。在监测基础体温的过程中,如遇到感冒、发热、失眠、饮酒、使用电热毯等情况,要做出特别的标记说明。一定要记录下每天的基础体温,如果某天忘记了,可以根据之前的记录做出大致推断。不要有偷懒的心理,否则所做的记录就会因为不准确而失去意义,甚至导致错误的判断。

4. 制作基础体温表

(1)横坐标是日期,每天一格,共35格,如果你的月经周期比较长,可以多做几格大约是你的月经周期的日期。

(2)纵坐标是体温,可以从35.6℃开始,由下向上逐渐升高,每0.1℃升高一格,最高39℃就足够了。

(3)在横坐标的最下面,多留出一点空白作备注,用来记录相应日子发生过的对体温有影响的事件,如感冒、熬夜、紧张、用药、饮酒等,同时性生活要用标记标出。

每天早上醒来,在尚未进行任何活动前测量体温,把体温计含入口中至少5分钟,取出体温表观察温度,并在表格内相应位置做上标记。

5. 观察宫颈黏液判定排卵期 依据阴道分泌物的变化判断排卵日,女性月经周期分为"干燥期—湿润期—干燥期",在月经中间的湿润期,白带较多而且异常稀薄,一般持续3～5天。如观察到阴道分泌物像蛋清样透明、清澈、弹性高、拉丝度长,这一天就是排卵日。

月经干净后,宫颈黏液常稠厚且量少,称为"干燥期",镜检为羊齿状结晶,提示非排卵期。月经中期,黏液增多且稀薄,阴道分泌物增多,称为"湿润期"。出现这种黏液最后一天的前后 48 小时之间是排卵日,在出现阴部有湿润感时即为排卵期,又称"易孕期",计划受孕应选择在排卵前的湿润期。

6. 以宫颈黏液推算排卵期应注意的事项

(1)观察宫颈黏液前,一定要将手洗干净。

(2)前一天晚上没有性生活时,观察的结果比较准确。

(3)对宫颈黏液的观察需要经验,进行几个月的练习才能判断得比较准确。

(4)阴道内宫颈黏液的变化受多种因素的影响,如阴道感染,白带可呈黄脓状、豆渣样且常有臭味;以及阴道冲洗,性兴奋时的阴道分泌物、性交后黏液,使用避孕药物等。

(5)用排卵预测试纸测试。从月经周期第 11 天开始测试,每天 1 次。每日收集上午 10 时至下午 8 时的尿液进行测试。需要注意的是:排卵试纸测到强阳性不一定有排卵。要确认是否排卵,一定要结合 B 超监测和基础体温。一般建议排卵试纸测到阳性后,应去医院做 B 超监测看有无优势卵泡,如果没有优势卵泡,排卵试纸转弱后继续测体温和用排卵试纸测试,如果体温上升了就会来月经,如果体温没有上升,可继续认真用排卵试纸测试,排卵有可能会延迟。

(6)观察宫颈黏液每天需要数次,一般可以利用起床后、洗澡前或小便前的机会用手指从阴道口取黏液,观察手指上的黏液黏稠程度及用手指拉丝测试等几方面检查。重点观察黏液从黏稠变稀的趋势,一旦黏液能拉丝达数厘米时,就应认为处于排卵期。宫颈黏液法也适用于月经不规律的女性掌握自己的排卵期。

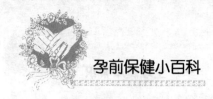
(八)排卵期出血是怎么回事

1. 导致排卵期出血的原因 一些女性在月经中期,也就是排卵期,会出现阴道出血,称为"排卵期出血"。排卵后,雌激素水平会明显下降,不能维持子宫内膜生长,引起子宫内膜表层局部溃破、脱落,从而发生突破性少量出血。亦有可能是在排卵期时,成熟的卵泡分泌较多的雌激素,导致子宫内膜充血引起红细胞漏出。总之,当体内的激素有变化时,子宫内膜的血管有少量的痉挛、坏死,则有少量血流出,甚至是血量如正常月经。

2. 排卵期出血的表现

(1)腹痛:周期性月经间期疼痛,可轻可重,一般持续几个小时,个别患者可持续2～3天。

(2)子宫出血:在有排卵的月经周期中,出现排卵期子宫出血,出血量少,有的仅为咖啡色分泌物,一般2～3天可自行停止,最长7天。一般来说,短暂而少量的排卵期出血不必治疗,如果出血量多,持续时间长,反复发作,可视为月经不调的一种,即功能失调性子宫出血。

3. 排卵期出血的处理

(1)排卵期注意卫生,预防感染。注意外生殖器的卫生清洁。注意保暖,避免寒冷刺激,避免过度劳累。排卵期内裤要用柔软、透气、棉质的,要勤洗、勤换。

(2)排卵期要保持精神愉悦,避免情绪波动和精神刺激。排卵期不宜吃生冷、酸辣等刺激性食物,多喝开水,保持大便通畅。排卵期出血者平时需增加营养,如牛奶、鸡蛋、豆浆、肉类、新鲜水果和蔬菜等。如果出血量大、时间长则必须去医院检查治疗。

(九)为什么有异常排卵现象

有的人认为有月经就会排卵,这种观点是不正确的。女性的身体是非常奇妙的,与排卵有关的异常现象有很多,常见的有以下四种。

1. 排卵性月经 月经周期受大脑皮质控制,由下丘脑、垂体、卵巢三者之间相互作用来调节,还受其他内分泌激素的影响。正常时排卵前分泌雌激素,排卵后分泌孕激素。子宫内膜在这两种激素作用下出现增生期和内分泌期的变化。一旦激素水平下降,子宫内膜失去激素的支持,就会坏死、脱落,月经来潮,这就是排卵性月经。

2. 无排卵性月经 无排卵性月经大多卵巢分泌雌激素正常,孕激素分泌异常,子宫内膜只有增生期变化。但是,当雌激素下降到一定水平时,也会出现子宫内膜脱落,出现月经。无排卵性月经是不规则的,经期亦长短不一,经量时多时少,造成这种现象的原因,是无排卵者激素水平不稳定,子宫内膜缺乏孕激素作用而使脱落不完全造成的。如果不及时治疗,就会出现月经周期不规则,或者月经过多或大出血,也就是无排卵性功能失调性子宫出血。

3. 女性假排卵 女性假排卵就是常说的黄体化未破裂卵泡综合征。患有这种疾病的妇女尽管在月经周期中有黄体生成,但在黄体生成素高峰形成 48 小时之后,卵泡仍不破裂甚至继续生长,自然无卵子排出。但由于在整个月经周期中患者的基础体温、宫颈黏液和子宫内膜的变化等排卵的间接监测指标都与正常排卵的妇女无异,所以容易造

成一种排卵的假象,因此被称为"假排卵"。黄体化未破裂卵泡综合征的病因目前还不清楚,一般认为与精神紧张、情绪焦虑、盆腔炎症、子宫内膜异位症、内分泌失调、滥用药物等因素有关。目前,临床上可依靠连续 B 超监测、腹腔镜,以及阴道后穹隆穿刺等方法来确诊"假排卵"现象。

4. 额外排卵　意外怀孕并不少见。有些使用安全期避孕法的夫妇,即使严格掌握了要求和规定,避开排卵期前后的 10 天左右性交仍然有可能出乎意外地受孕。这是由于女性排卵受神经和内分泌支配,当精神过度兴奋、生活环境变化或者身体健康状态改变时,卵巢排卵会受到影响,产生非排卵期排卵,这就是额外排卵。所以,安全期避孕不一定安全。

(十)怎样保护好精子和卵子

1. 精子的生理特性　男性的精子集结在男性的附睾中,随时等待着命令出发。男性的精子从发育成熟到衰亡可以在体内生存 50 天左右,甚至可以活到 70 天。因为男性参与社会活动比女性要多,因此容易受到的伤害也多。例如,过度疲劳、生活不规律、吸烟、饮酒、炎症,以及物理、化学的作用,都会使精子的数量及活动能力下降,以至于死亡,还会出现畸形精子,如双头、双尾和无尾等。体检时对精液分析的描述往往只包括精子数量、活力,并将精子分成质量等级,但这些仅是精子的表面现象,而精子所携带的遗传基因正常与否多是检查不出来的。精子质量下降不仅造成女性不孕和流产,也会使宝宝的质量受到影响。如果有遗传基因的突变,则会造成下一代的遗传病。

2. 与精子质量相关的因素　精子是陆续产生的，精子成熟是随时发生的。在精子成熟分裂的过程中对环境很敏感，药物、烟酒、温度、炎症及射线都可能伤到精子，所以保护精子免受伤害应该是时时刻刻的。孕前男性朋友也要和女性朋友一样服用叶酸。高龄男性由于用药及吸烟、饮酒的机会大大多于女性，所以精子质量会下降。

3. 卵子生理特性　卵子深藏在女性盆腔的卵巢中，从一出生，卵子就静静地等待性成熟期的到来。女性进入生育年龄以后每个月成熟一个卵子，这个成熟的卵子等待着与精子结合。卵子好像一个既弱不禁风又敏感的小芽，从卵巢排出后如果没有遇到心仪的精子的保护，这个娇小的生命只能存活 1～2 天。而此时此刻的卵子极易受到伤害，对外界的"风吹草动"很敏感，一旦遇到侵害性物质则可能发生基因突变或胎儿畸形，所以对这个稚嫩的生命必须呵护有加。

4. 避免环境对精子和卵子的伤害　生命与自然界是浑然一体的，世界给予人类无尽的丰富多彩的养料，让人类生存并得以繁衍。但任何事物都有双重性，大自然同时也丢给我们许多糟粕，如细菌、病毒、放射物质，还有人类生产活动所产生的放射物质、理化物质等。我们每天必须接触到的食物、动物、大气和水，都有可能受到环境的污染，都可能伤害到我们人类。怀孕前的准备期是精子和卵子成熟、受精的阶段，卵子从沉睡中醒来，进行最后的细胞分裂，也就是遗传物质的减数分裂。遗传物质的载体是染色体，生殖细胞在分裂成熟的过程中需要将染色体的数目由 46 条减为 23 条，成熟的精子和卵子的染色体数目各有 23 条，当精

卵结合受精后,染色体才又恢复到46条。在这个过程中,生殖细胞中全部的遗传物质都在进行着复制、交换和分离,而外界的任何干扰都可能会使基因发生突变,或者使染色体发生畸变。怀孕前期,更精确地说,受精前期是怀孕的关键时期,一个即将受精的生殖细胞受到伤害是无法弥补的,不是死亡就是基因突变或染色体畸变。所以,怀孕前期防止环境因素伤害生殖细胞至关重要。如果准备生育的夫妇忽视对自身的保护,特别是当身体已经存在潜在疾病还没意识到,或者对相关的健康知识一无所知时,这样的怀孕容易造成终生的遗憾。

5. 避免微生物对精子和卵子的伤害

(1)防止细菌、病毒的侵袭:如女性生殖道的炎症,日常生活常常发生的上呼吸道感染、牙龈炎、病毒性感染、细菌性感染等。

(2)防止弓形虫侵袭:近年来,随着猫、狗等小宠物走进家庭,孕前准备与预防弓形虫感染的问题也越来越突出了。自然界中的弓形虫是一种细胞内寄生的原虫,它的最终宿主是猫科动物。猫的粪便可以排出弓形虫的卵囊,人及哺乳类动物,如猪、牛、羊及禽类动物是中间宿主。当人类不慎食入弓形虫的卵囊后,卵囊中的孢子体会感染人体。当准妈妈体内没有弓形虫抗体而受到感染后,弓形虫会通过胎盘感染胎儿,造成胎儿畸形或流产。人感染弓形虫的途径主要是猫的粪便,其传播方式为:经食物——食入含有弓形虫卵囊的肉类、奶类及蛋类;经日常生活密切接触——养猫者接触粪便后经口传播;经母婴传播——孕期感染后经胎盘感染胎儿。怀孕早期胎儿感染弓形虫则受损严重,常发生自然流产和死胎。孕中晚期的感染,可导致胎儿发生视网膜脉络膜炎、脑积水、脑钙化及先天性心脏病等异常。

弓形虫广泛存在于人类和自然界,由于大多数人对弓形虫具有天然免疫力,故一旦感染后多呈慢性隐性感染,可以无明显症状或仅表现为轻微的上呼吸道炎症。孕前及怀孕期的防护措施有:不食未煮熟的肉、蛋、奶;孕前避免接触猫,接触后一定要洗净双手;接触生的牛、羊、猪肉后要洗净双手,特别是因职业接触者;孕前检查血清弓形虫抗体,必要时给予治疗。

6. 避免物理因素对精子和卵子的伤害 放射线、电磁波、微波等均存在物理伤害。使用频繁的各种家用电器,特别是几乎人人都离不开的计算机、手机、电视、电扇及微波炉。尽管大多数电气设备是较为安全的,但备孕夫妇还是要适量使用,保持适当距离,孕前适当防护。通常人们说的辐射就是电离辐射,也包括 X 射线,它是一种高速的带电离子,穿透力很强,通过与物质作用时产生次级离子,引起物质电离,可引起基因突变和染色体的畸变。在怀孕两个月之内接触到辐射最易诱发胎儿畸形且畸形程度最严重。当年在日本广岛和长崎受到原子弹爆炸辐射影响后幸存的怀孕女性,流产者占 28%,产下的婴儿第一年死亡率达 25%,另有 25% 的婴儿出生时有小脑发育不全或智力低下等畸形。

周围环境中的电离辐射包括天然辐射和人工辐射。天然辐射一般不会对人类构成伤害。地球辐射来自于各种天然放射性元素,存在于多种岩石和土壤中,其辐射量与地球的不同地区有关。一般情况下,我们的生活环境中的放射

量不足以伤害人体。人工辐射来自于放射性工作环境、医疗照射和核试验时落下的灰尘。尽管人类生存于电离辐射的环境之中,但早已经与生物界达到了一种平衡,所以不必为此过于担忧。但随着社会的发展,医疗辐射和职业性辐射越来越多,生活中我们使用的一些家用电器也会产生瞬间的电离辐射,对此人们要防护,特别是孕前夫妇的正当防护是十分必要的。为安全起见,专家有如下建议。

(1)怀孕前要避免接触来自于人为的电离辐射,尽量减少不必要的放射性检查。

(2)孕前非必要时不要做腰腹部放射线检查。

(3)减少使用显像管显示器电脑和电视机的时间。近来关于电脑是否对准妈妈造成伤害这个问题关注较多,目前尚未发现因使用电脑造成胎儿先天缺陷的证据。研究发现,电脑的电离辐射量是比较安全的,一般人群是不必做防护的,但是备孕夫妇对于电脑的使用应该持谨慎的态度。因工作需要必须使用电脑的女性,应该改用液晶显示屏,且尽量缩短每日在电脑前工作的时间。

(4)避免过多接触天然建筑石料,如少去或尽量不去家装建材市场。

7. 避免化学物质对精子和卵子的伤害

(1)家庭装修带来的伤害:有些工作会接触化学物品,如化学实验和家庭装修等。随着装修材料越来越高档化,装修造成的环境污染,以及对人体带来的伤害近年来越来越多见了。装修材料中的苯、甲醛、铅及放射性污染,还有一些我们暂时尚不清楚的化学物质对胎儿也可致畸形,因装修造成胎儿畸形的事例越来越多。但由于对装修致畸的研究尚不完善,许多机制不是很清楚,所以专家建议,不要久留于装修的环境中。装修环境如果味道重、刺鼻、咽喉不适,说明污染物质含量多,应该马上离开。装修后的环境尽量长时间通风,不住人。选择环保装修材料,装修后3个月内最好避孕。

(2)烟、酒、毒品的危害:抽烟、饮酒甚至吸毒也会接触化学物品,特别是挥发性大,味道大的化学物质被人体吸收后都有可能伤及生殖细胞,所以孕前一定避免接触。吸烟时间越久,产生的伤害就越大。烟草中的有害化学物质,如多环芳香烃,可以吸附在卵细胞表面,引起细胞染色体畸变和脱氧核糖核酸(DNA)的突变。吸烟会造成女性不孕、流产及胎儿死亡,引起女性月经异常、卵巢早衰。在职场工作的女性朋友中有80%在遭受着二手烟的侵害,在家庭中有60%的女性朋友在被动吸烟,说明烟草的伤害在我国是相当普遍的。调查发现,被动吸烟的女性发生流产的概率比没有被动吸烟的女性高出2.5倍,临床上一些不明原因的出生缺陷儿与烟草对胎儿的伤害有一定的因果关系。大量吸烟或饮酒常常会抑制人们的食欲,使食物的摄入量不足,长期食欲不好,怀孕后容易引起胎儿先天营养不良。

国外早有报道,慢性酒精中毒的准妈妈有17%可能发生死胎,胎儿常伴有小头畸形、发育迟缓。吸烟女性所分娩的婴儿比不吸烟女性所分娩的婴儿体重平均低200克。吸烟、饮酒的女性朋友孕前必须戒掉,而且越早越好。

8. 避免药物对精子和卵子的伤害 药物的种类,用药的方法,用药量,用药与受孕的时间,这些都是造成胚胎伤害的相关因素。我们应如何应对呢?备孕妈妈孕前要慎重

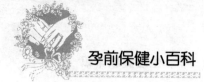

用各种药物,千万不要自行服药。慢性病治疗期间准备怀孕一定要咨询医生,调整用药。患急性病,如高热、被动物咬伤等紧急情况时要坚持治疗,不能耽搁,之后咨询医生,听从医生的指导。孕前避孕尽量选择工具避孕,用物理方法阻隔精卵的结合,少用或不用化学性避孕药。

(1)用药误区

①生病不敢用药。生病以后不敢用药治疗,如细菌感染、高热不退,总认为药物一定是不好的,但不知道细菌和病毒的作用及过高的体温本身就是对胚胎的最大不利因素。

②自己买药治病。有小毛病马上买药,不问青红皂白,不管什么病因拿药就吃,一旦怀孕立刻忧心忡忡,不知道药物会对胚胎起什么作用。

③一种病服多种药。如一个简单的阴道炎,用药种类可达三四种,又是口服又是外用药,结果导致阴道菌群紊乱。

④过分依赖药物。不吃药就治不好病,甚至有的人没病也在吃药,就是不考虑是药物总会有不良反应,一旦怀孕又不得不选择流产。

(2)孕前用药原则:胚胎细胞分裂的最早期对药物非常敏感,此时用药不当往往造成胚胎的严重畸形。从孕前开始养成正确用药的习惯,慎重选择用药,未来的宝宝健康就有了基本保障。一对夫妇在计划怀孕前的最佳准备时间为6个月至1年,这其中就包括慎重选择用药。

①孕前停止服用各类减肥药。特别是对不明成分的药物要慎重,孕前需要减肥时宜采用增加运动量、调节饮食、

控制高热能食物摄入等方法,在这种情况下怀孕一般不会有什么担忧。

②不道听途说选择药物。有病遵从医生指导,对于特殊药物可以咨询专业医生。有些人喜欢套用别人的治病公式,遇到相似的症状就吃朋友推荐的药。用了不正确的药物不仅贻误病情,还会对人体产生不良反应,特别是在怀孕前期,错误用药更会损害胚胎。

③用药种类不宜过多。用药不是品种越多越好,而是越准越好。一般的头痛脑热和感冒用两三种药物已经足够,如退热药、清热解毒药,或有一种抗菌药就够了。治疗的同时最好配合休息和全身调养。用药种类太多既增加肝肾代谢的负担,又会增加药物的毒性作用,蓄积在体内长期排泄不掉。

④孕前应有充足的停药时间。慢性病长期用药后停药时间要相应延长。药物的代谢需要时间,用药时间越长体内积聚的残留药越多,代谢所需时间越长。还要考虑每种药物在体内代谢排出的时间不同。一般性的用药,建议停止用药后经过1~2个月经周期再怀孕。

⑤坚决制止滥用药物。许多女孩子有病没病都在不断地服用各种药物,如减肥药、保健品等,仅复合维生素就同时服用几种,一旦生病更是乱用抗生素,还经常自己到药店买药吃,年纪轻轻就把自己弄成个药罐子。如此滥用药物会引发许多药物不良反应。例如,白带稍微发黄就不停地试用各种药物,反而引起了阴道菌群紊乱性阴道炎。这种用药方式本身就对身体有害而无益,又是处在生育时期,难免会造成对胚胎的伤害。

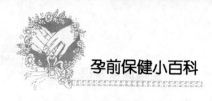

（十一）闭经是怎么回事

女孩到 18 岁还不来月经，或者月经已经来潮并建立了正常月经周期的育龄期女性，超过 3 个月以上不来月经，而又没有怀孕，这种情况医学上称为闭经。

1. 闭经的原因

（1）大脑-卵巢-子宫性腺轴的原因：主要原因是来自卵巢，如卵巢功能衰退，不能排卵或不能分泌适量的性激素，或长了肿瘤、组织被破坏等，就可能发生闭经。卵巢的功能又受脑垂体的指挥，如果支配卵巢的脑垂体前叶出现异常（如发生肿瘤或坏死等），不能分泌促使性激素排放的物质，也同样会导致闭经的发生。另外，下丘脑的功能失调可影响脑垂体，进而影响卵巢功能而引发闭经。由于下丘脑又受中枢神经系统——大脑皮质的指挥，所以当一个人受到神经创伤、环境变化、情绪紧张等因素影响时，就会扰乱中枢神经与下丘脑间的联系，继而使脑垂体、卵巢功能异常，性激素分泌受阻而闭经。此外，减肥不当引起体重下降过快、神经性厌食、消耗性疾病和过度运动造成的体重下降等，均可干扰中枢神经系统与下丘脑的内分泌调节而诱发闭经。

（2）子宫的原因导致闭经：子宫发育尚未成熟，如幼稚子宫，不能对性激素发生反应，也就是说，性激素的到来并没有引起子宫内膜的增厚、脱落的周期性变化，当然也就不会有月经。这种情况称原发性闭经。另外，多次人流刮宫、过度刮宫均可引起子宫内膜损伤，通常的原因是损伤功能层，暴露基底层，使其无法呈现周期性变化；疾病造成的子宫内膜炎、结核、子宫恶性肿瘤放疗引起子宫内膜破坏，都可造成闭经，这些情况称继发性闭经。有些闭经属于假性闭经，假性闭经又叫"隐性闭经"，即卵巢功能正常，保持着自己的周期性；子宫内膜也正常，按周期行经。但月经出口出现了问题，如子宫颈、阴道有先天性缺陷或后天性损伤，引起闭锁，导致经血不能外流。这样，从表象上来看是没有行经，但实质上是经血没有流出的通路，储存在阴道或子宫内而导致积血；或者更向上将输卵管也变成储存经血的地方，并通过输卵管伞端流入腹腔。这些病人往往下腹周期性胀痛，并且逐月加重，但它与上述真性闭经不同，一经检验发现，将闭锁的阴道及子宫颈打开，闭经就治愈了，但这样的人很易患子宫内膜异位症。

2. 闭经的治疗　对假性闭经，也就是引起闭经的器质性病变进行及时恰当的治疗，是可彻底治愈的。例如，宫颈、宫腔粘连者行扩张宫颈、分离粘连术；人工流产造成的闭经久治不愈者，可放置宫内节育器。

（1）性激素治疗：模仿自然周期做替代治疗，停药后月经可来潮并出现排卵。例如，人工月经周期疗法、雌孕激素合并治疗等。

（2）诱发排卵：有些患者下丘脑、垂体功能失调，使卵巢失去了性激素的刺激，而卵巢功能仍然存在，仅仅是因为卵巢没有接收到指令而未排卵。这种情况可选用促排卵药，排卵后子宫内膜发生周期性变化就会有月经来潮，同时可能恢复生育能力。

（3）手术治疗：如垂体、卵巢或其他部位有肿瘤而导致闭经，应考虑手术切除，必要时可行放疗。

(4)全身调理：对精神紧张、厌食、减肥、运动过量引起的闭经，应解除精神因素、环境因素及种种诱发因素。改善营养，适当休息，增强体质，同时可以配合中药、针灸调理。对精神因素引起的闭经可进行心理治疗。

（十二）什么才是和谐美满的夫妻性生活

1. 正确理解夫妻性生活美满　夫妻性生活是每一个健康家庭的音符，和谐美满的夫妻生活心理标准是什么呢？我们看心理学家是怎么说的。心理学家把夫妻性生活划分为三种：一是边缘性性行为，可概括为甜言蜜语的"悄悄话"；二是过程性性行为，即试探性的爱抚动作，包括抚摸与接吻；三是实际性性行为过程，即性交过程。边缘性性行为、过程性性行为双方都得到了满足，才可能进行实际性性行为。只有经过这样一个完整的过程，双方心理上的需要达到平衡，而不是服从、勉强和被动，才能充分地享受夫妻生活的愉快欢欣，使心理上的满足超过生理的需要。这种良好的心理状态下产生的性生活，可使夫妻感情逐渐升华，成为互敬互爱、如胶似漆的亲密伴侣。和谐美满的性生活是每对夫妻的共同愿望，更是优生的前提条件。因此，夫妻要相亲相爱，争取性生活和谐，为优生做好充分的准备。

2. 美满的夫妻性生活以什么为基础

(1)良好的精神状态：性生活既是一种生理活动，也是一种心理活动过程，主要决定于夫妻的笃深感情。如果夫妻炽热相爱，性生理反应就会增强、旺盛；如果夫妻不和，感情破裂，性生理反应就会随之减弱、淡漠。夫妻双方如一方有过度疲劳、紧张、忧郁、悲伤、恐惧等原因，就无心同房，甚至对此感到厌烦,自然也就不可能维持正常的性生活,甚至出现性冷淡,这样所谓的美满夫妻生活就无从谈起。

(2)健全的生殖器官:生殖器官是夫妻生活的必备工具。如果男女任何一方生殖器官发育畸形,如男性的小阴茎、阴茎海绵体纤维化,女性先天性无阴道、阴道闭锁或狭窄、阴道横隔等,都会造成性交障碍。男女一方或双方如果性器官感染某些炎症,也会影响夫妻生活,甚至根本无法同房。

(3)定量的性激素:因为性激素不仅与性器官发育密切相关,还可以引起性中枢兴奋,产生性欲和维持性功能。如果性激素不足,就会造成性欲减退或性功能障碍,不能进行正常的性生活。各种因素引起的垂体功能低下,是导致性腺功能低下、性激素分泌不足的主要原因。

3. 性高潮的条件 男女双方的性高潮都有利于提高受孕率和实现优生优育。男性在性和谐中射精,由于精液激素充足,精子活力旺盛,有利于及早抵达与卵子会合点,减少在运行过程中受到外界因素的伤害。在女方,性高潮带来的有利条件更多,子宫颈碱性分泌液的增多,不仅有利于精子的游动和营养供应,还可以中和阴道内的酸性环境,对精子有保护作用,更有利于受精。

(1)性高潮反应表现:性高潮时,男性的前列腺与精囊会产生痉挛,同时尿道收缩而射精;女性则会借着肛提肌的痉挛而使阴道收缩。肛提肌强烈收缩时,女性会觉得呼吸困难。子宫颈部会因受到压抑而推向阴道口附近。激烈时,这种动作以3秒1次的频率进行。痉挛结束后,脉搏与血压渐渐恢复正常。高潮后,身体各部会发痒,也会产生尿意和口

渴的感觉,接着全身就会出现静止状态,感到平和、平静。

(2)夫妻之间的性高潮有不同:一般情况下,丈夫通过一次性高潮能够解除性的紧张,但妻子却不止于此,可能在短时间内达到数次高潮。妻子的高潮次数并没有一定的限制,因为妻子比较容易受到丈夫的技巧、愉悦心情的影响。妻子的性高潮与丈夫相比,有较迟出现的倾向。妻子的心理也比丈夫更为复杂,到达高潮的条件也不一样,因此丈夫需要多花一点儿时间来爱抚妻子,对妻子体贴、温存,这样才能保鲜夫妻之间的感情。

(十三)怎么知道怀孕了

1. 怀孕后的生理变化

(1)月经没按时来或血量很少:由妊娠引起的最大变化就是停经。母体受孕后,会增加激素的分泌,如果一向很有规律的月经周期突然到期未来,甚至迟了2周还没有来,或偶有出血或血量很少,这时就要注意是否已经怀孕了。

(2)基础体温的上升:基础体温是指安静觉醒时的体温。每月正常排卵的女性基础体温呈现一定的周期。从月经期到排卵期为低温期,排卵后的2周左右为高温期,此后体温下降,开始下一次的月经。如果怀孕了,那么即使到了预计的经期,体温也不会下降,一直持续到怀孕14周左右,甚至到孕晚期,所以大多数怀孕妇女怕热就是这个道理。

(3)晨吐:70%～90%的孕妇往往怀孕5～6周后早晨会出现恶心、呕吐、食欲缺乏等不舒服症状。

(4)胃口变化:有些妇女在月经延期不久的时候就开始发生胃口的改变;有些孕妇还会突然特别厌恶某种气味,觉得不可忍受;有些则表现出对某种食物特别偏爱,如喜欢酸辣食物等。一般经过 2 周至 1 个月,这些症状就会自行消失。这是因为体内孕激素的升高,刺激了胃肠道功能的改变,有的作用于味觉神经。

(5)乳房变化:怀孕后由于孕激素的影响,乳头变黑、增大,乳晕色泽加深,乳晕上小颗粒显得特别突出,有时在乳房皮下还可见静脉扩张。另外,由于乳腺管的增生,整个乳房变硬、发胀,有疼痛感。

(6)尿频:怀孕后子宫逐渐变大,膀胱夹在子宫与耻骨之间受到压迫,加上血液循环加速,难免倍感尿急尿频,总想上厕所。

(7)便秘:怀孕期间由于黄体酮的作用,促进排便的肠运动功能减弱。这与子宫增大、大肠受到压迫也有一定关系。

(8)精神疲乏、情绪不稳:在怀孕初期,准妈妈虽然身体健康却总感到疲惫、乏力、想睡觉。有时整天恍恍惚惚的,干什么都提不起精神,身体易疲乏劳累,睡眠增多。但这个时期不会持续太久,很快就会过去。由于孕激素的分泌增多,以往的激素平衡被打破,容易急躁,或者动不动就流泪,情绪极不稳定。

2. 明确怀孕的方法

(1)基础体温测定:基础体温是指清晨醒来,在身体还没有活动的情况下,立即测出来的体温。一般排卵前体温在 36.5℃ 以下,排卵后孕激素升高,作用于体温中枢,使体温上升 0.3℃～0.5℃。如卵子未能受精,约 1 周后孕激素下降,体温恢复正常;若已妊娠,则孕激素保持高水平不变,

使体温亦保持高水平。基础体温中的高温曲线现象持续18天以上，一般可以肯定为早期妊娠。

（2）使用早孕试纸：当月经不如期来临时，可以自己在家进行测试是否怀孕。早孕试纸是一种安全、方便且无创伤的方法，现在市场上普通药店均可买到，具有90%以上的准确率。月经延迟后5～10日即可测出，可用早起的第一次晨尿来检查，使用时将试纸带Max标记线一端插入被检测女性尿液中20秒钟，平放1～5分钟后，若试纸条上出现1条紫红色带为阴性，表示未怀孕或是暂时测不出；若试纸上出现两条紫红色带为阳性，就是说明怀孕了。但需注意无论尿呈阳性还是阴性反应，试纸上均显示有紫红色带，若无色带则表示试纸已过期。使用试纸时要注意两点：注意包装盒上的生产日期，不要使用过期的测试卡，因为化学药物时间长了容易失效。如果怕自己检测不准，可以在医生指导下完成，也可查血绒毛膜促性腺激素（HCG）能早期诊断。

（3）妊娠试验：当受精卵植入子宫后，孕妇体内就会产生一种激素，称为绒毛膜促性腺激素，它的作用是维持妊娠。这种激素在受孕后10天左右就可以从尿中检验出来。凡是尿中检查出绒毛膜促性腺激素便可确定为妊娠。因此，检验尿中的绒毛膜促性腺激素称为"妊娠试验"。尿妊娠试验一定要采用晨尿，因为晨尿浓缩，激素水平较高。为了提高试验的阳性率，在前一夜还应尽量减少饮水量。另外，可抽血查绒毛膜促性腺激素和黄体酮，并且可以推算预产期。

（4）B超诊断：如果想进一步确定是否怀孕，用B超诊断早孕是最准确可靠的方法。最早在妊娠5周，也就是月经过期一周，在B型超声波屏上就可显示出子宫内有圆形的光环,又称妊娠环或卵黄囊,7周后还可见有节律的胎心搏动,此次的检查单要留底,方便医生帮你确定孕龄。

3. 假孕是什么 妇科临床上有时可见到假孕的妇女,而且多发生在新婚后2～5年的青年妇女之中。假孕实质上是非孕性闭经。虽然不来月经是怀孕的重要征兆,但不来月经并不都是怀孕。因为精神压力及精神刺激、内分泌功能低下、子宫发育不良或卵巢异常等原因,均可以引起月经推迟或闭经;体弱的女性受环境的影响,月经周期也会发生变化;平常月经不调或月经周期长的女性也会出现非孕性闭经。

有些女性结婚后盼子心切,这样朝思暮想,在大脑皮质形成强烈的"盼子"兴奋灶,会导致下丘脑及脑垂体的功能紊乱,致月经停闭。另外,闭经后在体内性激素影响下,小腹部的脂肪会产生堆积,在盼望怀孕的心理因素作用下,会误认为自己是喜孕在身了,于是就相应产生厌食、挑食和呕吐的"怀孕"反应。甚至有的妇女"模拟怀孕"的心理作用,体内雌激素和雄激素会发生比例失调,奇妙地在脸上长出蝴蝶斑,腹中还有"胎动"感。这种现象在医学上叫作"假孕",是一种精神因素造成的闭经。婚后3年仍未怀孕的女性,夫妻双方均应到医院做全面系统的检查,找出不孕的原因并进行相应的治疗。

4. 医生判断怀孕的依据 当你出现了闭经、晨吐及疲乏无力时可大致判断是怀孕了,但外行人的判断总是难以准确的。有时自己以为是怀孕了,但实际上是卵巢发生疾病、宫外孕或葡萄胎等异常病态。所以,还是应该接受医院的诊疗,做切实的诊断才对。到妇产科诊室后,一般医生要

进行问诊,这对确定是否怀孕及孕育宝宝有重要作用。如果能先做好准备,将资料记载在备忘录上,就诊时就不会感到慌张了。医生一般会问如下问题。

(1)本人的健康状况:包括现在的身体状况(有无呕吐、微热),以及曾否患过大病(如肝炎、结核等)。

(2)月经的状态:关于过去月经来潮的情形,如初潮的年龄,月经的周期是否规则,持续的日数,行经时的情形(如有无腹痛、腰酸、头痛的现象),最后一次来经开始的日期及持续的天数。以上这些内容医生都要详细地询问,因为这与怀孕的月数及预产期的确定都有很大关系。所以,受检者一定要如实告诉医生并配合检查。

(3)有无怀孕、分娩的经验:如果有的话,当时的状况是否正常,分娩时如曾接受产科手术,当时情形如何(如剖宫产或用产钳分娩等),分娩时的出血量、胎儿是否正常,等等。

(4)家人的健康状况:丈夫是否有遗传性疾病,父母及兄妹是否有高血压、肿瘤。姐妹中是否有内分泌疾病、不孕症及多胎等。

问诊后就要开始身体检查,还会检查血压或尿,也可能做全身的检查。在到医院之前,要做好就诊前的思想准备,对于医生的询问要确切地回答,以便得到正确无误的诊断。

(十四)女性各年龄段生育的利弊是什么

1. 20岁以前怀孕的不利因素

(1)在20岁或20岁以前生育,就属于过早生育。在很多地方,父母都习惯于让自己的孩子早早地订婚、结婚、生子,这样就完成了他们传宗接代,延续香火的愿望。殊不知,这样的安排会给女性带来诸多的不利影响。女性在20岁以前还处在成长阶段,如果在这个时期生育,女性的生殖系统仍处在发育的阶段,卵子等尚未处在最佳质量状态,不利于优生,同时还会造成胎儿和母亲共抢营养的情况,对母子的身体都有很大的危害。

(2)在没有做好各种准备的情况下就怀孕的女性,会面临是否保留腹中胎儿的难题。大多数会由于年龄小,药物等原因影响胎儿的发育,而进行人工流产;也有的是因为不会保护自己而选择流产。流产对女性生殖器官的伤害很大,容易造成女性宫腔感染、盆腔炎、子宫内膜异位症,甚至输卵管阻塞,引起月经紊乱,多次的流产还会造成女性不孕。

(3)女性过早的生育,会直接影响自己的学习、工作。20岁前的女性还是刚走出学校大门或正在上大学的孩子,还没有真正了解、熟悉自己所处的社会,这时就匆忙生儿育女,等于过早地将自己绑缚在家庭主妇的位置上,从而失去了创造生存价值的能力,一旦有婚姻的变故,还会对社会增加更大的负担。

2. 20～30岁是最佳怀孕年龄 20～30岁这个年龄段是最佳生育年龄段。在这个时间段中完成生育任务有着诸多的好处。首先是容易怀孕,这期间,女性体内卵子的活性比较高,并且比较健康,受孕的机会也是一生中最高的,质量比较好的卵子还能够降低婴儿受到感染的机会。其次是发生流产的概率会比较低,这个年龄段的女性,其子宫和臀部的肌肉弹性比较好,可以让分娩的过程更加顺利,大部分

都是自然分娩，其产后恢复所需的时间也比较短。不利的因素是，20多岁的年轻女性虽然生理上已经能够胜任孕育下一代的责任，但是其心理和经济收入上还没有完全进入母亲角色，这就需要年轻父母的注意了。

3. 30～40岁怀孕的弊端 当前，随着人们经济收入和生活水平的提高，要第一胎孩子的年龄越来越推迟了，很多80后的小夫妻都不想过早的要孩子，打算在30多岁再生育。这也和世界上发达国家中富裕家庭生子年龄延后、减少要孩子数量的趋势是一致的。在35岁前的几年中，大部分女性的健康和生育能力处在一个比较理想的状态，而且卵子的质量也比较好，胎儿遗传缺陷的出现及概率还比较低。需要提醒的是，如果女性到了35岁以后再生育第一胎的话，其胎儿患唐氏综合征的概率就会增加，需要在孕前和孕期中，与医生密切配合，进行各种检查和护理，以确保胎儿的健康。

这个年龄段生育的女性有一个比较特殊的优势，就是容易生育双胞胎。在没有进行过提高多胎妊娠受孕机会的生殖治疗的情况下，35～39岁的女性要比其他年龄段的女性更容易怀上双胞胎。这是因为，通常女性每次月经周期排出1个卵子，但随着年龄的增大，其卵泡激素水平也在升高。当卵泡激素出现激增时，可能会发生排出一个以上卵子的情况，从而提高多胎妊娠的机会。

4. 40岁以后还能否怀孕 我国放开了单独生育政策，40岁以后生育的话，大多数女性在体力和精力上已经不支了，身体的恢复也变得缓慢了。比较有利的是，此时女性体内的激素相对较低，胎盘也相对较小，孕吐的现象也没有年轻的孕妇那么严重。这个时期的女性怀孕,最主要的是要防止遗传缺陷儿的出现。到了40岁以后才生育头胎,胎儿出现各种遗传缺陷疾病的概率很高,而且年龄越大,出现遗传缺陷儿的概率也就越高。同时,高龄孕妇往往会伴有各种疾病,如高血压、糖尿病等,这就需要女性在孕前、孕中与医生紧密配合,定期检查检测,以确保母亲安全,胎儿健康,提高人口素质,减少畸形儿的出生,以免给社会和家庭增添负担。

(十五)十月怀胎营养调理你了解吗

学习如何科学地制订和规划孕期的营养调理方案,会有助于孕妈妈孕育健康的胎宝宝。十月怀胎期间,孕妈妈不但要了解自己在怀孕期间的营养需要,还要了解胎宝宝的营养需要。

1. 孕1～2个月的营养调理 初孕阶段,很多人甚至并未意识到自己已经怀孕了,所以在饮食方面也不会特别留意。但只要保持积极的生活方式,让体重保持在一个适当的水平就可以了。这个时期最重要的营养调理任务就是要摄取叶酸。怀孕前的3个月内和怀孕最初3个月,每天需补充0.4毫克叶酸。

2. 孕3个月的营养调理 一般到了孕3个月,妊娠反应越来越轻,可以正常进食了,这时应主要摄取镁和维生素A。这两种营养元素对胎宝宝的健康至关重要。其中,镁对胎宝宝肌肉和骨骼的正常发育起至关重要的作用;胎宝宝发育的整个过程都需要维生素A,能保证胎宝宝皮肤、胃肠道和肺部的健康,而怀孕的头3个月,胎宝宝自己并不储

存维生素 A,因此一定要供应充足。

3. 孕 4 个月的营养调理 这个时期,孕妈妈的早孕反应基本消失了,看上去精神多了,也有了胃口。此时不妨好好享受美味,买一些和往常不一样的蔬菜和水果来拓宽营养来源。但要注意食物应多样化,这期间最重要的营养素包括维生素 D、脂肪酸及碘等,这些在鱼类特别是深海鱼中含量最多,这对胎宝宝的大脑和眼睛发育很重要。因为从孕 14 周左右,胎宝宝的甲状腺开始起作用,能制造自己的激素,而甲状腺需要碘才能发挥正常的作用。因此,平时宜多吃鱼类、贝类和海藻等含碘丰富的海鲜,但是量要适当,特别是高碘地区的人群更应该注意。

4. 孕 5 个月的营养调理 进入第五个月后,孕妈妈可能不会觉得那么累了。这个月最重要的营养调理任务是维生素 D 和钙的摄取。这段时间需要补充足够的维生素 D 和钙来促进胎宝宝的骨骼生长。鱼类是维生素 D 的主要来源;钙对神经传导和肌肉收缩具有很重要的作用,也对牙齿和骨骼的健康影响很大。孕妈妈要把钙供应给胎宝宝,就一定要吃适量的含钙食品,如牛羊的瘦肉、排骨等。

5. 孕 6 个月的营养调理 孕妈妈现在开始"显怀"了,食欲也不错,饮食重点在于摄取多种多样的食物,保证蔬菜、水果、谷类、坚果等的供应。本月,最重要的营养调理任务是补铁。孕妈妈平时应多吃豆类。豆类不仅能提供能量和纤维,还含有一定量的铁,因此孕妈妈的日常饮食不可缺少豆类。另外,尽量多吃橙子、番茄等富含维生素 C 的食品,多食用大枣、枸杞子等含铁补品,还要多晒太阳,以帮助铁的吸收。

6. 孕7个月的营养调理 怀孕的第七个月,可以说喜忧参半。体内性激素分泌增加会让很多孕妈妈看起来更性感,不过不断长大的胎宝宝会压迫孕妈妈的胃,引起胃部的灼热,也可能引起便秘。本月最重要的营养调理任务是补充膳食纤维。膳食纤维对保证消化系统的健康很重要,也能够减轻和预防便秘,还有助于维持稳定的血糖水平。

7. 孕8个月的营养调理 现在就进入孕晚期了。此时,胎宝宝的体重正在迅速增加,也变得很活跃,哪怕在晚上也一样。如果孕妈妈夜间感到烦躁不安、疲惫,可能是贫血的征兆,所以应多吃含铁食物。本月,孕妈妈最重要的营养调理任务是摄入不饱和脂肪酸。孕晚期需要摄入大量的不饱和脂肪酸,以促进宝宝眼睛、大脑、血液和神经系统等各方面的发育。

8. 孕9个月的营养调理 由于此阶段孕妈妈所需营养物质增加了,所以应多吃新鲜蔬菜和水果。很多焦急等待宝宝出世的孕妈妈会发现自己的牙龈经常出血,这是因为体内激素的改变及血压升高的缘故。所以,一定要照顾好自己的牙齿,如每次吃完甜食后要刷牙、选择低糖食品等。

9. 孕10个月的营养调理 这时孕妈妈要为分娩做好准备了,所吃食物不仅要有利于助产,还要缓解孕妈妈的身体不适。本月最重要的营养调理任务是补充维生素 B_{12} 和维生素 K。因为这一阶段胎宝宝已开始发育出保护神经系统的髓鞘,而髓鞘发育依赖于维生素 B_{12}。维生素 K 对血液凝结有重要作用,人的一生都需要它,对准备生孩子的女性来说尤其重要。多食粗粮(如玉米面、小米面及豆面),少食精细粮食物。这些食物含维生素 K 多,可防止新生儿出血。

（十六）十月怀胎全过程你了解多少

第一个月　在受精后30小时，受精卵开始分裂，72小时受精卵已分裂发育成好多个细胞，形成一个小圆球，4天后将自己嵌入子宫内膜上，正式开始了胚胎的发育。23天后，神经细胞开始发育，1个月时，胚芽的身体增长为圆筒状，头尾弯向腹侧，有长尾巴，外形像海马，此时血液循环建立，胎盘雏形也形成了。

第二个月　2个月时胚胎初具人形，生长发育进入分化期，脑、脊髓、眼、听觉器官、心脏、胃肠、肝脏初具规模，已经能够分辨出头、身体和手足，此时头大，占整个胚体的一半。

第三个月　胎儿的面颊、下颌和耳郭已发育成形，眼睛及手指、脚趾清晰可辨。心脏、肝脏、肾脏、输尿管更加发达，胎儿的骨骼和关节尚在发育中，而外生殖器已分化完毕，此时可初步辨认出胎宝宝的性别。

第四个月　胎儿头部伸直，脸部已有了人的轮廓和外形，下颌骨、面颊骨、鼻梁骨等开始形成，耳郭伸长，皮肤菲薄呈深红色，无皮下脂肪。内耳等听觉器官已基本完善，对子宫外的声音刺激开始有所反应。胎儿已经开始有呼吸运动，部分孕妇已能自觉胎动。

第五个月　胎儿头部及身体上呈现出薄薄的胎毛，长出指甲，牙床开始形成；可见少许头发；皮肤暗红，皮下脂肪开始沉积，但皮下血管仍清晰可见；胎儿已会吞咽羊水，并有排尿功能。如果用听诊器可听到胎心音，胎儿活动明显增加。

第六个月　胎儿骨骼发育良好，各脏器均已发育，皮下脂肪开始沉积,但因量少皮肤呈皱缩状。开始吮吸手指。胎儿在羊水中姿势自如地游泳并会用脚踢子宫。这时,如果子宫收缩或受到外方压迫,胎儿会猛踢子宫壁,把这种信息传递给妈妈。出生后可有呼吸但生存力极差。

第七个月　胎儿体重约1 000克,皮下脂肪不多,皮肤粉红,表面覆盖胎脂。此时的胎儿满面皱纹,有了明显的头发,大脑皮质已很发达,脑组织也开始出现皱缩样。由于胎儿内耳与大脑发生联系的神经通路已接通,因此对声音的分辨能力更为提高;胎儿还有了浅浅的呼吸和微弱的吮吸力,此时胎儿可以存活,但并发症多。

第八个月　胎儿指甲已发育,皮下脂肪日益增多,皮肤呈深红色但仍有皱缩,出生后加强护理可存活。

第九个月　胎儿体重约2 500克,皮下脂肪较多,身体圆润,面部皱褶消失,指甲已达指端。肺和胃肠的功能已经发达,具备了一定的呼吸和消化功能,出生后基本能存活。

第十个月　胎儿已足月,发育成熟。皮肤红润,皮下脂肪发育良好,外观体形丰满。足底皮肤有纹理,额部发际清晰。胎儿位置下移至下腹部,并且转身,准备诞生。

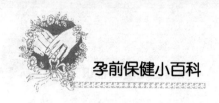
二、备孕前心理和 生理上的准备

（一）以怎样的心态迎接受孕

女性必须懂得，从怀孕的那天起就意味着责任也随之而来，宝宝未来的养育和成长从现在开始将由自己来承担。大量的研究证明，有心理准备的孕妇与没有心理准备的孕妇相比，前者的孕期生活要更顺利和从容，胎宝宝能在母体内更健康地成长。孕育宝宝是夫妻双方的共同责任，因此在决定孕育宝宝之前夫妻俩要做好以下心理准备。

第一，掌握孕育和妊娠、分娩，以及胎宝宝生长发育的知识，了解如何才能怀孕，以及妊娠过程中会出现什么特殊生理现象，如早孕反应、胎动、妊娠水肿、腰腿痛等。当出现这些生理现象时，能够正确地对待，避免不必要的紧张和恐慌。

第二，树立生男生女都一样的新观念，解除孕妇的后顾之忧。如果孕妇总是为宝宝的性别担心，就会加重心理负担，这不利于优生。

第三，保持乐观稳定的情绪状态，不要把分娩想得那么可怕。在怀孕的过程中，孕妇要尽量放松自己的心情，多参加简单的健美活动，及时调节和转移不良情绪，调节的方式有夫妻谈心、给宝宝唱歌、共同欣赏音乐，以及做孕妇操、孕妇瑜伽等。

第四,心理上要重视产前检查,接受医生指导。产前检查有利于对妊娠期间情绪、循序的掌握,发现新的问题可以及时得到解决,这就是优生的关键,也是保证母子平安的重要措施。

(二)上班族女性应选择怎样的工作方式备孕

工作中的有些习惯是影响身体健康与备孕、怀孕的一大要素。特别是上班族的女性,不要轻视这些小问题,有些女性往往由于这些小问题引出一些健康的大问题,从而懊恼一生。

1. 上班路上的"恶习"要纠正

(1)上班路上吃早餐:你是否在候车时匆忙在路边小摊随便解决早饭问题?有的备孕妈妈甚至不吃早饭,在此提醒上班族女性:这些看似"分秒必争"的习惯严重损害健康,路边的小吃是否健康卫生你不了解,一旦吃了不洁食品而正好怀孕怎么办?因此,要杜绝这种不良习惯。

(2)车上看书:上下班的时候,路上人挤车多,公交车难免经常踩刹车,车厢晃动较频繁,在这种状态下读书看报是典型的不健康用眼行为,会引起眩晕、眼疲劳、头昏脑涨,导致一整天的不适状态。车上看书注意力不集中,如遇到急刹车还有外伤的危险。

(3)车上睡觉:有些女性因为上班路途较远,常在上班路上补觉。其实这样坐着睡觉不但越睡越累、腰酸腿痛,还会影响颈椎的健康。车门开关和换气风扇吹来的凉风,很容易使人着凉感冒,甚至可能导致面瘫,面神经麻痹病情迁

延并且治疗起来很麻烦。

2. 改变久坐不动的习惯 在办公室久坐不动的害处非常大,特别是女性。久坐不动易长出危险脂肪,无论是男性还是女性,一天到晚地坐在电脑旁边,很容易发胖,如果你在日常生活和工作中是长时间坐着的,那么就得注意身体中是否有内脏脂肪的大量堆积。我们通常所说的脂肪叫作皮下脂肪,它让人的外形显得肥胖,同时也影响健康。而内脏脂肪围绕在人的脏器周围,主要存在于腹腔内,如肠系膜的周围及腹膜内或外脂肪。体内存在过多的内脏脂肪,就会增加患糖尿病、心脏病和其他各种代谢性疾病的机会,所以它被称为危险的脂肪。久坐不动易受"痔疮"偏爱,长期久坐使肛门部缺乏活动,而致血液循环不畅,肌肉弹性下降,收缩力减弱,直肠黏膜下滑,这同样也会导致痔疮生成或痔疮加重。久坐不动易引起腰椎病,由于长期久坐,或者有的坐姿不良,或总是固定一个姿势而使得腰部软组织长久处于张力状态,易使软组织缺血,而产生腰肌劳损。

3. 选择健康的工作和生活方式 上班族女性有很多不健康的工作方式,这些不良工作方式不仅会让工作效率降低,更严重的是会埋下疾病的隐患。特别是备孕期女性,要在备孕期就改变不良习惯,选择健康的工作方式,迎接宝宝的到来。

(1)经常活动手腕:长期使用电脑,很容易患上"鼠标手"。预防鼠标手的关键是尽量避免上肢长时间处于固定、机械而频繁活动的工作状态下,如总是握着鼠标等。每工作1小时就要起身活动活动肢体,做一些握拳、捏指等放松手指的动作。亦可以给自己配上一个鼠标垫,鼠标垫可使手腕和手掌放平,鼠标垫与手腕接触的地方有一些小小的塑料浮点,可以起到按摩手腕、活血、去除酸痛和麻木的作用,保持手的腕关节在功能位。

(2)办公室勤开窗:长期在写字楼里工作容易感到头痛、乏力,这是因为大楼中缺乏流动的新鲜空气。此外,周围环境中的一些污染,如化学品、印刷品、空气清新剂等都可能滞留在大楼里,危害人体健康。必须按时将窗户打开透气,如有可能,最好能离开大楼到有绿化的地方散步、做操,并要养成良好的习惯。

(3)经常眺望远处:很多人整日埋头于电脑或文件堆里,常常感到眼睛疼痛。这是由于眼睛专注于某物太久,眼睛内部和周围的肌肉痉挛而引起的。一般情况下,工作一两个小时后要让眼睛休息5分钟,最好是向远处眺望;或者闭上眼睛休息5分钟也可以。

(4)保持正确坐姿:最好的坐姿是抬头挺胸,让头部和身体基本保持一条直线,胸与办公桌保持20厘米的距离。坐立时如果姿势不当,身体的部分肌肉就容易疲劳,如果头部太向前伸,颈部和上背部的肌肉就会绷紧,容易产生疲劳,就会经常出现后背痛。对于整天在办公室工作的白领人员而言,有些习惯性动作,如低着头在键盘上打字,或把电话听筒夹在肩膀和头之间打电话等,如果持续时间太长,也容易产生疲劳,出现颈部疼痛。最好的解决办法就是经常改变姿势,每隔一段时间就休息一下。在办公室里做简单的办公室操,稍微活动一下也会对身体大有益处。

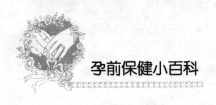

（三）什么是幸福孕计划

如果怀孕前先有一个周全的考虑，会给妊娠带来最好的开始。这样，不但可以在心理上做好妊娠的准备，而且能够采取很多措施，以增加受孕的机会，并且保证自己能拥有一个正常又健康的体魄。理想的安排至少是在开始怀孕前3个月，备孕夫妇就应对妊娠订出计划。在妊娠的最初几周，可能自己也不知道已经怀孕，而在这最初的几周，胎儿的发育是最容易受到各方面影响的。所以，要保证自己身体健康、吃得好，才能使子宫内的胎儿得到足够的营养和保护。

不仅如此，还要考虑工作环境是否会对胎儿有危害，是否进行过风疹的预防接种。制定了妊娠计划，会有时间去关注这些带有危害性的问题，还可为消除这些危害而采取一些有效措施。如果想要怀孕和发现已经怀孕，需要做哪些检查，应该把其中的每一项在脑子里过一遍，某些检查与准爸爸直接有关，也要与准爸爸谈一谈。如果对其中任何一点感到焦虑就要请教医师。另外，假如长期患某种病，如糖尿病和癫痫，并且是在治疗中，在打算怀孕时应该告诉医师，医师可能要更换治疗药物，因为这些药物可能对胎儿有影响，或者会使受孕受阻。

是否服用避孕药。如果想要受孕，此前就要完全停止服用避孕药，使身体恢复到正常的月经周期。最好等到有3次月经周期后才怀孕，在此期间可以用避孕套或避孕帽避孕。在未恢复正常的月经周期前就受孕的话，婴儿的预产期就不好计算。

孕育前夫妻应商量好有孩子后的生活,当然话题应该是围绕着孩子的。例如,应该准备些什么,孩子出生后由谁来带,因为孩子而可能需要增加的开销有多少,对孩子如何进行教育,回忆一下儿时的经历,再看看周围有孩子的父母,对孩子幼年时期可能会出现的问题做出一些估计,并寻找一些双方都认可的应对方法。

(四)夫妻对孕育小生命带来的变化准备好了吗

怀孕、分娩不是疾病,而是一个正常的生理过程,天下绝大多数的女性都经历了或正在经历或将要经历这个阶段。无论是否正在盼望着怀孕,还是抱着随遇而安的想法,或是对可能发生的事情感到困惑、担忧、恐惧,甚至还没来得及做任何准备就已经怀孕,即使这样,一旦怀孕成为事实,就要愉快地接受它;以一种平和、自然的心境迎接怀孕和分娩的到来,以愉快、积极的态度对待孕期所发生的变化,坚信自己能够孕育一个代表未来的小生命,完成将他平安带到这个世界上来的使命。这就是夫妻双方需要做的心理准备。丈夫充分的心理准备可以帮助妻子顺利度过孕期的每一阶段,并对未来孩子的生长发育奠定坚实的基础。

随着小生命的孕育,备孕夫妻要接受诸多变化。接受怀孕期特殊的变化:妻子形体变化、饮食变化、情绪变化、生活习惯变化,以及对丈夫依赖性的增加。接受未来生活空间的变化:小生命的诞生会使夫妻双方感觉生活空间和自由度较以前变小,往往会因此感到一时难以适应。接受未来情感的变化:无论夫妻哪一方,在孩子出生后都会自觉或

不自觉地将自己的情感转移到孩子身上,从而使另一方感到情感的缺乏或不被重视。接受家庭责任与应尽义务的增加:怀孕的妻子需要丈夫的理解与体贴,尤其平时妻子所做的家务劳动,在孕期大部分会转移到丈夫身上;孩子出生后,夫妻双方对孩子的义务与对家庭的义务都在随着时间的推移而增加。

从女孩到女人,从女性到妻子,从结婚到怀孕,从产妇到做母亲,所有的变化都是人生经历的自然过程与阶段。因此,无论是新婚的年轻夫妻,还是结婚数载的少夫少妻,无论是妻子还是丈夫,只要我们以自然平和的心态接受这些自然的事实与过程,用我们聪明的大脑思考,用我们可以沟通的方式与生活的伴侣及时沟通,共同警惕在每个过程或每个阶段可能发生的问题或矛盾,并及时解决,相信每对夫妻都会以非常健康的心态面对发生在眼前的一切,都会相互支持并非常顺利、安全地度过每个自然阶段,都可以保持结婚时的最佳心态。

(五)备孕时夫妻双方应做的心理准备有哪些

现在人们的生活压力普遍增大,在生育孩子方面就千万不要给自己设定过大的压力。人生接受压力太大,会影响内分泌,导致受孕困难。夫妻也不要因为半年内没有怀孕,而怀疑自己的身体是否出现了问题,毕竟精卵结合需要时机的配合。绝大多数健康的夫妇在没有避孕措施的情况下,一年内都可以顺利成功受孕。积极、健康的心态有助于夫妻顺利地怀上宝宝,完成妊娠计划。所以,保持乐观的心情,可以帮助你尽快孕育宝宝。

准备做父母的夫妻在决定要孩子之前都会百感交集,或喜或忧。但这时,请你们放松自己,以平常心来静静思考一下你们将要面临的困难和有利条件有哪些,不要惊慌失措。如果你对以上问题都有了深思熟虑,并已得出肯定的答案,那么就开启你们的孕育计划,去完成一段振奋人心的人生旅程吧!

现在家庭一般是夫妻都工作,大部分女性都受过良好的教育或职业培训,职业竞争的压力使她们不得不为自己在职场的位置而努力,而生育一个优质孩子必须要耗去大量的心血和财力。考虑经济能力,应该是一对夫妻决定要孩子之前必须考虑的因素之一。所以,年轻夫妻如何在职业生涯、养育孩子,以及维持经济来源之间取得平衡,是一个很重要的问题。如果双方都希望坚持工作,都希望获得更多的收入用于抚育孩子,那么就必须选择某种可靠的方法来照料孩子,并且要准备好这笔开支;如果双方商量好,暂时牺牲一人的发展来一心一意养育孩子,那就要做好承担部分经济损失的准备,并要提前做好经济上的安排。如果准妈妈有做专职妈妈的打算时,准爸爸应该对准妈妈有承诺、有担当。

备孕的夫妻要充分考虑双方关系的转变。在考虑是否要孩子时,财力问题并非唯一最重要的因素,生育一个孩子还将改变你们的夫妻关系。想要孩子的丈夫要考虑到:"我会不会因为妻子在孩子身上付出较多的时间和爱而感到被冷落?"夫妻之间要充分考虑到:"我是否已决定放弃家中的宁静?"妻子应该想到:"我愿不愿意在我随时需要丈夫的时

候他可能必须陪伴着孩子?"你们要想到,要不要孩子可能比要不要结婚这一问题给生活带来的影响更大。因为婚姻破裂了,你们各自可以有自己的生活,而为人父母后,其责任就是终身的,特别是因为孩子而放弃事业的一方。

并不是每个人的想法都一致,也许你们正计划着在当父母之前干一番事业,也许你们想让自己的收入达到某一水平或是拥有自己的住房,或在年龄达到某个预期、个人更加成熟之后才考虑要孩子。如果真的想要孩子,就要考虑好上述问题,以免影响了你们的人生长期计划。有可能丈夫和妻子之间的关系并没有所期望的那样好,现在就要孩子并不是你们所希望得到的结果。在这种情况下,在要孩子的问题上一定要有谨慎的态度。因为,不管你们未来的生活会有怎样的变化,都需考虑为孩子负责,而不安定的人生,或多或少都会给孩子带来负面的影响。

(六)怀孕前夫妻和谐对怀孕有什么益处

夫妻感情的和谐,对孕育成功非常重要。"天地不可一日无和气,人心不可一日无喜气"。夫妻之间需要和谐的气氛、和谐的情调。夫妻之间互相宽容,则是增和气、添喜气的要素,既利于养肾,使心情愉快,更利于受孕。夫妻之间不可避免地会出现一些摩擦、争吵,这往往造成一些烦闷和苦恼。常言说:"金无足赤,人无完人。"夫妻间对于对方身上的缺点毛病,或性格上的缺点、生活上的习惯,能够谅解,善于宽容,就会使矛盾得到调和,使夫妻感情更加和谐、身心健康。当夫妻间出现小的隔阂时应做到以下几点。

1. 加强夫妻间的沟通 如果意见不同想要争执时,互相先离开一会儿。夫妻要彼此以诚相待,一方心态失常时,伴侣需要好好劝导和安慰,帮助对方摆脱困境,想方设法帮助对方忘掉不愉快的事。出现不良情绪时,夫妻之间需要多沟通,互相协调彼此的心态。夫妻之间凡事要互相忍耐,夫妻双方在这一时期更要相互包容和忍让,尽量避开平时容易引起争执的话题,保持平和的心境。

2. 夫妻间要包容 怒多缘于争执不肯让步,故夫妻双方都需学会合理的让步。夫妻双方要各自克制,不要以牙还牙,寸步不让。特别是丈夫要有气量,不要斤斤计较,处处指责;夫妻间要有理智,留有余地,不要说过头话,伤害彼此感情;要多想想平时夫妻恩爱,说话注意互相尊重,不要轻率说断交一类的言辞,不给对方恶性刺激,要多规劝,善于思想交流,不要火上浇油,使用激怒方法。夫妻一方无论谁都要有高姿态,要主动打破僵局,结束不愉快的冲突,不要打持久的冷战,否则会导致恶性结局而后悔。

3. 夫妻间遇事要冷静 夫妻之间只要立足于合,自觉礼让,遇事冷静,就会使家庭生活和睦融洽。许多夫妻不和,甚至出现悲剧,就是由于一时不冷静造成的。冷静下来思考,可以避免鲁莽、失态和一时冲动。不要将往日的不快与烦恼时时记在心中,事过心清凉,则心不为凡事所累,自得清静。

4. 随和并要谦让 夫妻相处要宽忍为怀。因为夫妻发生口角,多数没有什么根本的利益冲突,多数是小事小节,为何不能让一下呢?当一方无礼时,另一方应当理智地让步,暂且退避三舍,另一方的怒气就会冰消雪化。学会宽容对孕前的夫妻非常必要,夫妻感情和谐,身体就会更加健

康,心情更加愉悦,受孕概率就会大大增加。

(七)精神压力过大对怀孕有什么影响

受孕不是一件容易的事情,尤其对处于某一特殊环境或职业中的女性来说尤其如此,虽然精神压力对于怀孕的直接影响相对较小,但如果精神压力过大,很可能会导致食欲不佳,营养失衡,可能会影响到母体及胎儿健康,甚至还可能导致不孕。

1. 压力大会影响子宫和乳腺　子宫是女性的生殖器官,对孕育生命有着关键作用,当承受过大精神压力时,往往会产生疾病,影响生育。许多女性都有这样的经历,由于工作上的不顺利或者因为家庭矛盾而生气,如果正赶上月经来潮的第一天或第二天,月经往往会突然停止,显示出精神因素对生殖器官功能的不利影响,打乱了月经规律,当然也会影响生育能力。其实月经受到影响还是次要的,更重要的是给子宫的健康埋下了隐患。在哺乳期,如果压力过大会影响乳汁的分泌,导致泌乳不足,更有甚者可使乳腺癌的发病率增高。

2. 压力过大会影响体内激素分泌　有些女性盼子心切,变得整天神经兮兮,或是生活节奏太紧张,人体生物钟严重紊乱,或是工作遭受严重打击,心情抑郁、失眠多梦等。来自心理上的压力会造成内分泌的紊乱,直接影响正常的生理功能。这些因素均会使大脑皮质功能受到抑制,下丘脑、脑垂体与生殖腺的"指挥"与"衔接"功能受到影响,致使内分泌功能失调,最终不能正常排卵,进而引发更加严重的身体疾病。对于患有严重心理疾病的女性,一定要及时做心理咨询，或者接受精神科医生的治疗。

（八）孕前加强身体素质锻炼重要吗

1. 健身锻炼对孕育的益处 坚持健身锻炼可以改善神经系统的功能，使其反应灵活迅速，动作准确协调。健身锻炼可以消除脑细胞疲劳，提高学习效率及增强大脑活力，有效地延缓大脑细胞的衰老。锻炼可以增强心脏功能，使心肌更厚实，肌肉纤维更丰满，心脏收缩更有力，每次搏动能输送更多的血液；能使血液中的红细胞、白细胞及血红蛋白的含量增加，提高血管功能，改善微循环，提高血液输送氧气和养分的能力。锻炼可以提高呼吸系统功能，使呼吸强度加大，呼吸频率减慢，使人体能承受更大强度的运动和劳动负荷，也能使肌肉更加丰满有力，关节更加牢固、灵活，骨骼更加强硬。通过锻炼可以加强女性骨盆部的肌肉，有助于以后的分娩。锻炼还可以增加机体的耐受力，这也有利于机体对不良环境的适应，同时也有利于女性的分娩。孕前身体素质调养，保持身体健康状态，为下一代提供较好的遗传素质，迎接宝宝的到来。

2. 选择适合自己的锻炼方式 锻炼虽能给机体带来许多好处，不管选择什么样的锻炼形式，都应该循序渐进，坚持不懈。由于机体的变化是缓慢的，只有坚持锻炼，才能增强机体对于外界的防御功能。但是，不当的锻炼也能使机体受到损伤，为了避免伤害，在锻炼时应注意采取积极主动的方式，因人而异、量力而行。在选择锻炼方法时，应注意由于男女生理结构的不同而选择不同的项目，对于女性来说，力量小，耐力相对差，但柔韧性及灵活性较强，因此选择

健美操、游泳、慢跑、旅游等对体力要求较低的运动较适宜。这类活动对保持女性的体形有很好的效果,如健美操把适宜活动与音乐结合起来,使单调、乏味的肢体运动变得生动活泼,运动者不易失去兴趣。瑜伽的运动是全身性的,并有相当的运动强度,能消耗体内过多的脂肪。

(九)孕前运动要注意什么

1. 选择适宜的环境 选择环境是运动前的重要准备。首先应选择平坦开阔、空气新鲜的地方进行运动,因为人在运动过程中,健身的基本途径是通过呼吸从外界摄取大量新鲜空气,这样能为人体提供足够的氧气,这就是常说的有氧运动。

2. 运动的时间标准 每天运动的时间最好定位 30～60 分钟,人体功能状态有昼夜的变化,每天上午 8～12 时和下午的 2～5 时是速度、力量、耐力处于最佳状态的时段,如果在此期间进行锻炼将会取得更好的效果。

3. 运动的强度标准 运动强度可以用记录运动中的脉搏数来表示运动量,在进行中等强度运动时,脉搏频率为 100～110 次/分,呼吸微喘,额头有细汗,停下来说话时有微微的喘息,表示运动量适宜。

4. 运动前不要吃得太饱 因为食物吃进胃里需要停留相当时间才能被消化吸收,所以运动前 1～2 小时吃饭较为适合。如果运动前吃得过饱,胃肠膨胀,膈肌运动受阻,腹式呼吸不畅,会影响健康。运动前应少食产气食物,如豆类、薯类、萝卜、鱼肉等。因肠胃运动缓慢,气体不易排出,会造成气体淤积,运动时易产生腹痛。

5. 运动时不宜急停　运动时如果突然急刹车,全身血液不能及时回流心脏,心脏给全身器官组织的供血也会突然减少,就会产生头晕、恶心、呕吐,甚至出现休克状态,因此运动后应继续做放松运动。

6. 运动后不要大量喝水及吃冷饮　夏天运动出汗多,易渴,如果这时大量喝水,会给消化系统、血液循环系统及心脏增加负担。运动的大量出汗,会排除体内的钠离子成分,如果大量喝水还会引起体内盐分大量流失,从而出现抽筋、痉挛等现象。正确的做法是,运动后稍稍休息,再适量喝点淡盐水。人体正常体温为 37℃,运动后体温会升高,如果马上吃冷饮,容易造成肠胃功能紊乱,出现胃痉挛,引起胃肠绞痛。

7. 运动后不要立即吃饭和洗澡　运动时,胃肠供血少,运动后立即吃饭,会影响胃肠消化功能,引发疾病。运动时,血液多在四肢及皮肤,运动后血液尚未回流调整好,马上洗澡,会导致血液进一步集中到四肢及皮肤,造成大脑、心脏供血不足,易发生血压下降,虚脱,甚至休克等不适症状。

(十)孕前做骨盆操有何意义

骨盆是由骶骨、尾骨及两块髋骨构成,形状如盆,所以叫作骨盆。女性骨盆一般比男性的更宽、更浅,这样分娩时胎儿的头和身体才易于通过。另外,在女性两侧的骨盆交接处的关节也没有男性的硬,从而分娩时骨盆可以扩大。女性的骨盆是天生为分娩设计的,所以骨盆和盆腔的保健同样重要。

骨盆作为脊椎的"底座"对脊椎的正常运动有很大的影响,在站坐卧的静态情况下,会影响椎间韧带的受力分布,持续受力分布不均对脊椎是有损害的。在行走过程中,骨盆的运动情况将影响到肩部的对称运动和头部的稳定性,将来为了更好地孕育健康的宝宝、为了顺利的分娩,在孕前就应该开始做骨盆操。

1. 骨盆前后运动 双脚分开同肩宽站好,在上半身不动的情况下将脚跟提起放下。直做到上下用力分开,上半身完全不受影响,不参与发力才算合格,如果头一上一下跟着动就还没有过关。亦可以采取仰卧的姿势,背部向上推至前方,同时向上提臀,做提肛运动数十次,以仰卧的姿势呼吸,接着恢复原状,重复做这个动作 10 次。每次如厕后,做这个动作,可以使肌肉收缩一些。

2. 骨盆左右运动 站立,双手各掐同侧骨盆,然后让骨盆平转,左边骨盆向前同时右边骨盆向后;然后反过来做,反复多做几次。需要极力避免的是单侧环绕运动,不要让一侧骨盆动得多而另一侧骨盆动得少,或者一侧骨盆动得早另一侧骨盆动得晚,要同时动。大多数人的骨盆运动习惯于一侧绕着另一侧运动,不习惯两侧同时运动,而只有两侧同时动才会让上半身处于稳定状态。此运动可以防止妊娠期或分娩期的耻骨联合分离。

(十一)什么是有氧运动

有氧运动被公认为是最有效的孕前运动方式。有氧运动是指人体在氧气充分供应的情况下进行的体育锻炼,也就是说,在运动的过程中人体吸入的氧气与需求相等,从而达到生理上的平衡。有氧运动的特点是强度低、有节奏、持续时间长,要求每次锻炼30~60分钟,每周坚持2~3次。记住,要持之以恒。这种锻炼能将人体内的糖分充分分解,并能消耗体内脂肪,还能增强和改善心肺功能。常见的有氧运动项目有步行、慢跑、滑冰、游泳、骑自行车、打太极拳、跳健身操、做韵律操等。

1. 慢跑 慢跑和快走若以锻炼为目的,每次不能少于20分钟,持续时间越长,心肺功能的锻炼会越好;若以减肥为目的,则应在20分钟以上。运动量和每次持续的时间应循序渐进,一开始可以走跑结合、快慢结合,适应后,距离、速度及时间再逐步增加。如果需停止锻炼时,也要逐日递减。

2. 骑自行车 骑车时肌肉反复收缩,可以促进血管的收缩与扩张。骑车不仅能够锻炼肌肉,还能够降低血压,并且对淋巴系统也大有益处。骑车锻炼应注意增加深呼吸,一般骑20~40分钟。骑自行车的正确姿势是身体稍前倾,前倾约30°,脚心踏住蹬板,这样对脚心处涌泉穴可起到按摩作用。自行车健身法还有多种,如慢骑几分钟法、快骑几分钟法、交替循环式的间歇锻炼法、快速上坡或逆风骑的力量锻炼法等。但是,准妈妈不适合大强度自行车锻炼。

3. 游泳 准妈妈更适合游泳锻炼。游泳时,水的浮力可以减轻人体90%的体重,释放关节压力,刺激淋巴排毒。同时,游泳可使胸肌、膈肌和肋间肌等呼吸肌得到锻炼,从而改善肺的功能,提高呼吸效率,并增强肺泡弹性。作为平衡运动,游泳可减轻心脏和脊柱负担。水的刺激和压力还可改善供血状况,除了可防治呼吸系统疾病和心血管疾病

以外,游泳对于防治腰背疼痛、关节炎、神经衰弱症、肥胖症等也有较明显的效果。

4. 跳绳 跳绳是一种非常好的运动方式,它适合于任何人、任何季节、任何地点。跳绳也要循序渐进,开始时从1分钟做起,跳完1分钟,可以做些放松运动,休息1分钟,再跳2分钟,3分钟后即可跳5分钟,1个月后可连续跳上10分钟。不间断地跳绳10分钟与慢跑30分钟消耗的热能差不多,是一种低耗时、高耗能的有氧运动。孕期不适合跳绳运动,可疑妊娠时就应停止跳绳运动。

(十二)怎样的居住环境有助于怀孕

1. 布置居室的基本条件 居室要选择向阳的房间作为卧室,有充足的阳光,光线柔和、亮度适中、通风良好是最适合的。居室的布置应协调,房间的色彩应与家具的色彩相配合,因为居室的色彩具有心理暗示作用,粉红色表示温暖,白色干净明亮,浅黄色表示安静对睡眠有好处。居室要相对宽敞一些,不可放过多的家具和物品,室内宽敞,孕妇心情就宽松平和,有利于情绪的调整。居室应是整洁、安静、舒适的。好的居住环境,不仅有利于身体健康,也会使人心情愉悦,这对孕育宝宝和宝宝的成长都是非常有益的。

2. 居室布置应选择的色彩 房间中各种颜色的合理搭配,可以帮助紧张劳累了一天的准父母孕后尽快去除疲劳,有个愉悦的心情。白色可给人以清洁朴素、宽敞坦率、纯真无邪的感觉,而蓝色可给人以宁静、冷清、深邃的感觉。这两种颜色可以使神经尽快地放松,体力和精力得到很好的恢复。选择孕妇喜爱的颜色、图案来装饰居家,可使孕妇心情舒畅、精神愉快、也有利于受孕及腹中小生命的发育。

3. 居室要舒适 居室应经常开窗通风,保证空气新鲜,尽量少用空调。孕前准父母及孕妇的居室环境宜远离嘈杂的噪声,要求居室的大环境安宁、肃静,最好能给人以美的享受,引人遐想。床铺要放在远离窗户相对背光的地方。卧室要舒适、卫生,不要睡在过软的床上。被褥、床单等要选用全棉的。枕头内填充品和枕头的高低要适合,一般夏季用蚕沙或茶叶作枕芯,冬天选用蒲绒、木棉作枕芯,荞麦皮枕芯无论冬夏都合适。居室中要有适宜的温度和湿度,以利于孕妇的休息。一般温度最好保持在 20℃～22℃,湿度保持在 40%～50%,温、湿度太高或太低会使人感到身体不舒服,会影响工作和生活,使人出现烦躁、不安等,同样会影响健康及排卵,不利于受孕。

4. 居室禁摆有毒花草 居室内摆放几盆绿叶植物,既增添绿意,更可净化空气。在室内不养不利于优生的植物。有些花草植物或花粉会使人产生不适症状,尤其是准备怀孕的女性会受影响,不宜放在室内的花木有松柏类花木,如玉丁香、接骨木等;洋绣球花类,如五色梅、天竺葵等;丁香类花卉,如夜来香等;有毒性的花卉,如黄杜鹃、郁金香、一品红、夹竹桃、虎刺梅、万年青等。

(十三)不适宜怀孕的特殊时机是什么

1. 新婚蜜月期间不宜受孕 传统习俗认为,蜜月里生的孩子聪明,人们也比较喜欢在新婚蜜月中受孕生子,认为这是自己的福气,其实这是错误的观点。因为新婚蜜月受孕十分不利于优生。众所周知,在新婚蜜月期间;小夫妻两

人为举行婚礼已经忙得不可开交,很少有充足的休息时间,同时婚礼前后的一段时间中,他们也大多要陪着亲朋好友饮酒吸烟,而酒中含有的乙醇,烟中含有的尼古丁,顿顿喜宴中含有的高热能、高脂肪、高蛋白食物等,这时都聚集在人体内,对身体的伤害起到了 1＋1＞2 的叠加效应。这些不良刺激物都会打乱人体原有的健康平衡状态,间接或直接使发育中的精子或卵子受损害,再加上蜜月期间的性生活频繁,精子和卵子质量同时下降,这种质量不高的受精卵发育成胎儿,就很容易导致流产、死胎、胎儿畸形、智力低下等严重的后果。因此,新婚的小夫妻在半年后再受孕生子更好。如果夫妻双方年龄较大,特别是女方年龄较大,剩余时间不宜再延迟时,也可以在结婚 3 个月后再受孕,因为此时双方的体力等各方面已经有所回升,性生活也恢复正常了。

2. 旅游结婚途中不宜受孕　旅游结婚,既能用难得的婚假游山玩水,放松心情,好好享受两人的私密世界,又能开阔视野,增长见识,给自己的新婚增添浪漫情调。但是需注意的是,从优生和保健的角度看,旅游途中不宜怀孕,因为夫妻双方为了准备婚事,已经付出很大精力,精神和体力上感到十分疲乏,旅游结婚要跋山涉水,赶车乘舟,消耗很大,累上加累,过分疲劳时免疫能力下降,感冒会乘虚而入。同时,新婚期间往往房事过频,旅途中受客观条件限制不易保持性器官卫生,女方更易受害,如尿路感染、生殖器官炎症等,严重影响健康;而且旅行结婚打乱了平时的生活规律,环境不安定,饮食起居无常,新郎新娘往往借酒助兴,影响精子和卵子的质量,会给优生带来不良影响,即使怀孕,流产概率也多,因此旅行结婚期间应该注意避孕。

3. 月经期间不宜性行为 少数偏远地区有着在女性月经期间做爱的习惯,人们认为这样容易怀孕,尤其是一些刚结婚的小夫妻,在对性生理和正常的性生活没有正确的理解前,就盲目地相信这些说法,殊不知这种观点是没有任何科学性的。月经期间做爱,因为不是排卵期,更不会受孕。同时,月经期间做爱会给女性的生殖器官带来严重的伤害,如易患膀胱炎、阴道炎,常会导致子宫内膜感染、子宫内膜异位症等疾病而造成终身不孕。所以,新婚夫妇特别是年轻人,更要学习人体的生理知识,了解科学,安全备孕,只有这样才能孕育出健康可爱的宝宝。

(十四)什么季节怀孕最佳

1. 晚春最适宜怀孕 晚春早秋最宜于怀孕。科学家曾调查分析了近 10 万名大学一年级的新生,发现春、秋季受孕而生的孩子优秀率比盛夏受孕而出生的高 63%。研究发现,春季是男女生育力最强的季节,也最宜于受孕。不过,专家建议从优生优育的角度来说,早孕期最好避免早春,可选择晚春怀孕最好,如春末 3~4 月份怀孕,正是万物生机勃发的季节,这时的气候温和适宜,各种病毒感染和呼吸道传染病较少,严寒的冬季过去了,正好适宜孕妇饮食生活的调理,这段时间正是胎儿发育的第一关键时刻。良好的外部条件有利于胎儿的顺利成长,能有效预防畸胎的出现。另外,明媚的阳光是春季怀孕的又一个好处。此时的阳光既不像冬天那么少,也不像夏天那么毒辣,正适宜夫妻做自然的日光浴。在孕妇的整个妊娠过程中,尤其是孕早期,充

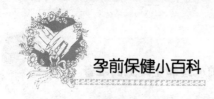
足的阳光起着不可替代的作用,在日照下,孕妇体内的固醇类在紫外线的作用下能有效转变成维生素D。因为维生素D可促进人体对钙、磷的吸收,用以满足胎儿骨骼生长和发育的需要。另外,太阳中的紫外线还能促进孕妇血液循环,杀菌消毒,有利于孕妇的身体健康。

2. 秋季怀孕好处多 9~10月份的秋季也是适合受孕的季节,这个时候是各种蔬菜、水果丰收的季节,有利于孕妇在孕早期营养的全面补充,也有利于胎儿在这一最重要阶段中的大脑发育,以及有利于减轻孕妇的妊娠反应,同时这个季节的天气不冷不热,十分适合休养生息。另外,这个季节也是各种疾病少发的季节,有利于孕妇的安胎养胎。经过十月怀胎,孕妇的预产期是春末夏初,气候宜人,各种新鲜食物的供应能够得到保障,有利于产妇身体的康复和乳汁的分泌。婴儿的衣着也渐渐减少,护理较为方便。另外,春夏之交日光充足,婴儿可有良好的光照条件,有利于婴儿生长发育的骨骼钙化,不易患佝偻病。进入冬季时,婴儿已逐渐长大,可避免肠道传染病流行高峰。优点多多,希望备孕妈妈尽量在9、10月份计划妊娠。

(十五)孕前如何打造良好的睡眠环境

1. 噪声是睡眠的"杀手" 在备孕期,要摆脱噪声的干扰。安静无噪声的环境使人平静松弛,容易入睡,相反喧闹嘈杂,会难以入睡。实验证明,噪声超过35分贝时人就难以入睡,40分贝的噪声能惊醒10%睡着的人,70分贝的噪声能惊醒30%的熟睡者。为了减少噪声,室内应选用木质家具,因木材纤维有多孔特性,能吸收噪声。家具摆放不宜过少或过多,家具过少声音可在室内共鸣回旋,产生很大的回响,家具过多显得拥挤不便,东碰西撞,增加噪声。原则上,睡眠环境可以允许有较规律呈现的低分贝的背景音,如风扇声、收音机无线电台广播声等,但应避免突然高分贝噪声的干扰,如果是在孕期则更要杜绝。

2. 温度适宜助睡眠 卧室的温度对睡眠是影响很大的,温度太高会使人感到烦躁不安,有时还会大量出汗,严重者会脱水;温度太低则人体血管收缩,整个身体为取暖会蜷缩一团,都不利于入睡,一般室温应保持在18℃～20℃为宜。夏季是难熬的季节,尤其在南方,整夜汗流浃背,很难保证有良好的睡眠,因此在睡前铺凉席和冲凉水澡是十分必要的。空调虽能降温,但是有很大的缺点,若长期生活在空调环境中,抵抗力就会变差,甚至引发肩膀酸痛、头晕、鼻塞、周身乏力等,我们称此为"空调综合征"。怎样利用空调助眠也是我们应该知道的,入睡前降低室温有助于体温的下降而帮助入睡,入睡后体温较清醒时低,可基本维持恒定。但如果室温降得过低,在睡眠时体温会急速下降,而过低的体温会促使觉醒,这也是许多女性在后半夜或清晨易早醒觉得冷的原因。所以,空调温度的设定最好是能主动变换,在入睡时低一点儿,一般来说26℃为宜,等入睡1～2小时后再回升至28℃。总之,为了保障身体的正常调节,空调室内应调到24℃以上,绝对不能低于20℃。

3. 卧室通风易睡眠 新鲜空气是自然的滋补剂,它可以提供充足的氧气,因而刺激机体的消化功能,促进营养物质的吸收,改善新陈代谢,加强神经系统的作用,增强

对疾病的抵抗力。睡眠中的大脑也需要大量氧气去进行生理活动,这时提供更多的新鲜空气,能充分迎合它的需要,发挥睡眠的最大功效。通风对卧室来说之所以重要,自然与睡眠脱不开关系。完全密闭的卧室由于空气不流通,即使睡一夜,次日起床也会感到头脑不清醒。其实想保持卧室空气的清新并不难做到,在入睡前30分钟,只要把窗户打开就能充分换气,然后把窗户开一条小缝,使整夜有少量的空气循环而不造成穿堂风。夜深人静,室外空气受大气层中气流的稀释变得格外洁净,开窗可以使室外的新鲜空气与室内的浑浊气体进行充分的交换,以创造良好的空气环境。

(十六)如何提高孕前睡眠质量

1. 了解最佳的睡眠时间 睡眠是人体缓解疲劳、恢复体力的最主要途径,了解睡眠周期及最佳的睡眠时间,正确地掌握睡眠时间,对备孕妈妈是很重要的。科学家发现夜间0时至4时,机体各器官处于休眠期,其功能也降至最低。亦是交感神经最疲劳的时间,释放递质最少。因此,22:30～23:00之间进入最佳睡眠状态,睡眠效果最好,可以起到事半功倍的作用。而午觉只需在中午这段时间休息30分钟即可,如果工作的原因不能休息,静坐闭目养神10分钟也比不休息要好。

2. 改善睡眠环境 睡眠的好坏与睡眠环境关系密切,如果是搬迁新居而不能安睡,有可能是对新环境一时不能适应,但更有可能是新家具及室内装饰等所散发出的异味所致。在15℃～24℃的环境中,可获得安睡,而过冷或过热均会使人辗转反侧。冬季关门闭窗后吸烟留下的烟雾及漏出的燃烧不全的煤气,都会使人不能安睡。冬季太干燥,对人的睡眠也有负面的影响,最好买一个加湿器放在卧室里,也可以因陋就简,在室内放置湿毛巾可以取得同样的效果。

3. 选择正确的睡眠姿势 睡眠的姿势与个人习惯有很大关系,从医学的角度说,右侧卧位最好。因为右侧卧位给回心脏的血管留有空间,有利于血液循环,起到保护心脏的作用。如果仰卧,身体是伸直的,全身肌肉不能得到放松,加上舌根容易压住咽喉还可以引起打鼾致呼吸受阻。俯卧位睡眠是最不可取的,胸部和腹部受了压迫,会影响心肺的功能,而侧卧尤其是右侧,可避免心脏受到压迫,得到更好的睡眠。

4. 选择合适的枕头 一般来说,枕高以 10～15 厘米较为合适,也就是自己的手握起来一拳高最合适。当然,还要以每个人头颈的生理弧度及身体的胖瘦而定,但绝对不能枕得太高。"高枕无忧"是错误的,因为长期枕高枕头会使颈椎生理弯曲改变而出现一系列病症。枕头的硬度要适中,枕芯要有柔软感和较好的弹性、透气性、防潮性、吸湿性。一般荞麦皮、谷糠、蒲棒枕都是比较好的选择。枕头的长度最好比肩膀要宽一些,不要睡太小的枕头,因为一翻身,枕头就无法支撑颈部。

5. 睡前放松情绪 白天的睡眠节律往往被人们繁忙的工作和紧张的情绪所干扰,或为酒茶之类具有神经兴奋作用的饮料所消除。所以,有些人白天不显困乏感,然而一旦此类外界刺激减少,人体白天的睡眠节律就会显露出来,到时便会有困乏感,到了中午很自然地想睡觉。不少女性,尤

其是从事脑力劳动的女性都体会到,午睡后工作效率会大大提高,所以午睡是白天长时间忙碌的能量充电,对工作和健康都极为有益。

晚上失眠固然不好,但对失眠恐惧与忧虑所造成的危害比失眠本身还大。对失眠的恐惧与忧虑,会产生恶性循环,因此女性患有失眠症后,应放松情绪,冷静地接受现实,同时要认识到失眠时,只要能做到身心放松,即使整夜不眠,闭目休息也无大碍,绝对不能有急躁的情绪,否则就会成恶性循环。对思维混乱无法入睡的失眠女性,可采取逆向导眠法。这种方法就是在就寝后,不是去准备入睡,而是舒坦地躺着,想一些曾经经历过的愉快事情,并沉浸在幸福情景之中,既可消除患者对失眠的恐惧,也可因大脑皮质正常的兴奋疲劳而转入保护性抑制状态,促进自然入眠,所以称之为逆向导眠法。

6. 纠正睡觉时磨牙的习惯 夜间磨牙的人很多,但人们往往不以为然。夜磨牙不应忽视,因为磨牙症对牙齿的危害很大。首先,要查清原因,常见的原因有 3 种,一是牙齿结构的病变,二是由肠道寄生虫引起,还有就是精神紧张所致。对精神因素造成的磨牙要尽量排除造成精神紧张的因素,积极参加各种文体活动。其次,睡眠环境要保持安静,当有肠道寄生虫病时,应该进行驱虫治疗,如果有咬合干扰的毛病,可以到医院做矫正治疗。另外,在睡前服用肌肉松弛药(如地西泮等),B 族维生素和谷维素,也都对减轻磨牙症有帮助。磨牙症状特别严重的人,最好到牙科做全面检查,对牙齿的异常进行矫正治疗。

(十七)什么是男女生育最佳年龄组合

我们经常听说"女大三抱金砖",而延续的风俗都习惯于男大女小的婚姻结合方式,大多是丈夫比妻子大两三岁已成为习惯,也有妻子比丈夫年龄稍大的情况。从情理上讲,只要夫妻双方情投意合,年龄差别是没有什么关系的。但专家研究的是,男女双方最佳生育组合是年龄相差7岁的夫妻,丈夫和妻子同在最佳生育年龄段中,丈夫比妻子年龄大7岁左右最佳。女性在24～30岁是生育的最佳年龄段。这一时期,女性的全身发育完全成熟,卵子的质量最好,怀胎生育时,分娩的危险最小,而且胎儿的生长发育环境最佳。但男性越年轻,精子质量越差,30～35岁时精子质量最高,有最强的生命力,能够把最好的基因传给下一代。但男性的生育年龄过大,未来宝宝患先天愚型和遗传病的发病率也会升高,特别是对疾病的抵抗能力、智力等各方面都有明显的影响。男女生育的最佳年龄组合应是男性比女性大7岁左右为宜,父亲年龄大,智力相对成熟,遗传给下一代的DNA密码更多些。母亲年纪轻,生命力旺盛,会给胎儿创造一个更良好的孕育环境,有利于胎儿生长发育,所以这种优化组合生育的后代易出天才宝宝。孕育下一代是一件神圣的事情,每一对夫妻都要尽自己所能做好计划。在双方竞技、体能、智能、精力等方面都是最佳状态时孕育的宝宝也会最健康聪明。我们要避免过早或过晚的生育,因为过早过晚都是不利于优生的。另外,需要提醒的是,夫妻在结婚一两年后生育比较合适,因为这时夫妻双方有了比较稳定的关系,熟悉了彼此的生活方式和习惯,同时

还都保持着恋爱般的甜蜜,生活也比较稳定,就可以从容地考虑怀孕的事情了。

(十八)高龄产妇孕前如何做准备

要想做到优生优育,大龄女性备孕前应做一些必要的优生咨询,了解一些生育知识,正确对待妊娠及分娩中的问题,做好妊娠的心理准备,切不可焦急,忧虑,否则会影响受孕的机会。大龄女性妊娠虽有一些不利因素,但这些不利因素并不是在每个高龄孕妇的身上都会发生的。尽可能选择合适受孕的时间,保证身体在没有受各种细菌感染的情况下怀孕。

高龄夫妇双方都应在身体各方面最佳时妊娠,妊娠前夫妻双方一定要做一次全面的体检。有慢性病要积极治疗,在身体痊愈或病情较为稳定的情况下再怀孕。如需长期用药者要进行咨询,看药物是否影响胎儿发育,药物对怀孕的影响和停药后对疾病的影响权衡利弊,再决定是否需要停药。如果想了解自己是否已感染过对妊娠有影响的几种病毒,可在妊娠前抽血做一项这方面的检查,同时要注意避开一些不良的环境,减少接触有害气体和有害物质。现在叶酸片在我国已经对备孕女性免费普服,大龄妇女准备妊娠前一定要开始服用小剂量叶酸,以预防胎儿神经管发育畸形,一般是从孕前3个月服用到孕后3个月。

高龄孕妇要想受孕,还需要做到以下几点:第一,是指调整月经。往往大龄妇女的月经有着不同程度的改变,调整月经的目的是使行经时间有规律,经期长短适宜,经量适度,这样才有益于怀孕。特别是月经量较少的女人,因为量少有可能是子宫内膜太薄,这样会使胚胎着床不易。第二,饮食方面,以高蛋白、低脂肪、性温和的食物为宜。茶、酒、烟、咖啡及含酒精和咖啡因的食品都不适宜。第三,生活上应该远离不良的环境,如太吵、太拥挤的空间和有放射线的地方,避免被动吸烟。远离传染病患者。第四,不可随意使用抗生素。高龄妇女在孕前将身体调整至最佳状态是非常必要的,孕时注意身体保健,随时观察自己的饮食、睡眠、大小便是否正常,一旦生病,应及时去医院检查和诊治。

(十九)假孕为什么易发生于高龄女性

所谓的假孕就是一种精神因素造成的闭经。有些女性结婚后盼子心切,在大脑皮质形成强烈的盼子兴奋灶,导致下丘脑及脑垂体的功能紊乱,而致闭经。

另外,闭经后在体内性激素影响下,小腹的脂肪发生堆积,在盼望怀孕的心理因素作用下,会误认为自己是有孕在身了,于是就相应产生厌食、挑食和呕吐的怀孕反应,甚至有的女性模拟怀孕的心理作用,体内雌激素和孕激素比例失调,会奇妙地在脸上长出蝴蝶斑,腹中还有胎动感,这种现象在医学上叫作假孕。其实,这种临床症状很好解释,由于闭经,已经是体内激素的失衡,就可以引起脸部色素沉着,而胎动是因为强烈的肠蠕动的错觉。经研究认为,假孕是生理和心理的综合逆差,实质上是非孕性闭经。假孕多发生在新婚后几年未孕的高龄女性之中。虽然不来月经是怀孕的重要征兆,但不来月经不都是怀孕,因为精神压力及精神刺激、内分泌功能低下、子宫发育不良,或卵巢异常等原因,均可引起月经推迟或闭经。体弱的女性受环境的影

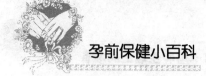

响,月经周期也会发生变化,平常月经不调或月经周期长的女性也会出现非孕性闭经。

(二十)备孕前男性应注意什么

1. 保持良好的身体状态 男性的健康很重要,良好的身体可以产出优秀的精子,对未来宝宝的生长很有好处。有计划妊娠的男性要加强身体锻炼,这样有助于提高身体功能,保持良好的健康状态,提高精子的质量。除此之外,男性要保证有规律的作息,还要避免在受孕期间患上疾病。

2. 保持良好的情绪 由于男性的生活压力比较大,经济上可能有房贷,家庭中还有解不开的疙瘩,公司里有忙不完的事情,让很大一部分男性徘徊在健康与疾病之间。如果在这个时候要一个孩子,恐怕如此糟糕的身体状况对下一代的健康也会产生影响。男性的情绪不仅决定精子的质量,也会影响配偶的心情。以下几招可以帮男性随时完成情绪调整。

(1)寻找原因:情绪不佳时,查找原因,想法应对。积极地对症处理,不要任其发展,否则小情绪会变大问题。

(2)深呼吸转移注意力:深吸气,再慢慢呼气,使肌肉很快放松。同时暗示自己,放松放松,把注意力集中在有趣的事物上,如去打打球、散散步、听音乐或是去旅游。

(3)适当的宣泄情绪:找一个适当的环境、地点去发泄,找一个适当的对象去发泄,发泄的场合和方法要适当,避免伤害他人。

(4)学会让步:学会扩宽心理容量,使自己有良好的修养和宽大胸怀。没必要花时间去争论和纠缠琐事，不必事事争强好胜，静下心来正确地去面对、去解决。

3. 远离有害设备 在当今的电子时代，无论是在工作中还是生活中我们都离不开电器，手机、电脑、微波炉、打印机等都是我们日常工作和生活必须接触的电器。众所周知，它们都有不同程度的辐射，会在无形中影响到男性的健康，间接影响下一代的生长发育，所以准备要宝宝的男性应尽量减少与这些电器的接触。例如，在电脑前装一个防辐射的屏幕，或把手机放在离自己较远的位置，或是穿上防辐射的内衣。

4. 保持生殖系统的卫生 男性要保持经常清洗自己生殖器的习惯，那里是污垢的重要寄居地，时常清洗可以减少细菌繁殖、感染的可能。患有前列腺疾病的男性更要注意日常的卫生保健，以免因这些疾病缩短精子的生存时间、破坏精子和卵子的结合。被检查确诊后要及时治疗，千万不要带病进行性生活。即使成功受孕，下一代的健康也会受到影响，洗澡时用手把包皮推到龟头后，清除积聚的污垢、皮脂。如果在包皮与龟头间因污垢积聚多而引起炎症，建议用专用外阴消毒清洗药水浸泡擦洗，严重时要及时去医院诊治。

5. 孕前停止烟酒 烟草中有害成分会通过血液循环进入生殖系统，直接或间接地发生毒性作用，不仅影响受孕的成功率，也会严重地影响受精卵和胚胎的质量。对于准备当爸爸的你来说，烟、酒可是扼杀宝宝健康的凶手。另外，长期大量的吸烟容易让男性发生性功能障碍，降低男性的生育能力。酒是一种需要控制饮用量的饮品，酗酒可造成

机体酒精中毒,会影响生殖系统,使精子数量减少,活力降低,发生畸形精子、死精的比例也比较高,从而影响受孕和胚胎的发育。所以,在受孕前3～6个月丈夫要禁烟酒。

6. 适量吃一些助孕食物 对于想要个宝宝的男性来说,光靠身体中储存的精子是不够的。能成功游到卵子里的精子,一定是成千上万的精子中能力最强的,因此男性一定要保证体内有充足的精子。想要个健康强壮的宝宝,精子的质量也一定要高,如果精子头部出现了畸形,生出来的下一代也会是畸形儿。其实很多食物对精子都有益,它们可以使男性制造出数量多、质量优的精子,常吃的食物有山药、无花果及动物的生殖器等。

(二十一)怎样做可预防"孕期抑郁症"

1. 准爸爸也会得"孕期"抑郁症的原因 如今孕期抑郁已不是准妈妈的专利,有些准爸爸也会出现一些心理障碍和抑郁情绪。怀孕是一件令人开心的事,但接踵而至的生理和心理上的问题却时常困扰着准妈妈,也影响着准爸爸。准妈妈怀孕后,生理上发生一系列的变化,这个时候则需要家人、爱人的陪伴和照顾。准爸爸在体会即将为人之父喜悦的同时,还要像往常一样工作着,而这个年龄的准爸爸恰好处在事业中比较关键的时期,也需要付出更多的努力。工作、家庭都需要他,难免有时会出现对妻子照顾不周的情况,想到这个时候正值妻子怀孕的特殊时期,总会担心妻子的饮食营养和健康安全问题,妻子也会因为缺少丈夫的关怀而发些牢骚和怨言。时间一长,这些担心就会转化为对妻子和胎儿的内疚,进而引起抑郁,让男人感到身心疲惫,而影响工作和生活,形成了短期的抑郁,也就是孕期准爸爸抑郁症。

2. 减轻和预防孕期抑郁症的措施 有的准爸爸准妈妈在孕前就准备得比较充分,经常通过网上、书籍、亲友等途径尽可能多地了解孕育知识和各种情况的应对之策,做到心中有数,到了事情发生的时候就能应对自如,减少了不少麻烦。这个时候,如果能有双方父母等有经验的长辈和他们住在一起,随时指点帮忙,会极大地缓解准爸爸的压力,也会给准妈妈带来温暖安全的感觉,避免孕期抑郁现象的发生,对母子的健康更加有利。准爸爸能在忙碌中抽出一点儿时间进行简单的运动锻炼,就能有效地缓解这些压力,改善自己的心情,还能提高自己的体质。比如,有条件的可以骑自行车上下班,或者抽时间跑跑步,打打球,做做操,都是不错的方法,都可减少抑郁症的发生。

在对待妻子怀孕这件大事上,准爸爸如果能做个积极的参与者,不要大男子主义,要关心你的妻子,抽点时间去陪陪你的妻子,夫妻的孕期抑郁症会减少很多。夫妻之间的焦虑和抑郁并不是来源于孩子,而是妻子怀孕之后夫妻之间的交流沟通减少所致。丈夫要动脑筋,想方设法营造温馨的家庭氛围,体贴温柔地与妻子交流;妻子也应理解丈夫的辛苦和爱意,力所能及地关心丈夫的生活,坦诚沟通,让准爸爸清楚地知道,在孕期这一特殊的时光里,怎么做才会令妻子感到开心舒适。那么,以上在双方身上的抑郁等状况自然就不会发生。

三、重视孕前健康检查

（一）孕前行妇科检查有何重要意义

1. 检查的目的　孕前妇科检查是为了了解女性的外阴、阴道、宫颈、子宫、卵巢和输卵管的健康情况，以确定其是否适合怀孕、分娩。

2. 检查的内容

（1）窥器检查：通过阴道窥器，观察阴道前后侧壁黏膜颜色，有无瘢痕、肿块、出血；分泌物的量、性质、颜色、有无异味；观察宫颈大小、颜色、外口形状，有无糜烂、撕裂、外翻、囊肿、息肉或肿块等。

（2）双合诊检查：即检查者用一手的中指和食指放入阴道，另一手在腹部配合检查的方法。目的在于扪清阴道、宫颈、宫体、附件、宫旁组织和韧带，以及盆腔内壁有无异常，了解阴道深度、通畅、弹性及有无瘢痕、狭窄、肿块等，了解宫颈质地，外口是否松弛，有无举痛等；了解子宫位置、大小、质地、活动度，以及有无压痛；了解宫旁、附件等有无增厚，包块位置、大小、质地、形状及压痛。

（3）三合诊检查：即腹部、阴道、直肠联合检查，一手食指放入阴道，中指放入直肠以替代双合诊时阴道内两指，弥补双合诊的不足，了解极度后位子宫大小、子宫后壁、子宫直肠陷凹、骶骨韧带及骨盆腔后部病变。

（4）阴道清洁度检查：阴道清洁度是有无阴道炎症的判断指标，同时也有助于了解卵巢的内分泌功能。阴道清洁度检查一般是提取阴道分泌物在显微镜下观察，以其含阴道杆菌、上皮细胞、脓细胞的多少来区别清洁度，分为Ⅰ～Ⅳ度，其中Ⅰ～Ⅱ度为正常，Ⅲ～Ⅳ度为不清洁。不清洁的情况大多数是由于阴道炎造成，也可能是由病原菌、阴道真菌或阴道滴虫等引起的。

3. B超检查　在阴道检查的基础上，超声检查可以帮助准备怀孕的女性了解自己用来孕育宝宝的子宫是否万无一失，自己的卵子是否能够按期排出，质量是不是足够优秀，能不能顺利与精子结合。准备怀孕前的任何时间都可以做，建议在月经干净后进行B超检查。B超检查要求先憋尿，因为子宫位于骨盆中央，膀胱与直肠之间，呈前倾前屈位。当膀胱充盈、直肠空虚时，子宫底被托起向上伸直，更有利于观察子宫形状、大小；膀胱不够充盈时，在图像上无法对膀胱后方的子宫和宫腔进行详尽的观察，易引起误诊、漏诊。为了节省候诊时间，你可以从早上一起床就开始憋尿，到医院后先进行B超检查，也有的医院B超检查需要提前预约。

4. 孕前检查时的注意事项　首先，在检查前要完全排空膀胱。在进行妇科检查时需要使用窥器撑开阴道，有些女性会非常紧张，其实只要自己放松，并不会有特别不舒服的感觉。由于医生还要进行阴道清洁度的检查，为了不影响诊断，不要在检查之前清洗阴道或在阴道上药，24～48小时内不宜有性生活。在三合诊时医生要将手指放入直肠内，要充分配合医生，深呼吸并同时做向下排便的动作，这

样会相应减轻不适感。在妇科检查时发现的疾病,如附件炎、阴道炎,应先行治疗再怀孕。宫颈炎如为中度或轻度,在经过防癌检查排除癌变或癌前病变后可以不治疗,先怀孕;如宫颈防癌检查有病变或宫颈有人乳头状瘤病毒(HPV)感染,应暂不怀孕,经进一步病理切片确诊并治疗后再怀孕。宫颈衣原体或支原体阳性时也要先消炎治疗,待检查转阴后再怀孕。月经不调的原因较多,月经异常会影响受孕能力,常常导致不孕,要先查明病因并进行治疗。

(二)你了解第一次孕检吗

1. 第一次孕检时间 一般第一次孕检要在停经 6～8 周时去医院就诊,以尽早确认是否怀孕,并准确推算预产期。预产期的推算一般是根据准妈妈末次月经的时间,适用于月经周期规律又能准确记忆末次月经来潮日期的准妈妈。按末次月经的第一天计算,只要在年份减 1、月份减 3 或加 9、日期加 7 便可以推算出预产期。从末次月经的第一天到预产期,整个过程历时 280 天。如果月经周期不准,或记不清末次月经来潮日期的,可根据孕 6～8 周时 B 超检查结果确定。有心急的准妈妈在停经未满 6 周就到医院要求进行怀孕检查,以确定是否怀孕,这时在医院可进行血绒毛膜促性腺激素测定,对判断是否怀孕是非常准确的。

2. 第一次孕检查什么 第一次孕检是非常重要的,孕早期检查主要是看胎儿的生存环境怎么样,所以孕早期的检查是重中之重。不同的医院检查项目是不一样的,但大同小异。一般来说,除了进行怀孕测试或做 B 超以确认是否怀孕之外,还会包括完整的体格检查:身高、体重、血压的测量,颈部触诊及甲状腺检查,心肺部听诊,乳房、腹部及四肢检查,阴道检查等。同时进行问诊:医师通常会问准妈妈未怀孕前的体重数,以作为日后准妈妈孕期体重增加的参考依据。整个孕期中理想的体重增加值为10~12.5千克。除了上述检查外,还有一些孕期的非常规检查项目,如微量元素检查、骨密度检测、甲胎蛋白检测(AFP)等,医生会根据每个人的具体情况给出合理的建议。

通常情况下,在怀孕12周左右,准妈妈去医院进行产检时医生会尝试测听胎心。一般是通过一个听筒将胎儿的心跳声音放大,然后通过了解初次听到胎心的时间、计算胎心跳动的次数来确定胎儿的孕周,以及在妈妈子宫里的状态。正常胎心的跳动范围在110~160次/分钟。如果孕周较早,160~170次/分钟也属于可以接受的范围。如果听到一种类似火车轰鸣的声音,有些准妈妈称之为"快速奔跑的小马",那么恭喜你,这就是小宝宝的心跳声!如果超过35岁,而且你的家庭有遗传病史,需要做羊膜腔穿刺,检查胎儿染色体,对胎儿的先天性及遗传性疾病做出特异性诊断。一般在18~23周进行,但需要提前预约和咨询。

(三)普通体检为何不能代替孕前检查

体检主要包括肝肾功能、血常规、尿常规、心电图等,以最基本的身体检查为主。但孕前检查主要检测的是生殖器官,以及与之相关的免疫系统、遗传病史等。特别是在取消强制婚检的今天,孕前检查能帮助你孕育一个健康的宝贝。普通体验不能替代孕前检查,可以肯定地说,即使普通体格检查身体健康,同样也要做孕前检查,原因有以下两点。

其一，与我们共生存的许多致病菌，我们称它为条件致病菌，它是女性流产的罪魁祸首。一旦感染，特别是妊娠头3个月，会引起流产和胎儿畸形，它们寄生在生殖道中，一遇机会便会兴风作浪，引起女性生殖器官慢性炎症，或者引起胚胎发育停止。平常人体感觉不到它们的存在，只有当人体抵抗力下降时它们才会生长繁殖，伤害人体。我们都曾经有过切身的体会，当我们患感冒、盆腔炎或旧病复发时，往往都是在劳累或受凉之后，这就说明了劳累和受凉导致了人体抵抗力降低而容易引发疾病，如支原体、衣原体和某些病毒。这些致病菌可以寄生在健康人的体内，当人体健康状态良好时，它们不能生长繁殖，或者只引起轻微的炎症。这些致病菌不做身体检查是不易被发现的。目前已经发现的能导致胚胎异常或停止发育的致病微生物有风疹病毒、巨细胞病毒、弓形虫、细小病毒、单纯疱疹病毒、支原体、衣原体、肝炎病毒、梅毒螺旋体、人类免疫缺陷病毒等，随着医学的发展，还将会发现新的致病微生物。所以，在孕前检查时，医生都会有针对性地对它们进行检测并及时治疗，以确保生殖道的健康。

其二，孕前检查的主要内容之一是优生咨询。通过与医生的交谈，就个人的特殊情况向医生提问，医生通过了解孕前夫妇的工作生活状态、生殖功能状态、家族遗传状况，以及既往病史等情况，可以就每对夫妇有可能存在的影响健康生育的问题进行有针对性的指导。事实证明，优生遗传咨询是一种既经济又有效的医疗方法。

（四）孕前女性应自查什么

1. 孕前的月经史 每个月的出血量是不同的，如果长时间出血，可能排卵有问题；突然大量的出血可能预示子宫腔内肌瘤的存在。如果月经周期不规律，周期延长甚至是闭经，有可能预示着甲状腺问题、泌乳素水平或多囊卵巢综合征。在两次月经周期之间有出血现象，月经来临时会感到剧烈的骨盆坠痛或是下腹部绞痛或伴有下肢发凉，这种现象预示着可能患有子宫内膜异位症或盆腔炎。如果是遇到上述情况，应到医院做系统的检查。

2. 孕前的疾病史 盆腔或腹腔是否进行过手术？手术会留下瘢痕而影响受孕。是否患有慢性疾病，如糖尿病、甲状腺疾病或是高血压？如果有慢性疾病，有可能会导致不孕和高危妊娠。是否患有子宫内膜异位症？此病易引起女性不孕。是否患有多囊卵巢综合征？此病会导致排卵紊乱，增加受孕困难。如有以上情况，请到医院就诊。

3. 孕前的生育史 是否怀过孕，或是出现过孕期并发症？以前的怀孕有可能造成瘢痕或是使身体出现重复并发症，影响再次怀孕。是否出现过流产，有几次，是自然流产还是人工流产？反复的自然流产是身体功能存在问题的一种表现形式，预示着你的身体在怀孕过程中需要帮助才能顺利妊娠。如果是反复多次人工流产，子宫内膜会受伤，而增加不孕机会。如有以上情况，请在孕前咨询妇产科医生。

4. 孕前的服药史 是否正在服用某种药物，服用多久，为什么服药，服用的药物对受孕有什么影响？对受孕有影响的药物应在停服 6 个月以上再考虑怀孕。

5. 孕前的性生活史 是否感染过性传播疾病,是哪一种,是否对输卵管有影响?输卵管问题和感染性盆腔疾病可能与衣原体和淋病病毒的感染有关。另外,在性生活时感到疼痛,这是子宫内膜异位症或盆腔粘连引发感染性盆腔疾病的征兆。如果出血,就有可能是生殖道感染或是子宫及子宫颈的问题。是不是用过宫内节育器?宫内节育器能增加感染性盆腔疾病的发病率。如果有以上情况,请在孕前咨询妇产科医生或就诊。

6. 孕前的生活习惯 喝酒吗?在备孕和受孕期间应该戒酒。饮酒会降低受孕的概率,孕期尤其是孕早期,是胎儿器官分化的重要时期,也应该戒酒。吸烟吗?在备孕和受孕期间应该戒烟。香烟中的烟碱会降低女性体内雌激素的水平,影响受孕,切记,吸二手烟的危害更大。体重是否偏低或超重?太瘦或者超重都会干扰女性的排卵周期。每天平均会饮用多少杯含有咖啡因的饮料,如茶、咖啡或苏打水?女性喝的咖啡越多,怀孕的可能性越小。即使怀了孕,过度摄取咖啡也会影响胎儿发育,所以最好少喝或不喝。

(五)备孕前女性要常规检查什么

1. 血常规检查 通过静脉抽血,主要检测备孕女性血红细胞、白细胞、血红蛋白、血小板数值等,目的是及早发现是否有贫血、感染及人体凝血等血液系统疾病和状况。如果备孕女性贫血,不仅有可能使子宫缺氧、缺血,导致胎宝宝生长受限,由此健康受到一系列影响,如易感染、抵抗力下降,生长发育落后等,并且易发生早产、死胎和低出生体重儿。孕妇还会出现产后出血、产褥感染等并发症。准妈妈分娩时或多或少会出血,所以检查是否具有正常的凝血功能十分重要。

2. 尿常规检查　10个月的孕期对于准妈妈的肾脏系统是一个巨大的考验,身体代谢的增加会使肾脏的负担加重。通过查尿,主要对备孕女性的泌尿系统进行检查,有助于了解孕前肾脏状态和营养情况,确认有无泌尿系感染、肾脏疾病和糖尿病。如果肾脏存在疾病,易发生胎死宫内、流产的风险,并且在孕期或者分娩后可能会引发尿毒症等严重的疾病,后果会非常严重。

3. 肝肾功能检查　通过静脉抽血,主要是了解孕前的身体状态和营养状态,有无肝、肾脏疾病和损伤。对备孕女性的肝肾功能进行检查,内容主要包括总蛋白和白蛋白、胆红素、转氨酶、肾功能、血脂等。如果备孕女性是病毒性肝炎患者,怀孕后会造成胎宝宝早产,甚至新生儿死亡等后果;肝炎病毒还可直接传播给胎宝宝。

4. 妇科生殖系统检查　妇科检查首先是指妇科常规检查,医生通过目测和触摸,检查外阴有无肿物、炎症、性病等皮肤改变,检查子宫的大小、形态和位置是否正常,卵巢的大小和形态是否正常,盆腔有触痛和压痛等。其次是阴道分泌物涂片检查。检查有无阴道畸形、阴道炎症,对白带进行显微镜检查,确定有无阴道滴虫感染和真菌感染,判定阴道清洁度。然后是宫颈检查。该检查可确定有无宫颈炎症、宫颈糜烂和赘生物等。为了预防宫颈癌的发生,应进行宫颈刮片检查,也就是防癌涂片检查,通过这种方法几乎90%都能查出。如果宫颈刮片不正常,还应在医生指导下做进一步检查。

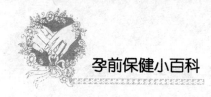

对备孕女性的普通阴道分泌物进行检查,可以通过白带常规筛查滴虫、真菌、支原体、衣原体感染,以及淋病、梅毒、艾滋病等性传播疾病。如备孕女性患有性传播疾病,最好先彻底治疗,然后再怀孕,否则会引起流产、早产等危险。

5. 内分泌检查 内分泌检查主要包括血清催乳激素、血清促甲状腺激素、血清促性腺激素、促卵泡激素、促黄体生成激素、血雌二醇、血黄体酮、睾酮、血浆胰岛素等。通过检查,可以对备孕女性月经不调等卵巢疾病进行诊断。例如,患卵巢肿瘤的女性,即使肿瘤为良性,怀孕后也常常会因为子宫的增大影响对肿瘤的观察而延误治疗,甚至导致流产、早产等危险。

6. 染色体检查 通过静脉血检查遗传性疾病。如果染色体异常,会导致畸形儿和流产的发生,故应及早检查。有遗传病家族史的育龄夫妇,以及反复流产的备孕女性必须做此项目。它可以早期诊断染色体疾病、单基因遗传病及多基因遗传病。

7. 超声(B超)检查 B超检查可以帮助了解备孕女性子宫及卵巢发育的情况,如宫颈管长度、输卵管有无异常,以确定有无子宫疾病,如子宫肌瘤、子宫腺肌病、子宫内膜异位症、卵巢肿瘤等。如果出现类似状况,备孕女性应该在孕前先彻底治疗。

(六)孕前为什么要检查孕激素

1. 孕激素的作用 孕激素的检查应在备孕期进行,这样可初步了解备孕女性的体内激素水平,评估怀孕成功的可靠性。孕激素是卵巢分泌的具有生物活性的主要激素,特别是在怀孕过程中,它扮演着非常重要的角色。孕激素的作用是在雌激素作用的基础上发挥的,主要有以下作用。

(1)使子宫内膜由增生期转化为分泌期。可以进一步使宫内膜增生,使其腺体、血管增生,腺体分泌,为受精卵在子宫壁的种植做好准备。妊娠开始后可促使子宫内膜继续增厚,形成蜕膜,充分供给孕卵以营养物质。

(2)降低子宫肌肉对子宫收缩素的敏感性,抑制子宫收缩,有利于胚胎及胎儿在子宫内生长发育。

(3)通过孕激素的反应,对下丘脑-垂体起到一种负反馈作用,在妊娠期间能抑制排卵,阻止再受孕。

(4)使子宫口闭合,宫颈黏液分泌减少、变稠,精子不易通过。

(5)抑制输卵管肌肉的收缩,延缓卵子向子宫方向移动。

(6)促进乳腺腺泡增生发育,为分娩后的哺乳做准备。可以说,如果孕激素出现问题,会比较难以受孕,即使怀孕,也会发生流产、早产。所以,女性孕前可以检测一下孕激素,了解自己的激素水平。

2. 检测孕激素水平 检测孕激素最直接的方法就是抽血检查,医生会通过检查血清来判断孕激素是不是正常。体内孕激素的释放是有周期性的,孕激素在黄体期是最高的,因为卵泡期的卵泡是不分泌孕激素的,只有排卵后的黄体才分泌黄体酮,因此在进行抽血检查时应该在排卵后进行。备孕女性还可以通过测量基础体温来判断孕激素水平,就是测量排卵后的基础体温。排卵后体温上升维持在 14 天左右,上升幅度应大于 0.5℃,否则应视为孕激素水平低下。

3. 孕激素低怎么办 孕激素低的时候,可以进行药物治疗,比较常用的是黄体酮注射液及绒毛膜促性腺激素等。不过,用药必须在医生指导下服用或注射,千万不能擅自用药,用药不当或超过一定量,会使子宫内膜变薄甚至萎缩,严重的会使肝、肾功能受损。除了使用药物补充孕激素不足外,在正常生活中也可通过饮食调养以达到辅助治疗的目的。日常生活中保持规律作息,以及和谐的性生活有利于平衡内分泌,刺激雌激素的分泌。同时,在饮食方面应该注意多选择那些植物性雌激素较为丰富的食品,如大豆、小麦、黑米、扁豆、葵花子、小茴香、洋葱等,不但易得而且安全,可适量多吃。

(七)女性孕前自查白带很重要吗

1. 白带是什么 白带是通俗名词,医学上称为阴道分泌物。正常白带无味、无刺激性,它不仅能保持阴道的湿润,还是女性保健的一道天然屏障。因为阴道脱落的上皮细胞含有糖,被阴道杆菌分解为乳酸,使阴道保持酸性环境,它使得多种致病菌,如大肠埃希菌、真菌等无法在阴道内生长繁殖,从而起到保护生殖道的作用。

2. 影响白带的因素 白带分泌的多少及形状、黏稠度等,通常与月经周期息息相关。青春期少女月经不规律,卵巢的功能尚未健全,白带稀少淡薄。性发育成熟的女性,在排卵期白带稀薄且清澈透明,如鸡蛋清样。排卵后2~3天,白带逐渐变得黏稠、浑浊,分泌量也大大减少。另外,白带的多少与性意识、性活动也密切相关,如热恋中的女子在与情侣亲昵时,引起体内雌激素水平的升高,使白带有所增多。蜜月期的女性因性生活频繁、情欲高,也会出现白带增多,但是要与病理性白带相鉴别。

3. 警惕病理性白带　正常的白带有周期性增多的现象,都是女性身体健康的生理显示,有些变化也不必担忧。但是,如果出现病理性带下,即阴道内分泌物异常增多,或色、质、味发生改变,或者伴有某些病理症状,就是疾病的表现,任其发展极有可能影响受孕,因此备孕女性应在准备怀孕时进行彻底治疗,尽量避免孕期用药而影响胎儿。豆腐渣样白带:呈豆腐渣样或凝胶状小碎块,同时外阴瘙痒难忍,常见于真菌性阴道炎。脓性白带:呈黄绿色或灰色泡沫状,有腥臭味,大多为细菌感染所致,常见于细菌性阴道病、慢性宫颈炎、子宫内膜炎和阴道异物等。血性白带:白带内含有血丝,血量多少不定,时间不定,或是同床后出血,对这类白带应警惕恶性肿瘤如宫颈癌的可能。此外,宫颈息肉时也有可能出现血性白带。黄色水样白带:多由于病变组织的坏死或变性所致,常见于子宫黏膜下肌瘤和宫颈癌等。泡沫样白带:多由于滴虫阴道炎引起,常伴有外阴和阴道瘙痒,若合并细菌感染,则呈黄脓样泡沫状。若想确诊,需到医院检查,通过实验室检查可明确诊断。

4. 病理性白带的防治与护理

(1)注意调理饮食:饮食不节可造成脾虚而致带下,如过食辛辣刺激性较强的食物,或饮烈性酒类,或过食生冷食物,损伤脾胃,均可引起白带增多。

(2)夫妇同治:有的带下病是因滴虫、真菌性阴道炎所致,丈夫的生殖器及尿道中存留的滴虫及真菌,可以通过性交而进入女性阴道,从而引起滴虫、真菌性带下病,故除夫

妇的内衣均需常洗换外,每次性交前,双方应先将生殖器用稀释的消毒液或煮沸的清水洗净后,方可行事。

(八)月经过少怎么办

月经过少是指月经周期正常,但每次行经的天数减少,短于2天,月经量少于20毫升,甚至有的不用卫生护垫,经血呈暗紫色或粉色。月经过少也是月经失调的一种表现,常见于雌激素分泌不足引起。对于备孕期女性而言,因为月经过少是子宫内膜薄,所以会影响怀孕,故一定要及时治疗。

1. 月经过少的原因　月经过少的常见原因有以下几种。

(1)下丘脑-垂体功能低下:多由于精神因素如紧张或是惊吓,遗传或环境,全身慢性疾病或长期服用避孕药等原因引起。

(2)卵巢发育不全:若卵巢发育不良,雌激素产量低,经血少,经期短。

(3)刮宫手术:尤其是多次人工流产刮宫术后,由于机械性损伤过重,导致子宫内膜基底层遭到破坏而不能修复再生或宫腔发生粘连,都可以发生月经过少,甚至闭经。

(4)结核:子宫内膜受结核菌破坏,使部分或全部子宫内膜形成瘢痕,而致月经过少甚至闭经。

上述原因均有可能使患者不能受孕,也有少数女性自初潮后月经量就少,但月经周期及排卵正常,则不影响受孕。

2. 月经过少的治疗　对下丘脑、垂体、卵巢功能低下者,备孕期女性可采用内分泌治疗;对结核引起的应以抗结核治疗为主,但形成瘢痕者较难治愈;因刮宫手术造成的,先给雌激素治疗修复内膜,对有粘连的也可放置宫内节育器,经治疗大部分可以恢复。

(九)月经过多怎么办

月经过多属于异常子宫出血的一种,周期常常短于 21 天,或行经时间超过 8 天,或每次行经出血量大于 80 毫升甚至更多,或伴有血块,往往需要用很多卫生巾。以上情况有一种或同时出现,就属于异常的子宫出血。伴随着月经频发,出血过多,还会出现一系列的症状,如头晕、乏力、心悸、失眠等。出血过多会导致贫血,严重时还可发生出血性休克而危及生命。

1. 月经过多的原因 首先要找一找有无引起出血过多的全身性疾病,如再生障碍性贫血、血小板减少性紫癜、白血病等。如果有以上疾病存在,是由于凝血功能发生了问题而造成全身出血,月经过多仅仅是这些疾病的伴随症状,而生殖器官和内分泌功能并没有异常。还有一种情况就是生殖器官本身的问题,如子宫内膜的炎症,宫内节育器反应,应用性激素或避孕药不当。此外,就是子宫或卵巢的肿瘤等。

2. 月经过多的类型 功能失调引发的出血过多:如果经过认真全面的检查并没有查出导致出血的疾病,却长期出现不正常的子宫出血,应该考虑为功能失调性子宫出血,这是由于控制月经、内分泌功能的神经出现异常而引起的。备孕期女性在经过认真全面的检查后,未发现任何疾病的改变,应考虑是功能失调性子宫出血的可能。

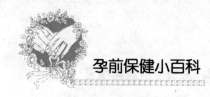

（1）无排卵性功能失调性子宫出血：如果卵巢没有排卵，也就不能按时分泌雌激素、孕激素两种激素，那么子宫内膜只受雌激素的刺激，内膜不断增生，而缺少孕激素与之对抗，内膜增生时没有致密坚固的支架作支撑，组织非常脆弱，血管增长过多，很容易发生部分内膜自发性破溃出血。雌激素的功能就是支持子宫内膜的生长，出血后在雌激素的作用下内膜仍在自行修复，一处未补好而另一处又出现自溃出血现象。待雌激素撤退时，整个子宫内膜又开始脱落，真正的月经又来了。如果此时孕激素不能足量的分泌，使子宫内膜不易自行修复，也不能同步脱落，只能是反反复复出血。子宫内长期存在的大量破碎的内膜激活了血管内纤溶酶，它使修复血管破口处的血小板也同时被溶解，这就使受损部位不易形成血凝块，血管无法被堵住，进一步加重了出血。表现为阴道出血没有一定的周期，行经时间长短不一，有时淋漓不尽，有时大量出血。这种情况在医学上称为"无排卵性功能失调性子宫出血"。

（2）黄体功能不足引发的月经频发：正常情况下，卵巢排卵后，卵泡退变成白体而后转变为黄体，由黄体分泌孕激素，刺激子宫内膜使增生期变为分泌期，当雌激素、孕激素一起减少时，子宫内膜脱落来正常月经；由于内分泌功能紊乱，导致排卵后孕激素分泌减少，子宫内膜缺乏足够的性激素而停止增生，于是提前脱落出血，这就形成经血过早排出，但出血量不是很多的现象。这种月经周期缩短的表现，为月经频发，这种情况称为黄体功能不足引起排卵性月经失调。治疗时以促进黄体功能为主，多采用孕激素治疗，经过几个月的周期治疗会彻底治愈的。

3. 月经过多的治疗　治疗月经过多应注意病因的治疗,对于患有全身性疾病的患者,在治疗原发病期间,应增加营养,多休息。对于患有生殖器疾病的女性,要积极治疗妇科疾病,同时要注意外生殖器的清洁卫生,月经期绝对不能性交,避免感染。对于神经内分泌功能失调性子宫出血的女性,要注意精神、情绪方面的调节,因为月经过多不一定是单一的妇科疾病,它与神经系统关系非常密切,精神紧张,情绪变化,常可引发月经不正常,而药物的作用常常不能从根本上解决问题。因此在治疗月经病时,必须保持精神愉快,避免精神刺激和情绪波动,必要时要有心理医生的治疗。

(十)孕前泌尿系统检查重要吗

1. 孕前尿常规检查的意义　孕前尿检非常重要,一张检验单就可以对泌尿道感染、急慢性肾炎、结石、胆管阻塞、糖尿病、肾病变症候群等疾病有预报性作用。

(1)尿量、尿色:正常人的尿量为每天 1 500～2 000 毫升,尿量受天气的湿度、温度及液体入量的影响。它可衡量一个人的肾脏功能情况,肾衰竭的病人可以少尿甚至无尿,表示病情很严重了。正常人的尿呈淡黄色,异常的尿色可因药物、食物、色素等因素不同而改变。正常尿液的色泽主要由胆红素所致,如果肝脏疾病或是胆管堵塞,尿的颜色就会呈深黄色。另外,每日的排尿量大体是恒定的,所以正常尿色的深浅随尿量而改变。

(2)透明度:正常新鲜的尿液,除女性的尿可稍浑浊外,大多数都是清晰透明的,如放置时间过久就会出现轻度的

浑浊,这是因为尿液的酸碱度随着时间的变化,尿内的黏液蛋白、核蛋白等逐渐析出而导致的。如果饮水少或是大量出汗使尿液减少,此时的尿有可能出现沉淀,甚至结晶,这样的结晶是体内的草酸盐结晶,也是正常的,但是容易患泌尿系结石。

(3)酸碱度:正常尿的酸碱度为弱酸性,也可能显示中性或弱碱性,尿的酸碱度在很大程度上取决于疾病类型、服用的药物及饮食的种类。

(4)尿细胞:在尿的检验单中具有临床意义的细胞是红细胞、白细胞及颗粒管型。正常人的尿中有微量的红细胞,如果尿中出现过多的红细胞,就可能是肾脏出血、尿路出血、肾炎等原因所致。如果女性在月经期做尿检,也可出现较多的红细胞,所以要区别开来。剧烈运动及血液循环障碍等情况,也会导致肾小球通透性增加,而在尿中出现蛋白质和红细胞。正常的尿中还会有少数的白细胞存在,当尿中含有大量的白细胞时,表示泌尿道有化脓性病变,如膀胱炎、尿道炎、肾盂肾炎等。

(5)管型:正常的尿液中仅含有微量的白蛋白,没有管型,或偶见少数透明管型。若尿中出现1个管型,可以反映至少1个肾单位的情况,是肾脏疾病的一个信号,对诊断具有重要意义。

(6)蛋白质:正常人每日排出的蛋白质量为40～80毫克,最多为100～300毫克,常规定性检测为阴性。当出现肾盂肾炎、肾小球肾炎、急性肾衰竭、高血压肾病、糖尿病肾病、子痫前期、狼疮性肾炎等,都会发现病理性蛋白尿。

(7)尿比重:成人尿液的比重为1.003～1.030,新生儿的尿比重偏低,为1.002~1.004。尿比重受年龄、出汗和饮水量的影响,尿比重的高低主要取决于肾脏的浓缩功能,故测定尿比重可作为肾功能试验之一。

2. 孕前肾功能检查的意义　肾功能的检查用于急慢性肾炎、肾病、尿毒症、肾衰竭等疾病的检查。人体肾脏有很强大的储备能力,在疾病早期往往没有或极少出现征兆,诊断很大程度依赖于实验室检查。肾功能指标常见以下几种。

(1)血尿素氮:如果指标升高,说明患有急慢性肾炎、重症肾盂肾炎、各种原因所致的急慢性肾功能障碍,以及心衰、烧伤、休克、失水、大量内出血、肾上腺皮质功能减退症、前列腺肥大、慢性尿路梗阻等疾病。

(2)血肌酐:指标升高,说明患有肾衰竭、尿毒症、心衰竭、巨人症、肢端肥大症等疾病。如果指标偏低,说明出现进行性肌萎缩、白血病、贫血等疾病。

(3)血尿酸:如果指标升高,说明患有痛风、多发性骨髓瘤、急慢性白血病、恶性贫血、肾衰竭、肝衰竭、红细胞增多症、妊娠反应、剧烈活动,以及高脂肪餐后等疾病。

(4)尿肌酐:如果指标升高,说明出现饥饿、急慢性消耗性疾病、剧烈运动后等情况,如果降低,则说明出现肾衰竭、肌萎缩、贫血、白血病等。

(5)尿蛋白:生理性增加的意义是运动性蛋白尿、体位性蛋白尿、发热、情绪激动、过冷过热的气候等。

(十一)孕前各项检验指标代表什么

1. 血常规检查　包括血红蛋白、红细胞、白细胞、血小板检查,能了解女性的病毒感染、白血病、急性感染、组织坏死、败血症、营养不良、贫血、ABO溶血等情况。

2. 血糖检查 能了解血液中葡萄糖的含量,是否患有糖尿病等。

3. 丙氨酸氨基转移酶 检查肝脏损害最灵敏的指标。

4. 总胆红素 肝细胞损害的检测指标。

5. 直接胆红素 肝细胞损害的检测指标,有助于区分各型黄疸。

6. 转肽酶 肝细胞损害的检测指标。

7. 乙肝表面抗原 检测是否感染乙肝病毒。

8. 总胆固醇 其血清中含量过高,易引起脂肪肝、动脉硬化、脑卒中、胆结石等。

9. 三酰甘油 来自酯类及米、面等,数值偏高易患动脉硬化、脂肪肝等。

10. 高密度脂蛋白 对血管有保护作用,血中含量低易患心脑血管病。

11. 低密度脂蛋白 是检测动脉硬化的重要指标,越高越不好。

12. 尿素氮 当肾功能损害、体内代谢产物堆积时,此值升高。

13. 肌酐 检测肾脏的排泄功能。

14. 尿酸 有痛风、肾功能下降、代谢综合征、肾结石等,尿酸会偏高。

15. 血沉 提示各种炎症或风湿,甚至恶性肿瘤等疾病。

16. 血钙 血清中钙的测定,数值低提示骨质疏松等。

17. 血流变学检查 40 岁以上病人查血流变学,有助于预测血栓形成性疾病,如脑卒中。

18. 甲胎蛋白 临床上诊断肝癌的重要指标。

19. 癌胚抗原 这项指标偏高,提示肿瘤可能性。

(十二)孕前为什么要查"优生五项"

所谓"优生五项"即医生们常说的 TORCH 筛查。TORCH 是几种致畸病原体的首个英文字母的缩写:T 即弓形虫;O 即 others,比如乙型肝炎病毒、HIV 病毒、梅毒螺旋体等;R 即风疹病毒;C 即巨细胞病毒;H 即单纯疱疹病毒。这几种病原体已经被明确地认定对人类胚胎有害,处于其中某种病原体感染状态下的怀孕会造成严重胚胎畸形。目前是可以通过血清免疫学方法了解被检者体内是否已经具备抵抗这些病原体的特异性抗体。

1. "T"为弓形虫的危害 弓形虫感染是一种人畜共患疾病,猫与其他动物是传染源。后天感染轻型者常无症状,但血清中可查到抗体;重型者可引起各种症状,如高热、肌肉或关节疼痛、淋巴结肿大等;通过胎盘宫内感染者可引起死胎、早产,出生后可表现一系列中枢神经系统症状,以及眼、内脏的先天损害。

感染弓形虫后大部分无明显临床症状,部分可出现不典型感冒症状,如发热、乏力、肌肉酸痛、短时腹泻,也可出现淋巴结肿大、单核细胞增多,甚至黄疸。弓形虫可经母体胎盘传播给胎儿,导致流产、死胎或畸形。即使存活也会有 1% 的婴儿、儿童或成年后发生心肌炎、脉络膜视网膜炎、脑炎和脑软化等。弓形虫病通过受感染准妈妈的临床症状、

血清学检测等实验室检查可以明确诊断。被感染的准妈妈在产前应积极治疗,尽可能避免与猫、狗等动物密切接触,不进食生肉或其他未煮熟食品,从而保护胎儿免受损害。

2."O"为其他病原体 它一般包括先天性梅毒、乙肝病毒。随着研究的进步,还会增加其他种类的病毒。人体一旦感染该病毒便可以获得终身的免疫力。孕前检查微小病毒抗体可以了解身体抵抗微小病毒感染的能力。怀孕期微小病毒感染可导致子宫内感染。微小病毒由于分子结构很小,可以自由地通过胎盘屏障进入羊膜腔,从而造成胎儿的先天性感染。一旦感染后可导致:①自然流产。微小病毒与巨细胞病毒协同感染可以导致反复自然流产。②胎儿畸形。微小病毒与心肌细胞结合,早孕期的感染引起胎儿的先天性心脏病或急性心肌炎。③胎儿贫血。病毒侵犯胎儿造血组织,导致原红细胞大量被破坏,从而抑制红细胞的生成,导致胎儿贫血。④胎死宫内。怀孕期微小病毒感染可造成胎儿死亡率达6%~14%。

孕前检查可及时发现微小病毒感染,选择躲避感染期怀孕,同时应用抗病毒药物进行治疗,直到体内产生抗病毒抗体后再怀孕。

3."R"为风疹病毒对胎儿的影响 孕妇感染风疹多在怀孕1~6周时,除可致流产、死胎外,所生婴儿还可发生先天性风疹综合征。妊娠女性是风疹的易感人群,发病率为正常人群的5倍。感染风疹病毒的准妈妈会出现咽痛、低热、咳嗽、流涕、头痛和关节痛,以及淋巴结肿大、急性宫颈炎、皮肤红色斑疹等表现。由于最初发病类似感冒症状,所以易被忽视。准妈妈感染风疹后可通过胎盘或生殖道将病毒传播给胎儿，而且感染的时间越早，胎儿畸形发生率越高、畸形越严重。更为严重的是，风疹病毒能引起多发性胎儿畸形，即先天性风疹综合征，畸形几乎涉及各个器官和系统。由于风疹病毒对胎儿健康的严重影响，凡在怀孕早期确诊为风疹感染者，原则上必须终止怀孕；如果怀孕中、晚期发现被感染，经检查排除了胎儿畸形，是可以继续怀孕的，但必须配合医生密切监测胎儿在宫内生长发育情况，胎儿出生后也要密切追踪。

4.“C”为巨细胞病毒对怀孕的影响　巨细胞病毒的感染很普遍，成人中的大多数人都已感染过巨细胞病毒。在我国女性巨细胞病毒感染率达 $72\%\sim98\%$。巨细胞病毒IgM 抗体阳性提示病人近期有巨细胞病毒感染，并长期存在于体内。巨细胞病毒的感染常常以普通感冒的形式出现，与风疹病毒的感染一样容易被忽视。人感染巨细胞病毒多为潜伏性感染，巨细胞病毒进入人体后可以长期潜伏，并与相应的抗体抗衡，打持久战。当人体健康状态良好时，病毒活动受到抑制而处于静止状态，不排毒；当人体健康状态不好而抵抗力下降，病毒就会繁殖，向体内排毒，此时可以从身体的血液、唾液、乳汁、精液和宫颈分泌物中检测出病毒。如果第一次被巨细胞病毒感染正处于怀孕期，病毒就会对准妈妈和胎儿造成严重伤害。怀孕期感染巨细胞病毒可经过胎盘感染胎儿，怀孕早期的感染可造成胎儿先天失明、先天耳聋、小头、智力障碍、先天性心脏病等。怀孕晚期的感染可导致新生儿肺炎，以致胎儿死亡。尽管大多数女性怀孕前已经感染过巨细胞病毒，体内已经有了抵抗能力，但当身体的抵抗力下降时，巨细胞病毒会有二次感染或

复发性感染,当处于感染期时身体是不能保护胎儿的,同样会造成胎儿损伤,但损伤的程度可能较轻。怀孕前了解母体抗巨细胞病毒的抗体水平是很好地预防胎儿感染的方法。

5."H"为单纯疱疹病毒对妊娠的影响 生活中我们时常看到有的人嘴边经常出些小疱疹,特别是在冬、春季节,还有人的小疱疹专门长在外生殖器的皮肤上,这些部位都是单纯疱疹病毒感染的好发部位。单纯疱疹病毒感染人体后,病毒就潜伏在皮肤黏膜表面,当身体因劳累、着凉、月经期、创伤等而出现抵抗力下降时,病毒就繁殖排毒,于是疱疹发作。有时还会出现全身发热,血液免疫检测时单纯疱疹病毒抗体多呈阳性反应。主要引起疱疹性口腔炎、湿疹性疱疹、疱疹性角膜结膜炎、新生儿疱疹、疱疹性外阴阴道炎等。生殖器官以外的感染多由单纯疱疹病毒-Ⅰ型引起,而生殖器官的感染多由单纯疱疹病毒-Ⅱ型引起。本试验不能区分单纯疱疹病毒-Ⅰ型或单纯疱疹病毒-Ⅱ型。IgM抗体阳性提示近期有单纯疱疹病毒感染。女性第一次感染单纯疱疹病毒如恰好在怀孕期,因为体内没有抵抗单纯疱疹病毒的抗体,很容易感染胎儿并造成胎儿严重畸形,如颅内钙化、小头畸形、智力发育迟缓、小眼等。临出生前如果感染单纯疱疹病毒,可引起胎儿严重感染,甚至引起死产。如果既往有单纯疱疹病毒感染史,怀孕期再次感染则对胎儿的影响不大,因准妈妈体内已经产生了抗病毒的抗体,对胎儿已具有了一定的保护能力。

那么,怎么做才能保护好胎儿,做到万无一失呢?最实用、最简单的预防方法是在怀孕前进行单纯疱疹病毒抗体的检测,了解自身抗体形成的状况,不打无把握之仗。如抗体检测呈阴性,则需要加强预防,增加营养,做相关提高身体素质的准备。如正处于感染期,则暂缓怀孕,必要时服抗病毒药物,待血液中出现抗体后再怀孕。

(十三)男性生殖道是否会感染

1. 男性生殖道感染的症状　男性生殖道感染包括附睾炎、精囊炎及前列腺炎等。有的男性因为各种原因出现生殖道感染,致使附近组织炎性增生,造成输精管管壁增厚,管腔纤维化狭窄,使精子不能排出,而炎症反应又使精子活力降低,或丧失精浆成分,进一步影响精子的质量。附睾炎多见于中青年,可分为急性和慢性两种,急性附睾炎起病急,附睾突然肿大,压痛明显,伴有畏寒发热、头痛、恶心呕吐;慢性附睾炎多为急性附睾炎后遗,或起病时就为慢性感染。精囊炎主要表现为做爱射精后有明显的下腹会阴部肿胀同时伴有血精或者脓精,直肠指检精囊有压痛及肿大,大多数为结核性,往往伴有附睾结核及结核性前列腺炎,精液内果糖浓度或前列腺素减低,白细胞数增多。长期慢性前列腺病变也会使精液正常成分及理化性质发生改变,影响精子活力及存活,使生育能力下降,主要表现有下腹、会阴部不适或酸胀痛,尿频尿痛、尿道灼热或排尿不尽感,排尿末尿道常有黏性分泌物,直肠指检可发现前列腺有体积、质地的改变,并有压痛,检查前列腺液可帮助诊断。

2. 男性生殖道感染的治疗　在进行消除感染的治疗时,以无损伤性治疗为主,尽可能不用有损伤的疗法,如输精管内注射药物,尿道内药物灌注等,除非患者有较明显的

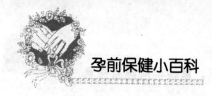

症状,而药物口服无效时才考虑应用。因为这些方法虽能消除感染,但却有可能引起局部精道的炎性改变而不利于生育。急性细菌性前列腺炎的治疗,一般在尿液或尿道分泌物细菌培养结果出来之前,先应用广谱抗生素,通常用氨苄西林的同时选用氨基糖苷类抗生素,如卡那霉素。以后可根据细菌培养和药敏试验选用抗生素。中药治疗可用黄芪、怀山药、山茱萸、黄柏、牛膝、黄精、金樱子、补骨脂、覆盆子、生牡蛎等,遵医嘱煎服。对患者除进行以上治疗外,还要告诫患者禁酒,禁用刺激性食物,保持大便通畅,合理安排性生活。前列腺按摩也是一种治疗前列腺炎的简便有效的方法。

(十四)孕前为何要做口腔检查

1. 孕前要治疗牙龈炎和牙周炎 怀孕后女性体内的雌性激素,尤其是孕激素水平会明显上升,使牙龈血管增生、血管的通透性增强。如果口腔卫生欠佳,容易诱发牙龈炎,称之为"怀孕性牙龈炎"。研究证实,怀孕前曾患牙龈炎的女性,其怀孕后患怀孕性牙龈炎的概率和严重程度均高于孕前没有患牙龈炎的女性。在孕前就患有牙龈炎或牙周炎的女性,其怀孕后炎症会更加严重,牙龈会出现增生、肿胀,出血显著,个别牙龈还会增生至肿瘤状,称为"怀孕性龈瘤",极易出血,严重时还会妨碍进食。有些患者由于牙周袋中细菌毒性增加,对牙周骨组织的破坏也会加重,往往引起多颗牙齿的松动脱落。所以,备孕女性要提前治疗牙周病。

2. 孕前要治愈蛀牙 蛀牙医学上称龋齿。孕期由于生理功能的改变和饮食习惯的变化,以及对口腔护理的疏忽,常常会加重蛀牙病情的发展。如果蛀牙病情持续严重,可能会引发牙髓炎或根尖炎等更为严重的口腔疾病。一旦暴发急性牙髓炎或根尖炎,不但会给准妈妈带来难以忍受的痛苦,而且如果治疗时服药不慎,也会给胎儿造成不利影响。另外,有调查证明,若怀孕时妈妈患有蛀牙,生出的婴儿患蛀牙的可能性也远远大于怀孕时没有蛀牙妈妈所生的婴儿,因为妈妈口腔中导致蛀牙的细菌是婴儿蛀牙的最早传播者。所以,怀孕以前要治愈蛀牙。

3. 孕前要拔掉智齿 智齿是指口腔中的最后一颗磨牙。由于受颌骨和其他牙齿的阻碍,不能完全萌出,造成部分牙体被牙龈所覆盖,以下颌第三磨牙最为常见。阻生智齿的牙体与牙龈之间存在较深的间隙,容易积留食物残渣,导致细菌滋生、繁殖而直接引起各种急、慢性炎症,即通常说的"智齿冠周炎"。由于智齿多在18岁以后萌出,且智齿冠周炎又最容易发生在20～35岁,而这个年龄段恰好是育龄女性选择怀孕的时间,所以要想防止这种病的发生,可以在孕前将阻生智齿拔除,以免孕期感染要使用抗生素治疗。

(十五)孕前怎样进行乳房自我检查和保健

1. 孕前自己进行乳房检查 备孕女性至少每个月做一次自检,发现乳房有异常肿块,及时到正规医院做乳房造影检查,以确认是否有病变发生。将每个月的固定一天作为乳房自检日,这样可以让自检更有规律,也更容易发现异常。采用3个姿势检视:站在镜前,双手下垂;抬起双手,手指交叉置于脑后并向前压;双手叉腰,双肩和双肘尽量往前

伸。在这 3 种姿势下,仔细观察乳房的形状、色泽、乳头分泌物、乳头凹陷程度等有无异常。以 3 种方式触检:垂直式,双手上下滑动全面检查乳房;辐射式,从乳头向四周辐射状全面检查乳房;环式,从乳房外缘环式向乳头方向移动手指,全面检查乳房,最后别忘了检查双腋下。

2. 孕前乳房保健措施　选择合适的胸罩,胸罩过松会使乳房组织松弛,影响乳腺发育,过紧又会压迫乳房,使血液循环不畅。因此,要选择有较宽肩带并且罩杯合适的胸罩。平时要做健胸美容。方法很简单,十指并拢,双手于鼻前对击,手和肘始终保持水平状态,手指要夹紧,同时嘴角呈微笑状,重复 10 次,此动作可使胸部脂肪组织和腺体得到锻炼,变得紧实。还要检查纠正凹陷乳头,凹陷的乳头会给哺乳造成不便,最好提前加以纠正,用温热的水清洗乳头之后,局部涂抹油脂,用手指轻轻按摩乳头及乳晕,并轻轻向外拉乳头,每天 1～2 次,可较好地纠正平坦或凹陷的乳头。

(十六)高龄妇女孕前体检应注意什么

1. 高龄受孕胎儿会有哪些风险　高龄孕妇是指年龄在35 岁以上妊娠的妇女。女性的生殖细胞一般在 35 岁以后就开始逐渐老化,并且很容易受到病毒感染、环境污染等影响,孕妇年龄越大,卵子越容易受影响,卵细胞质量也会随之下降,容易发生染色体分裂异常。一般来说,高龄孕妇的胎儿宫内生长受限和早产可能性比较大。不明原因的死胎也增多,先天性畸形率(如染色体异常的唐氏综合征患儿)等风险也相对增加。因此,高龄孕妇想要做到优生优育,应做一些必要的优生咨询,了解一些相关知识,做好各方面的准备。人类的生殖力会随着年龄的增长而逐渐降低,女性最佳生育年龄在 25～30 岁,35 岁之后再选择怀孕,身体的各项生理功能已经有不同程度的下降,会自然产生各种不良因素,高龄女性流产概率高,高龄女性胎儿致畸率也高。

2. 高龄孕妇自身的风险 高龄女性由于卵巢不间断排卵,使得卵巢不能休息,患有妇科或内科疾病较常见,如子宫肌瘤、卵巢囊肿、月经不调、原发性高血压等,对怀孕及胎儿的发育也有一定影响。高龄孕产妇的妊娠高血压综合征发病率约为年轻孕产妇的 5 倍。此外,孕妇年龄越大,发生糖尿病、心脏病及肾病并发症的概率就越高。因此,高龄准孕妈妈更要做好孕前保健,配合医生完成各项正规产检。

四、孕前警惕看不见的健康杀手

(一)为什么孕前不能住新装修的房子

1. 乔迁病　绝大多数人为了住得舒心舒适,在入住新居前要进行精心装修,等结婚时会搬进刚装修好的新居。人们常常发现一些人在搬进刚装修的新居后,尤其是计划怀孕的夫妻,很快就出现了不舒服的感觉,如头痛、头昏、失眠、关节疼痛、四肢乏力、哮喘、流泪、起风疹疙瘩,甚至出现心慌意乱、食欲缺乏、精神忧郁、记忆力减退等症状。这些病症很可能是由于乔迁新居而诱发的,因此孕前最好不要住进刚刚装修不久的房子。

2. 出现乔迁病的原因　因为建造新房和装饰新居所用的砖、石、水泥、钢筋、木材胶合板、塑料、油漆、涂料、瓷器、地板亮光剂和新家具中均含有一些对人体有害的物质,如氯乙烯、聚氯乙烯、甲醛、酚、铅、石棉等。在新建房屋或新装修的新居内,上述多种有害物质会同时存在,且这些物质间相互作用可使毒性作用增大;再者,由于新建房屋中湿度也较大,易使毒性物质和有害的粉尘微小颗粒滞留于室内,污染居室内空气;新房通常门窗紧闭,被污染的空气难以排放,于是空气中的那些无形杀手——挥发物的浓度会升高。这些物质有致癌性,并可干扰神经或引起生殖系统疾病,对准备要孩子的夫妻会造成毒害,对受孕、胎儿发育都有不良影响,所以最好孕前不要入住装修不久的新居。

3. 怎样防止乔迁病的发生 入住新房前应等待新房内干燥和打开窗户(包括各种柜门)通风1～2个月后或更长的时间再搬入,这样可使毒性挥发物质含量降到最低点。在给地板打蜡时,先在地板上喷些淘米水,这样会使地板的光泽持久,最好少用一些地板蜡。尽量购买真正的木制品家具,如果购买了人造板制作的衣柜,不要把内衣、睡衣等贴身的衣物放在里面,放在衣柜里的被子会吸附大量甲醛。

(二)孕前什么时候开始戒烟禁酒

1. 备孕前戒烟 烟草中含有焦油、氰化物、尼古丁及一氧化碳。夫妻要在孕前3～6个月戒烟。如果怀孕前夫妻双方或一方经常吸烟,烟草中的有害成分通过血液循环进入生殖系统,会直接或间接地发生毒性作用。丈夫吸烟,不仅影响自身健康,还严重影响精子的活力,致使畸形精子增多。男性每天吸烟30支以上者,畸形精子的比例超过20%,且吸烟时间越长,畸形精子越多。停止吸烟半年后,精子方可恢复正常。女性吸烟会干扰和破坏正常的卵巢功能,引起月经失调、卵巢早衰,影响卵子质量,导致不孕;烟草的有害物质会通过血液争夺血液中的有氧成分,并可以透过胎盘。吸烟的女性即使怀孕了,也会出现流产、早产和死胎。每日吸烟10支以上者,其子女先天性畸形率增加2.1%。常见的出生缺陷有唇腭裂、先天性心脏病,脊柱裂等,所以准备怀孕的夫妻双方,在计划怀孕的前3个月甚至6个月应戒烟。此外,计划怀孕的妇女要远离吸烟的环境,

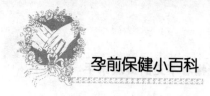

减少被动吸烟的伤害。

2. 备孕前禁酒　夫妻双方或一方经常饮酒、酗酒,将影响精子和卵子的发育,造成精子和卵子的畸形。受孕时形成异常受精卵,影响受精卵的顺利着床和胚胎发育,甚至导致流产。如果男性长期或大量饮酒,可造成机体慢性和急性酒精中毒,使精子数量减少,活力降低,畸形精子、死精子的比例升高,从而影响受孕和胚胎发育。受酒精损害的生殖细胞所形成的胎儿往往发育不正常,如肢体短小、体重轻、面貌丑、发育差、反应迟钝、智力低下。也就是我们常说的"星期日儿"。因此,准备怀孕的夫妻双方,在计划怀孕前的 6 个月应严格禁酒。

（三）备孕前为什么男性不宜将手机放在裤袋里

携带手机者经常喜欢将手机放在离身体很近的地方以方便使用,这将对人体健康构成威胁。手机不宜放裤袋里,这是专门研究生殖器问题的专家发出的呼吁,因为裤袋里的手机会影响精子的产生。长期使用手机对男性生育能力及精子的产生有不可低估的潜在影响。有报道称,手机放裤袋,可使男子精子减少三成。我们知道,将手机挂胸前会对心脏和内分泌系统产生一定影响,放枕头边会对大脑构成伤害;而常挂在腰间和放在裤袋内,则对男性精子的威胁最大。因为裤袋是睾丸的近邻,而睾丸组织对电离辐射十分敏感,足以造成睾丸生精功能一次性或永久性损伤。虽然手机的电离辐射量比较小,但是长时间携带手机,影响就不容小觑了,对精子这种微小且脆弱的生殖细胞所造成的

伤害也许是它无法承受的。美国曾对 231 名男性进行了 13
个月的研究,结果发现经常携带和使用手机的男性,手机释
放的辐射会使男性的精子数目减少 30%,极大减少了受孕
的概率。同时,手机的电磁波辐射还会改变细胞的遗传特
性,这不仅可以降低男性的生育能力,还可威胁到后代的
健康。

(四)女性的手机放在胸前是否影响受孕

　　大家都有过这样的体验,当在电脑或电视旁用手机接
打电话时,电视会出现杂音,电脑屏幕也会抖动不止,这其
实是手机在捣鬼。现在市场上手机款式越来越新颖,也越
来越轻巧时尚,很多时尚女性都会选择一款中意的手机配
上美丽的饰品挂在胸前,然而手机挂在胸前却对心脏和内
分泌有着直接影响,尤其对孕妇健康不利。心脏本身存在
生物电现象,而手机辐射也是一种电子传递,当手机贴近心
脏时,它们之间就有可能相互影响,尤其是对于那些戴心脏
起搏器的人,电磁辐射还会干扰起搏器的工作。虽然目前
还没有资料显示手机辐射对心脏到底有多大影响,但使用
者还是应多加注意。平时手机应远离心脏,尽量使用耳机
等免提装置接打电话,手机开启的瞬间要远离身体,并且一
定要买合格手机,不要买那些价格便宜的水货或不合格手
机,因为它们的辐射值往往超标。

(五)孕前不宜在室内养哪些植物

　　1. 有毒性的花卉　　好多花卉颜色虽然艳丽,但气味和
花粉对人体健康有害。若长时间接触,一次性大量吸入有

害成分,往往会引起中毒,轻则过敏,重则出现神经系统症状或休克。因此,准备怀孕的夫妻在居室不宜摆放不利于优生的花草及有毒的花卉,包括黄杜鹃、郁金香、一品红、夹竹桃、光棍树、五色梅、水仙花,八仙花,石蒜、含羞草、虎刺梅、万年青、霸王鞭、滴水观音等。

2. 不宜长期放在室内的花卉　松柏类花木,如翠蓝柏等;洋绣球花,如五色梅、天竺葵等;丁香类花卉,如玉丁香等;其他类,如郁金香、月季花、紫荆花、兰花、百合花等。这些植物长期在室内存放,其气味对人体健康均有不同程度的影响。

(六)饲养宠物和鸟对胎儿有什么影响

1. 长时间接触宠物的危害　年轻的女性大多喜欢宠物,宠物猫、狗等是弓形虫常见的携带体,其中又以猫最为突出。弓形虫是一种肉眼看不见的小原虫,比细菌大不了多少,这种原虫进入人和动物体内就会引起弓形虫病。即将孕育的女性如果感染此病又怀孕,就可能将弓形虫传染给胎儿,甚至导致怀孕3个月后流产、6个月致胎儿畸形或死胎等严重后果。因此,至少应在孕前3个月不再养猫、狗等宠物。准备怀孕时一旦接触了宠物,要马上洗手,以防感染宠物身上的病原体。养过宠物的夫妻应先去医院检查,如果感染了弓形虫应该痊愈后再考虑怀孕。

2. 鸟类对备孕女性的危害　家禽和鸟类都是衣原体的主要宿主,研究人员从鹦鹉、相思鸟、红雀、鸽子及海鸟体内分离出了衣原体。鸟主要是通过粪便向外排泄病原体,所以悬浮在尘埃中的感染性鸟粪微粒对行人和无意接触者来说是感染的来源。如果饲养的观赏鸟带有鹦鹉热衣原体，它所处的小环境中的空气里就有大量衣原体存在，当你玩赏鸟或清扫鸟粪时就会被感染，偶尔也有被鸟抓伤皮肤或与鸟亲吻后发病的，经过眼结膜或口腔黏膜也可感染此病，如感染鹦鹉热衣原体，1～2周就会发病。

感染鹦鹉热衣原体后只有少数人出现轻度流感样症状。大多数人发冷、高热（39℃～40℃），相对缓脉、头痛、乏力、食欲缺乏、全身肌肉痛和咽痛，并可有鼻出血、斑疹。1周左右会出现咳嗽、咳黏痰或血痰。检查时，肺部有湿啰音，胸片上有肺炎的 X 线表现，肺功能有损害，重者可出现昏迷、气急、发绀、黄疸、肝大等。发病后，若脱离养鸟环境，其症状可逐渐减轻，倘若继续接触鸟，症状会加重。病愈后，如再接触携带鹦鹉热衣原体的鸟，可再次发病。因此，养鸟者要警惕鹦鹉热，若出现鹦鹉热的典型症状，应及时到当地医院诊治，千万不要疏忽大意，这对保证健康受孕非常关键。

另外，鸽子的喙、爪子及粪便中携带新型隐球菌，白雀、金丝鸟也携带这种病菌。这种病菌可通过呼吸道、消化道、皮肤进入人体。隐球菌主要是危害人的肺部和神经系统，导致一种新型隐球菌脑膜炎，可表现为发热、头痛、呕吐等，乃至死亡。所以，为了下一代的健康，孕前、孕中请不要养鸟，也不要接近鸟类。

（七）备孕前用化妆品有危害吗

化妆品中指甲油的邻苯二甲酸酯含量最高，很多化学品的芳香成分也含有该物质。化妆品中的这种物质会通过女性的呼吸系统和皮肤进入体内,如果过多使用,会增加女性患乳腺癌的概率,还会危害她们未来生育的男婴的生殖系统。邻苯二甲酸酯在人体和动物体内发挥着类似雌激素的作用,可干扰内分泌,使男子精液量和精子数量减少,精子运动能力低,精子形态异常,严重的会导致睾丸癌,是造成男子生殖问题的罪魁祸首。金属铅有一定的增白效果,且容易被人体吸收,因此不少具有美白作用的化妆品还有一定的铅成分。化妆品中的铅能够通过胎盘进入胎儿体内,主要危害胎儿神经系统的发育,加上胎儿大脑比成人大脑对铅的毒性作用更敏感,因此铅对胎儿的损伤,在出生早期就能表现出来。

指甲油及其他化妆品往往含有一种名叫酞酸酯的物质,这种酞酸酯如果长期被人体吸收,不但对健康十分有害,而且最容易引起孕妇流产及生出畸形儿。所以,孕妇和哺乳期的妇女都应避免使用标有酞酸酯字样的化妆品,以防引起流产或婴儿畸形。这种有害物质还会危害婴儿腰部以下的器官,引起生殖器畸形。如果母亲哺乳期间使用含有这种物质的化妆品,孩子长大后可能患不孕症和阳痿,这是酞酸酯这种物质阻碍雄激素发挥作用造成的恶果。所以,那些爱美的女性备孕和怀孕期间尽量不要涂指甲油,以免犯"美丽"的错误。

（八）孕前为什么不能染发烫发

染发剂中含有大量的苯二胺物质,该物质能影响人体的造血功能,使人出现再生障碍性贫血和其他血液病。染发可使女性朋友更加漂亮,但同时也给身体带来很多危害,因此备孕女性一定不要烫发、染发，以免造成难以弥补的遗憾。给美丽的头发保养是每位女性都做过的，但劣质油膏会引发人体过敏。油膏是把富含各种营养成分的天然植物油脂精炼成膏状物，对头发进行养护的产品。高级油膏确实有修复因各种外力而损伤的头发的功能，使头发湿润光泽、富有弹性。但是，市场上出售的、美发厅使用的油膏并非全是高级营养产品，其中充斥着大量假冒伪劣、以次充好之物。用后经常会出现头皮屑增多，皮肤奇痒，出现红斑、水疱，甚至眼和脸部都有不同程度的红肿。发胶中一般都会有甲醇，它对人的咽喉、眼和皮肤都有害。另外，发胶中还含有一种有毒物质——二氯甲烷，女性朋友若长期使用含有这种物质的发胶，极易引发癌症。冷烫精的主要成分是硫基乙酸，该物质可导致女性的月经周期紊乱，造成不孕或是怀孕后导致胎儿的智力低下，故慎用。

（九）孕前穿着内裤有何要求

1. 内裤的选择　女性的阴道有两道天然屏障：外有大小阴唇半闭"门户"，内有使阴道呈酸性环境的分泌物，可防止病菌侵袭。这两道天然屏障能使阴道保持清洁。除此之外，还有一道人工屏障，就是内裤。根据女性特殊的生理特点，专家建议备孕期女性在选择内裤时，应注意以下"三不宜"。

（1）不宜穿太紧的内裤：女性的阴道口、尿道口、肛门靠得很近，内裤穿得太紧，易与外阴、肛门、尿道口产生频繁的摩擦，使这一区域的病菌进入阴道和尿道，引起泌尿系统和生殖系统的感染。另外，太紧的内裤和会阴部的摩擦使局部出现物理性皮肤损伤，增加感染机会。

（2）不宜穿深色内裤：因为患阴道炎、生殖系统肿瘤的女性白带会变得浑浊，甚至带红、黄色，这些都是疾病的信号。如果早期能发现这些现象而及时治疗，就能收到较好的疗效。如果穿深色的或图案太花的内裤，病变的白带不能被及时发现，可能会延误病情。

（3）不宜穿化纤的内裤：因为化纤内裤通透性和稀释性均较差，不利于会阴部的组织代谢。加之白带和会阴部腺体的分泌物不易挥发，捂得外阴整天湿漉漉的。这种温暖而潮湿的环境非常有利于细菌的生长繁殖，从而引起外阴部或阴道炎症。

总之，备孕期女性在选择内裤时宜选择白色或浅色、宽松的纯棉织内裤。

2. 内裤的洗涤要求 内裤的选用和穿着很重要，洗涤同样也非常重要。备孕期女性内裤要天天换洗，及时洗，不要让换下的内裤过夜，否则容易滋生细菌。内裤必须用手洗，这样才能洗得干净、彻底。洗液必须是肥皂水，盆要专用，洗净的内裤不要直接暴晒，应先在阴凉处吹干，再置于阳光下消毒。特别是反复感染滴虫、真菌性阴道炎的女性，更要注意内裤的消毒。

（十）备孕女性穿衣有什么要求

1. 穿衣松紧对备孕的影响 女性喜欢穿紧身衣裤，以体现曲线美，在此提醒大家，穿紧身衣可显示体型美，但不符合生理卫生的规律。紧身衣服都有不同程度地压迫肌肉、血管，不利气血运行、妨碍呼吸、运动等弊病，特别是夏、秋季时出汗较多，裤子太紧不利于体内排出的汗气散发，却有利于病菌的繁殖。如果总穿紧身裤，就会产生湿疹、皮疹、阴道炎等疾病，治疗起来相当麻烦，所以从健康观点来看，备孕期女性穿着以宽松为宜，牛仔裤、裤袜等不要穿太久，上街的时候穿上，回到家里则应该脱下，换上宽松一些的衣服，以缓解紧身衣服造成的肌肤疲劳。

2. 出汗时脱衣穿衣细节　无论是在炎炎夏天还是工作的环境使你汗湿了衣服，应该在脱离环境后马上换掉，因为此时的衣服已失去了防风的作用，张开的汗毛孔最易受风寒侵袭及关节受寒，汗湿的衣服还是细菌的滋生温床。所以，大汗后最好是换上干净的衣服，如果能在换之前用温水冲个澡就更好了。注意不能马上吹冷风，更不能把空调温度调得太低；否则，周围血管急剧收缩，很容易引起发热及感冒。

3. 衣服质量的选择要有利于妊娠　一般来说，丝绸衣服对皮肤最佳，棉质衣服既吸汗透气又便宜，纱制衣服飘逸又舒适，都是女性衣料的上好选择。目前，衣服的质料大多是化纤产品，备孕期女性要格外注意，因为有的女性的皮肤不适用于化纤品，易有过敏反应，最好能更换棉织品，特别是内衣内裤，应以棉织品为宜。购买衣服时应尽量选择甲醛释放量较低的品牌。购买时靠嗅觉来判断甲醛的浓度，若感觉眼、鼻、咽喉部有烧灼感，这样的衣服大多甲醛含量超标，不能购买。买回新衣服后不要迫不及待地穿上。因衣服上多余的染料和其他有毒成分可能引发皮肤过敏，出现红斑、发痒等症状，重者可出现咳嗽，继而引发气管炎等病症。所以，新买的衣服要先用清水冲洗过后再穿，这样不但可以降低易溶于水的甲醛含量，而且还可以去除染料中

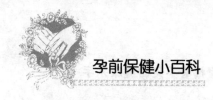

其他化学物质对人体健康的危害。

4. 内衣的穿着要点　备孕期女性的内衣不要太紧,特别是要预防"胸罩综合征"。有些女性长期使用偏小的、过紧的胸罩,乳房被过度束缚,不仅形状发生改变,严重的可能发生病变。有些女性穿上不合适的内衣还会感觉肩部不适,出现胸闷、头晕、恶心的症状,这是因为过紧的胸罩限制了呼吸肌的运动,致使换气不足;也可压迫颈部肌肉、血管、神经而诱发颈椎病,产生上肢麻木、颈部酸痛等症状。建议备孕期女性要选择大小适中的胸罩,睡觉时取掉,让机体处于放松状态,防止病症的发生。

5. 备孕期女性慎穿瘦身内衣　衣服对人的重要性不仅仅在于穿得暖和漂亮,还在于怎样穿才健康。专家说塑身内衣不能减肥。体内的脂肪不会因为挤压而消失,一旦压力解除,身体立刻会恢复原样。长时间穿瘦身内衣会使身体活动受限、肌肉紧绷,在一定程度上妨碍了腹部血液流动和内脏供氧,导致子宫、卵巢受到损伤,还易引起月经不规律、胃肠功能降低、易疲劳等症状。瘦身内衣将腹部紧紧包裹,腹腔内的肾、脾、肝、胃、肠等器官受到压迫,使内脏及其神经系统长期处于紧张状态,导致胃肠功能降低、消化系统功能减弱,从而造成便秘,这些都不利于孕育。

(十一)孕前为什么禁饮可乐和咖啡

专家曾对新旧不同配方的可口可乐饮料进行了实验。将成活的精子放入一定量的可乐饮料中,1分钟后测定精子的成活率,结果表明,新型配方的可乐饮料能杀死58%的精子,旧配方的可乐型饮料可杀死全部精子。饮用可乐虽然经过胃肠道吸收,但肯定会有杀精的作用。所以,育龄男性饮用可乐型饮料,仍然会伤害精子,影响生育能力。若受损伤的精子与卵子结合,就可能导致胎儿畸形或先天不足。专家们对育龄女性饮用可乐型饮料也提出了忠告,奉劝她们少饮或不饮为佳,因为多数可乐型饮料都含有咖啡因,很容易通过胎盘的吸收进入胎儿体内,可危及胎儿的大脑、心脏等重要器官,会使胎儿畸形或患先天性痴呆。另外,可可、茶叶、巧克力等食品中均含有咖啡因,对孕育非常不利,最好不饮为佳。

咖啡对受孕有直接影响:每天喝一杯以上咖啡的育龄女性怀孕的可能性只是不喝咖啡者的一半,准备怀孕的女性最好不要过多地摄入咖啡。咖啡因作为一种能够影响女性生理变化的物质,可以在一定程度上改变女性体内雌激素、孕激素的比例,从而间接抑制受精卵在子宫内的着床和发育,体内大量沉积的咖啡因还会降低卵子的质量,降低受孕的成功率。另外,喝过多的咖啡,还会降低机体对铁的吸收,而怀孕期间母体需要大量的铁营养素。

(十二)怎样避免家务劳动中的无形伤害

我国的国情是女性除在外工作,还要在家中承担做饭、打扫卫生等家务,做家务的过程中经常会接触有害物质,对人体形成一种无形伤害,但往往不被人重视。隐形的伤害会对受孕和怀孕后的胎儿不利,所以为了孩子,备孕女性必须格外小心,提防家庭中的无形杀手,以利于孕育健康的宝宝。

1. 煤气 要严防煤气的泄漏损伤,不管使用哪种天然

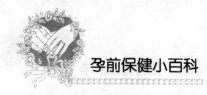

气,都存在泄露的可能。一旦发现室内有燃气泄漏,先关闭燃气总阀,打开窗户,再查泄露原因。最好安装燃气报警器,以利于及时发现燃气泄漏,处理过程中千万不要开关电灯,因为电器开关会产生火花,一旦接触就会发生爆炸,危及人身和财产的安全。

2. 烟雾 厨房中的油烟是家庭中的主要杀手,烟雾中有毒物质种类多、浓度高、毒性大,因而要安装抽油烟机和经常开窗通风,在厨房做饭时,开火前就要打开抽油烟机,待熄火后仍要开抽油烟机几分钟,将燃烧的剩余气体完全排出。当然,尽量减少厨房劳动时间,这是消除这种家庭污染简单有效的方法。

3. 餐具杀手 不要用碱性溶液洗不锈钢餐具,因为不锈钢里含有微量的有害金属,这些金属被溶解后,会被人体吸收,对家人的健康不利。不要用不达标的塑料制造的餐具,因为塑料中的污染成分不确定,所以备孕女性应尽量不要用塑料餐具。

4. 油漆杀手 现在种种时髦的家具为家庭增光添彩,而这些家具的油漆和其他有机物挥发的苯酚气体对人体有害,家具的装饰材料、人造纤维板,以及一些泡沫绝缘材料制成的物体还能散发出甲醛气体,引起呼吸道炎症,进而会出现一系列症状。如果孕早期吸收太多这样的含甲醛气体,胎儿出生后患血液病的机会增多,所以应勤开窗通风,降低室内有害气体的浓度,以减少家具对人体的危害。

(十三)看电视过度可引起哪些疾病

电视节目丰富了人们业余生活已成为我们生活的必需

品。晚饭过后，泡上一杯茶，打开电视或电脑看节目或玩游戏，是很惬意的事儿。只是人类也逐步认识到看电视不当可以引起多种疾病，医学上统称为电视病。备孕期夫妇双方都要尽量少看电视。

1. 电视眼　工作中长时间应用电脑，回家后长时间看电视，很容易导致眼疲劳，严重者可引起近视、夜盲症、青光眼，甚至造成视网膜萎缩，导致视力明显下降，甚至导致花眼的提前到来。

2. 电视颈　有的人由于看电视、电脑姿势不对，躺在床上斜着颈，或半靠床头、屈颈弯背或背靠沙发伸颈仰头等，久而久之，使颈部经常处于过伸或过屈的姿势上，易引起颈部软组织损伤，也就是肌肉劳损。颈椎长时间前屈位使原有的生理弯曲度改变，容易压迫神经而形成颈椎病。

3. 电视胃　有人边吃饭边看电视，或为了看电视少吃或是不吃，打乱了饮食规律，或是吃饭时狼吞虎咽等，这将减少胃液、胆汁和胰液的分泌，增加胃的负担，久而久之，则容易造成消化不良和胃病。

4. 电视心　有的女性情感倾向大，易于随电视节目的情节而过于兴奋、紧张或悲伤；男性在看球赛时，易情绪激动，引起心跳加快、血管收缩、诱发心脏血管疾病，生活中因看电视猝死的人并不罕见。

5. 电视肥胖症　有些女性整日看电视，缺少活动，边看电视边吃糖果、点心等零食，造成热能过剩而引起肥胖，过量的零食加上长时间坐卧，容易患向心性肥胖。

（十四）生活中影响精子质量的因素有哪些

1. 汽车尾气有毒　汽车尾气中含有大量有害物质,如苯、烷、二氧化硫、二氧化碳等。人体长时间接触这些物质会影响生殖健康。最严重的是,汽车尾气中的苯和烷是极强的环境内分泌干扰物质,可使男性的睾丸形态发生改变,精子数量减少,生精能力降低。

2. 药品对精子的影响大　药物会损害男性性腺功能。对男性生育能力的损害程度受药物的种类、剂量、疗程,患者的年龄等因素影响。一般使用药物的剂量越大、疗程越长、患者的年龄越小,对生育功能的损害越严重,恢复生育功能所需要的时间也越长。因此,未婚未育男性在选择药物时要小心谨慎。

3. 噪声对精子有影响　汽车的鸣笛及高分贝的噪声是城市的严重问题,城市噪声对健康的影响更为突出。噪声会使人体内分泌紊乱,导致精液和精子异常。长时间的噪声污染可以引起男性不育。对女性而言,则会导致流产和胎儿畸形。

4. 高温高热对精子的伤害　生活中,男性应尽量避免在高温环境中停留过长时间,并要少洗桑拿浴和热水澡。低温环境是精子的最佳保存空间,高温对精子来说是生存的残酷大考验,高温对睾丸会产生损害,但是究竟多高温度和在这种温度下暴露的时间多长,才会对睾丸产生影响,目前在学术界仍有争论。

5. 辐射对精子影响最大　小剂量的辐射会影响机体发

育,大剂量的辐射可引起睾丸组织结构的改变,增加精子的畸形率,降低精子数量及活动力。日常生活中,辐射源很多,如微波炉、电脑、电视机、空调、手机等,都会产生辐射。因此,男性平时应尽量减少与辐射源的接触,但也不必过度紧张,只要引起重视,减少不必要的接触,就会保障备孕男性的精子正常。

6. 微量元素对精子很重要 锌、硒、钙、镁是保障男性生育的重要元素。锌最为重要,直接参与精子的生成、成熟、激活和获能。缺锌会影响青春期男性生殖器官和第二性征发育,降低精子的活动能力,延长精液的液化时间并影响精子的密度,削弱机体的免疫功能,使男性容易患前列腺炎、附睾炎等感染性疾病。硒的缺乏会使体内过氧化物浓度增加,从而造成对男性生殖系统和睾丸的伤害。因此,男性平时应该多吃富含锌、硒的食品。含锌较高的食物有牛奶、玉米、黑米、黑豆等。钙、镁参与精子生成及排出,也是体内不可缺乏的物质。

7. 影响精子质量的微量元素

(1)铜:铜在人体内的含量与精子的活力呈负相关,也就是说,体内的铜越多,精子的活力就越差,运动速度就越慢。铜元素浓度的增高,不仅可直接影响精子的生理功能,还会通过干扰脑下部垂体内分泌腺的分泌功能,从根本上影响男性生育。

(2)铅:铅对男性生殖器的毒性作用,主要是使精子数目减少、精子畸形率增加和精子活力下降。研究表明,铅有对睾丸的直接毒性作用及通过间接阻断下丘脑-垂体-睾丸的调节功能,影响睾丸的生精功能,使精子数目减少及畸形

精子率增高。铅对附属性腺的毒性作用则可影响精液中的果糖代谢,使精液液化时间延长,从而影响精子的活力。铅还可抑制精液中琥珀酸脱氢酶的活性,使精子功能发生障碍,也使精子活力下降。

(3)镉:镉是一种重要的重金属污染物,它容易蓄积于睾丸组织并对其产生损害,早期主要损害睾丸血管,影响睾丸血供,使睾丸功能受损,晚期则危及睾丸实质,使睾丸细胞坏死。因此,镉的摄入量过多,不但可导致精子数目减少和精子活力下降,还会使雄激素水平下降,导致性功能障碍。

(十五)备孕前要改变哪些不良睡眠陋习

陋习1:戴胸罩入睡。在生活工作或是运动中,胸罩对乳房是起保护作用的,但戴胸罩入睡则会招致疾病,很容易诱发乳腺癌。曾有研究报道,每天戴胸罩超过17小时的女性朋友患乳腺癌的危险比不戴胸罩者高20倍以上。这是乳房长时间受压,淋巴回流受阻,清除乳房有害物质能力降低的结果。

陋习2:带手机入睡。有的女性晚上睡觉时为图方便将手机放在枕头旁。手机在开启和使用过程中会有大量不同波长和频率的电磁波释放出来,形成一种电子雾,影响人的神经系统等器官组织的生理功能。因此,睡觉时最好关机或把手机放在离人头的距离2米以外相对安全。

陋习3:戴饰物入睡。一些女性朋友在睡觉的时候为图方便,总是戴着饰物。其实,不摘卸饰物的习惯是很危险的。一些饰物是金属的,长期佩戴会磨损皮肤,不知不觉中会引起慢性吸收以致蓄积中毒(如铝中毒等)。一些有夜光作用的饰物会产生辐射,量虽微弱,但长时间的积累可导致不良后果。戴饰物睡觉会阻碍机体的循环,不利于新陈代谢,有的饰品可使局部皮肤过敏甚至老化。

陋习4:带妆入睡。睡觉时不卸妆,带着残妆睡觉,化妆品会堵塞皮肤毛孔,造成汗液分泌障碍,妨碍细胞呼吸。许多化妆品中含有大量的铅,长此以来,会诱发粉刺,损伤容颜,更有甚者因为吸收过量的铅会影响女性的生殖功能。所以,睡前卸妆洗脸很有必要,可及时清除残妆对脸部肌肤的刺激,让皮肤得到充分呼吸。

(十六)哪些工作对怀孕不利

1. 备孕期间要选择工种 当今越来越多的职业女性和男士一样同工同酬,部分女性工作环境中含有较高浓度的化学物质,会影响女性的生殖功能,当怀孕时则会影响胎儿的健康发育。因此,为提高人口素质,实现优生优育,有些职业岗位的妇女要考虑在受孕时暂时调换工作。但是,某些有害物质在体内残留期可长达1年以上,即使离开此岗位,也不宜马上受孕,否则易致胎儿畸形。在发现怀孕后,受精卵、着床胚泡及早期胚胎可能已遭受侵袭,当胚胎异常被发现时再采取庇护措施就为时已晚,严重的将要采取终止妊娠的措施。

2. 有些工种在备孕期间要调换 有些岗位的职业女性,应在孕前调换工种。经常接触二硫化碳、二甲苯、苯、汽油等有机物的妇女,怀孕后流产发生率会明显提高,其中二硫化碳、汽油还会导致妊娠高血压综合征的发生。经常接

触铅、镉、甲基汞等重金属,会增加妊娠妇女流产和死胎的危险性,其中甲基汞可导致胎儿中枢神经系统的先天性疾病,铅与婴儿智力低下有密切关系,从事氯乙烯加工和生产的女性所生婴儿先天痴呆率很高。所以,在这些环境中工作的备孕女性应该提前调换工作岗位。

3. 物理伤害不大的工种也要暂时调整 在室外或是物理环境下工作的女性应注意,工作环境温度过高,或震动甚剧、噪声过大,均可对胎儿的生长发育造成不良影响。因此,这些岗位的职业女性应暂时调离岗位,以保障母婴健康。电离辐射对胎儿来说是看不见的杀手,可严重损害胎儿健康,甚至会造成胎儿畸形、先天愚型和死胎。所以,接触工业生产中的放射性物质,从事电离辐射研究、电视机生产,以及医疗部门的放射线工作人员,孕前均应暂时调离工作岗位。

4. 备孕的某些医务人员什么时候调离 从事肿瘤科化疗药物配制的医务人员,如果是在备孕期,应该提前更换工作岗位,因为化疗药品对胚胎的影响是极其严重的。在放射科岗位上的备孕女性,也要更换工作环境,因为放射线对胎儿的致畸作用是致命性的。传染病流行期间,医务人员容易因密切接触患者而被感染,而风疹病毒、流感病毒、麻疹病毒、水痘病毒对胎儿的发育影响较为严重,可能导致各种各样的先天畸形。所以,医务人员在孕前3个月以内,如正值疾病流行,即使不能暂停工作,也要格外加强预防保健。

5. 密切接触农药的工作怎样安排 农业生产离不开农药,而许多农药已证实是可危及女性及胎儿健康,引起流产、早产、胎儿畸形、弱智等。在农村,夏季正是农作物杀虫期,备孕女性应远离农药区,特别是已经怀孕的准妈妈更应该避免与农药的接触。

(十七)备孕及孕期怎样避免电磁辐射

1. 家电电磁辐射危害 随着家用电器的普及,随之而来的就是电磁辐射充斥室内空间,直接影响女性的循环系统,以及免疫、生殖和代谢功能。由于它能破坏人体特别是妇女固有的生物电流及其磁场,进而引起体内的生态平衡失调,可使女性神经系统和体液调节功能发生紊乱,进而出现头痛、乏力、疲倦、烦躁、易激动、失眠等症状。只要电器处于操作使用状态,它的周围就有电磁场或电磁辐射。

应对电磁辐射的措施:虽然电磁辐射有害健康,但电磁场无处不在,家家又离不开电器的使用。因此,应用电器时尽量远离电磁辐射源。电器使用时只要间隔距离 1.5 米以上就基本安全了,而且家电不要集中摆放,用完电脑或看完电视一定要洗洗脸,每次接触和使用家电,要尽量缩短时间,在电器不用时通电的电器照样能产生大量的电磁辐射,因此用完电器后一定要记住随手关上电源,一是节能,二是降低辐射。

2. 怎样预防电脑、电视、微波炉的辐射 电脑的前后都有电磁波辐射,电脑后面的辐射比前面还要强。电脑显示器会放射出阴离子,所以备孕者在操作时的距离至少在 30 厘米。开机瞬间电磁辐射最大,应予避开。看电视时,最好能距离电视机 3 米以上,关机后立即远离电视机。使用微波炉时,应注意至少离开 0.5 米,眼睛不要看着炉门,更不

要在炉前久站。食物从炉中取出后,最好先放几分钟再吃,目的是让电磁充分散尽。另外,电热毯相当于一个电磁场,即使关上开关,仍会扰乱体内的自然电场,备孕期的夫妻应慎用或不用。

3. 怎样预防手机辐射 手机辐射对人的头部危害较大,它会对人的中枢神经系统造成功能性障碍,睡觉时不要放枕边,距离头部2米外相对安全。手机接通瞬间释放的电磁辐射最大,最好在手机响过一两秒或电话两次铃声间歇中接听电话,即使在辐射较小的待机状态下,手机周围的电磁波辐射也会对人体造成伤害,因此尽量不要把手机挂在胸前或放在裤子口袋里。手机充电时避免应用,这时的电磁辐射最大,甚至有爆炸的报道。为预防电磁辐射,备孕夫妻应多吃胡萝卜,以及富含维生素的绿叶蔬菜,可以加强机体抵抗电磁辐射的能力。

（十八）为何说备孕女性少驾车为好

开车是一种时尚,现在许多职业女性都成了有车族。在享受自驾车带来的舒适便利的同时,也要注意与汽车有关的环境健康问题,特别是与孕育有关的健康事宜更值得关注。汽车尾气排放的污染物为一氧化碳、碳氢化合物、氮氧化物、铅等,这些污染物并不会全部顺着排气管排出车外,有一小部分会弥散在汽车内。如果开车时间较长,又不注意车内的开窗通气时,在这个小环境中自己就会吸入很多的污染物,久而久之,就会对身体产生极大的伤害,易导致胎儿发育不良,出现畸胎、痴呆儿的概率大增。

当车辆处于封闭状态时,汽车发动机运转本身就会产生一氧化碳等有害物质,这些气体会流入车体内,危害人体健康,如果有人吸烟时,车内的一氧化碳浓度就会高达正常值的 30 倍以上,这样就可导致眼涩流泪、头晕、乏力、恶心等症状出现,严重的还可能发生中毒。有的司机在车内吸烟时,都会打开空调,认为这样就会把烟雾排出车外,实际上,如果空调的进气模式为外循环,有害气体还可能会被排出车外一部分,如果空调的进气模式为内循环,那么不断增加的有害气体在空调的作用下,会迅速扩散到车内的各个角落,一些真菌和细菌也会在脚垫下、缝隙里滋生,更加不利于孕妇的健康。为了母子健康,有必要经常清洁爱车,并采取措施尽量消除汽车内的污染物。

汽车发动时应首先打开车窗,让车内空气流通,使有害气体得以排出或稀释。当车辆在夏天暴晒后,车内的温度有时可高达 50℃,由于高温会使车内座椅装饰等散发出大量的有毒物质,直接危害备孕女性的健康,所以夏天开车时在发动机启动后要先打开车门,让空气充分流通,散热后才可进车驾驶。

(十九)用一次性纸杯喝水对身体有危害吗

一次性纸杯在我们的生活中不可缺少,在做客时,主人经常会用一次性纸杯给你倒杯水或是沏杯茶。在单位,年轻女性也图省事用一次性纸杯喝水,这些看似卫生,实则不然,很少有人意识到,一次性纸杯对人身体有很大的危害,尤其是准备怀孕的女性。

在挑选一次性纸杯时,人们经常是看纸杯颜色白与不

白,而纸杯并非颜色越白就越卫生。有的纸杯生产厂家为了使纸杯看上去颜色更白,加入了大量的荧光增白剂,这种荧光物质可使细胞产生变异,一旦进入人体就会成为潜在的致癌因素。我们在选择纸杯时要掌握其要点,不合格的纸杯一般都很软,倒入水后容易变形,有的纸杯则密封性差,纸杯容易渗水,很容易让热水烫伤手。现在市场上的纸杯分别由白卡纸、涂蜡纸和纸塑做成,其中用白卡纸做的纸杯比较安全,但它主要是用来装不含水分的干东西的,不能用来作为水杯。而涂蜡纸做成的杯子,是用蜡浸泡过的,只可以装冷饮,不能装高温的热水,这是因为蜡在40℃左右就会融化,而蜡含有致癌物质多环芳烃。纸塑杯是现在使用最多的杯子,它的外面是一层纸,里面是一层由聚乙烯塑料膜涂成的薄薄的塑料膜,这种杯子看起来最卫生,其实不然,当长时间不用,或者遇到潮气,各种真菌就会在这种杯子的外表面存在,当杯子套在一起时,真菌就会污染到其他的杯子。同时,杯子内部那层薄薄的塑料膜也隐藏着不利于健康的化学成分,当遇到高温热水时,塑料膜会部分融化,致癌物质就会存留在水中。这些细菌和致癌物质在平常看不出来对我们的身体有多大伤害,如果长期应用一次性纸杯,对于即将怀孕生子的年轻女性来说,能直接危害到胎儿的生长发育。更值得警惕的是,一些小型纸杯生产厂家为了节省成本,采用回收的废纸,经过简单而不规范的处理加工,制成纸杯销售。因此,为了自己的健康,为了环保,为了胎儿的健康,还是用自带的杯子为好。

(二十)大气污染对准妈妈有哪些危害

1. 一氧化碳 以使用汽油和柴油的汽车、燃料燃烧、柴油发动机、生火取暖等为主要排放源。其主要危害：与血液中的血红蛋白结合，结合速度比氧气快 250 倍，在极低浓度时就能使人或动物遭到缺氧性伤害，轻者眩晕、头痛，重者脑细胞受到永久性损伤，甚至窒息死亡。对心脏病、贫血和呼吸道疾病的患者伤害性大，如果已经怀孕的准妈妈发生了一氧化碳中毒，可引起胎儿生长受损和智力低下，以胎儿中枢神经损伤为主，且为不可逆性。

2. 二氧化碳 以煤和石油为燃料的火力发电厂、工业锅炉、垃圾焚烧、金属冶炼厂、造纸厂等为主要排放源。其主要危害：形成工业烟雾，高浓度时使人呼吸困难甚至窒息或死亡。它还形成悬浮颗粒物，又称气溶胶，随着人的呼吸进入肺部，对肺有直接的损伤作用，长久吸入人体还会形成难以治疗的矽肺，也会影响孕妇的呼吸系统和胎儿的发育。

3. 氮氧化物 以煤和石油为燃料的火力发电厂、工业锅炉、垃圾焚烧、汽车等为主要排放源。其主要危害：刺激人的眼、鼻、喉和肺，增加病毒感染的发病率，如引起支气管炎、肺炎及流行性感冒，诱发肺细胞癌变等。在空中形成硝酸小滴，产生酸雨，在这种环境中，孕妇会有感冒、癌症的危险，易导致畸胎和流产。

4. 重金属 使用含铅汽油的汽车尾气、金属加工、垃圾焚烧、燃烧石油和煤、电池厂、水泥厂和化肥厂等为主要排放源。重金属微粒可被植物叶面直接吸收，通过食物链进入人体，降落到河流中的重金属微粒随水流移动，被水中生

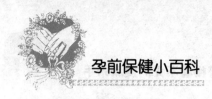

物吸收,并在体内积聚,最终随着水产品进入人体。其主要危害:重金属微粒随呼吸进入人体,铅能伤害人的神经系统,降低孩子的学习能力,镉会影响骨骼发育,对胎儿极为不利。

5. 难闻气味有毒化学品 污水处理厂、垃圾填埋场、化工厂、石油精炼厂、食品加工厂、油漆制造、塑料生产、制砖等为主要排放源。其主要危害有:直接引起人体不适或伤害;对植物和动物有伤害,影响胎儿发育,易产生畸胎。

6. 放射性物质 核反应堆、核废料储藏库等放射性产品为主要排放源,一般对这些物资管理很严,多为误放误闯而接触。其主要危害:致癌,可诱发白血病,孕妇易流产

(二十一)你知道有哪些食品包装对生育有影响吗

德国研究协会发现,现在的日常用品中都含有一种叫作邻苯二甲酸酯的化学物质,它被普遍应用于玩具、食品包装材料、医用血袋和胶管、乙烯地板和壁纸、清洁剂、润滑油等数百种产品中。据研究,全球男性在过去几十年发生精子数量减少的情况,都与邻苯二甲酸酯有关。邻苯二甲酸酯是一类能起到软化作用的化学品。邻苯二甲酸酯严重影响着人体生育功能的正常,它干扰内分泌,使男性精液量和精子数量减少,精子活力低下,精子形态异常,严重的会导致睾丸癌,是造成男性生殖问题的"罪魁祸首"。对女性而言,邻苯二甲酸酯不仅会增加患乳腺癌的概率,还会危害她们未来生育的男婴的生育系统。

所以,为了减少邻苯二甲酸酯对人体的危害,平时要注

意最好不要用泡沫塑料容器泡方便面。在微波炉加热食品时,要把食品放在耐热的玻璃器皿或陶瓷器皿中,不要使用含有邻苯二甲酸酯成分的塑料容器。

(二十二)你知道环境污染可致先天愚型吗

1. 先天愚型不一定来自家族遗传 先天愚型属于遗传性疾病,但不完全是家族遗传造成的。先天愚型是一种染色体病,染色体是细胞核内的遗传物质,遗传物质都是来自父母的遗传,怎么能说不是遗传造成的呢?绝大多数先天愚型儿的父母染色体都是正常的。他们的孩子之所以发生先天愚型,其原因在于他们的精子或卵子受精时发生了意外伤害,使生殖细胞的染色体发生了畸变,如第 21 号染色体受到伤害,该分离时不分离,于是就多出了一条 21 号染色体,而这种畸变的发生多是环境致畸因素所为。另外,先天愚型发生的风险是随着准妈妈年龄的增长而升高的。母亲年龄偏大,卵子相对老化时,受到伤害的机会自然会增加,发生染色体不分离的概率也会增大。由此可见,环境污染对母亲的伤害也是很重要的原因。

2. 先天愚型的表现 先天愚型是一种严重的智力低下性疾病,在我国新生儿的发病率为 1/1 000 或 1/700。先天愚型最常见为唐氏综合征、21-三体综合征。先天愚型主要表现为从中度到重度的智力低下,平均智商只有 20~30,并且伴有全身其他部位的畸形,如特殊面容、眼距增宽、鼻梁低平、大而宽的舌头并时常伸舌。世界各国的先天愚型患者都长着同样的脸,所以非常容易辨认。另外,多数患者还

伴有先天性心脏病、肠道异常、通贯手等异常表现。由于先天愚型伴有全身许多器官的畸形,故患者寿命较短,30%多出生后第一年死亡,40%多死于 3 岁以内,只有少数的先天愚型患者可以活到 40 岁以后。先天愚型患者白血病的发生率比正常人高 20 倍。

3. 先天愚型有几种情况　先天愚型常见有 3 种情况:①21 三体异常。占先天愚型患者的 90%以上,是第 21 号染色体变为了 3 条,故又称之为 21-三体综合征。母亲年龄越大,发生率越高,与环境致染色体畸变因子有关。②21 三体易位型。是父母染色体异常的遗传所致,占先天愚型患者的 5%。③21 三体嵌合型。身体中既有正常染色体核型,也有 21 三体异常核型,所占比例很少,是怀孕早期致畸因素所致。

现在,经过孕期产前筛查和产前诊断手段可以筛出大部分先天愚型儿,如羊水细胞染色体分析可以确诊胎儿的先天愚型病。

(二十三)先天性心脏病是怎样造成的

近年来,先天性心脏病的发生率有增加趋势。据调查数据显示,先天性心脏病的发生率已经占我国先天出生缺陷的第一位。如何预防先天性心脏病已成为医学界十分关注的课题。先天性心脏病的发生与环境因素有很大关系。

1. 容易引起胎儿心脏异常的环境因素

(1)错误用药:如怀孕之前和怀孕早期使用抗精神病药,使用性激素类药,这些药物都可导致胎儿心脏发育异常。

（2）病毒和细菌感染：最得到公认的致畸微生物是风疹病毒、巨细胞病毒和弓形虫，它们不仅影响心脏发育，还会造成其他器官的异常。所以，怀孕前进行病毒和细菌检测，防止带毒怀孕，可以很好地防止胎儿先天性心脏病的发生。

（3）不良生活嗜好：备孕夫妇在有生育打算的前半年内就应该做到戒烟、戒酒，戒除其他不良生活嗜好。其危害众所周知，为了下一代健康，一定要自制自律。

2. 家族遗传因素　家族遗传引起的先天性心脏病常表现为心脏多个部位缺损，家族中可能会有多名成员患病，如果父母之一为先心病患者，子女发病的可能性为 4％～26％。这与患病的程度有关，心脏的缺损越严重，子女发病的可能性就越大。父母双方均为患者时，子女发病的概率大大增加，可达 30％～40％。由遗传基因异常引起的先天性心脏病大多不是孤立存在的，往往伴有身体其他器官的畸形。例如，染色体畸变多会以综合性异常的形式表现，先天愚型（即 21-三体综合征）中有 50％会伴有先天性心脏病，除有智力低下以外，身体的其他器官也会有畸形发生。

（二十四）为什么高龄孕妇易流产和生痴呆儿

1. 国外对高龄孕妇流产的研究　美国生育专家谢尔曼·休伯认为，女性在 30 多岁时，每个排卵周期里有大约 15％的受孕机会，在尝试怀孕的一年里，受孕的机会为 75％。不过由于这 10 年中的生殖能力是逐渐下降的，所以在 35～39 岁期间，1 年里的受孕概率会下降到 65％。在 30 多岁的这段时期里，流产的风险也在缓慢上升，从 30～34

岁时的 12%，上升到 35～39 岁时的 18%。35 岁以上的初产妇有 40% 的流产风险，而 20 多岁的初产妇只有 14%。在我国，对于适龄产妇流产率是 12%，而 35 以上的产妇的流产率则达到了 31%。

2. 我国高龄女性与先天愚型痴呆的关系　国家医学统计资料表明，在母亲 25～29 岁怀孕生子时，这种疾病的发病率为 1/1 500，30～34 岁为 1/800，35～40 岁时为 1/250，40～44 岁时为 1/100，45 岁以上则高达 1/60 或 1/12。因此，如果女性生育第一胎的年龄过晚，就易生出先天愚型痴呆儿。这是一种重要的染色体疾病，患儿出生时体重和身长偏低，肌肉松弛无力，特别是头面部，与正常婴儿差别较大。头颅小而圆，鼻子扁平，眼睛细且向外上方倾斜，两眼距离过宽，耳朵小，位置低且耳郭畸形，嘴小唇厚，通贯掌是典型的表现。

3. 高龄女性易怀智障儿　卵子是由胚胎期生成的原始卵泡发育而成的，在女性的生育年龄期间，每个月成熟一个卵子。随着年龄的增长，卵泡在卵囊积存的时间也越长，卵泡的染色体逐渐发生"老化"。女性的生殖细胞是与本人同龄的，一般在 35 岁之后便开始出现老化，并且很容易受到病毒的感染。放射线、噪声、微波辐射、环境污染，以及吸烟、酗酒等更容易损害高龄产妇的生殖细胞，致使生殖细胞的减数分裂异常，如细胞内染色体不分离、断裂、易位等，这样的生殖细胞受精后形成的胎儿就会患染色体疾病。先天愚型就是因为生殖细胞在分裂过程中染色体未分离所致。

五、孕前用药对怀孕的影响

（一）备孕男性要避免用哪些药物

好多人认为,只要丈夫把精子"种"到妻子体内,就可以万事大吉了,殊不知丈夫服用某些药物后,药物会随着精液通过性生活排入阴道,经阴道黏膜吸收后进入妻子的血液循环,使受精卵和胎宝宝的发育受到影响。因此,丈夫应该同妻子一样,尽量避免使用可能会影响胎儿发育的药物,最好孕前半年内不要使用具有损伤生精功能的药物。以下药物会影响男性性生活,并间接影响优生、优育。

1. 雄激素和氯米芬（克罗米芬） 这些药物如果使用得当会有助于生育。但是,当大量或长期应用时会影响胚胎的发育,务必注意。

2. 利尿药 如螺内酯（安体舒通）有抗雄激素的作用,若长期使用,会降低性功能并伤害精子。氢氯噻嗪（双氢克尿塞）也会降低性功能。呋塞米（速尿）和丁尿酸能诱发低钾血症,有时还会诱发勃起功能障碍。

3. 降压药 如利舍平（利血平）即使剂量较小,也会影响男性患者的性功能,甚至造成不能射精。胍乙啶也容易引起阴茎不能勃起,射精延迟,甚至不能射精。

不少抗高血压药物都是肾上腺素能受体阻滞药,可作用于交感神经系统而干扰射精,并引起勃起障碍,但较少引

起射精困难。噻嗪类利尿药亦可引起阳痿,长期服用普萘洛尔(心得安)可使患者失去性欲。上述药物可导致女性闭经、溢乳、性兴奋降低或性欲高潮丧失,应在孕前3个月停止用药。如果原有高血压疾病的备孕夫妻,可以服用硝苯地平类降压药,并要监测血压,使用药剂量降到最低,减少对胚胎的影响。

4. 心血管药 如甲基多巴、美卡拉明、哌唑嗪都会导致男性性功能下降。

5. 中草药 多数中草药不良反应不大,但对男性而言,中草药也非绝对保险,如雷公藤会影响射精功能。

6. 其他 还有一些药物会降低精子的质量,如甲硝唑(灭滴灵)、红霉素、氨苄西林、甲砜霉素、苯丙胺和二苯基海因,都能进入精液,影响胎宝宝发育。

因此,备孕男性在孕前的2~3个月,用药一定要小心,可能的话最好停用一切药物。

(二)怎样才能避免药物对生殖细胞的伤害

药物既能治病也可以致病,对于准备要宝宝的人来说,药物的种类、用药的方法、用药量、用药与受孕的时间,这些都是造成胚胎伤害的相关因素。我们应如何应对呢?备孕女性孕前要慎用各种药物,千万不要自行服药。患急性病,如高热、外伤、被动物咬伤等紧急情况时要坚持治疗,不能耽搁,之后咨询医生,听从医生的指导。慢性病治疗期间准备怀孕一定要咨询医生,调整用药。孕前避孕尽量选择工具避孕,用物理方法阻隔精卵的结合,少用或不用化学性避孕药。

（三）为什么受孕前夫妻忌服安眠药

安眠药对男、女双方的生理功能和生殖功能均有损害。育龄青年夫妻，由于操劳、工作压力等原因，常易出现失眠、乏力、头昏、目眩等症状。因此，经常采用服安眠药的方法来调节，但这种做法对受孕者是十分有害的。如地西泮（安定）、氯氮䓬（利眠宁）、丙咪嗪等，都可作用于间脑，影响垂体促性腺激素的分泌。男性服用安眠药可使睾酮生成减少，导致阳痿，遗精及性欲减退等，从而影响生育能力；女性服用安眠药则可影响下丘脑功能，引起性激素浓度的改变，表现为月经紊乱或闭经，并引起生殖功能障碍，从而影响受孕能力，造成暂时性不孕。

为了不影响双方的生育能力，准备怀孕的夫妇千万不要服用安眠药。一旦出现失眠现象，最好采取适当休息，加强锻炼、增加营养、调节生活规律等方法来解决，从根本上增强体质，不可靠服用安眠药来改善症状。长期服用镇静药的夫妇如果准备怀孕，应该停止镇静安眠类药物3个月，以防止畸形儿的发生。如果是意外怀孕，一般来说，女性在停用此药20天后怀孕就不会影响下一代，20天是最低限度。

（四）孕前不宜服用的其他药物有哪些

1. 忌用胃肠解痉药　　阿托品、溴丙胺太林（普鲁本辛）是解痉药，长期应用胃肠解痉药可引起阳痿、早泄、逆向射精、性欲冷淡、月经不调、性快感降低等，应尽量少用或不用。

2. 慎服和禁用抗生素类药

（1）慎用类抗生素：喹诺酮类抗生素氧氟沙星、环丙沙

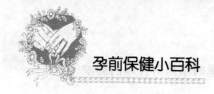

星对胎儿会有不良影响,主要是对胎儿的听神经及软骨发育影响较大,尽量不用,如果必须应用,尽量在怀孕 3 个月以后再使用,而且必须是短疗程、小剂量的。

(2)禁用类抗生素:此类抗生素对胎儿损害严重,应该避免使用。例如,氯霉素可造成胎儿肝内酶系统不健全,引起再生障碍性贫血;孕晚期使用磺胺类药易引起胎儿黄疸。尽量在怀孕前 6 个月停用,否则可能对怀孕造成严重不良影响。

3. 忌服激素类药　激素类药物在治疗哮喘、慢性肾炎、皮炎等疾病方面有不可替代的疗效,但它也会对全身器官、组织产生不良刺激。这些激素类药物会直接影响精子或卵子的质量,导致胎儿先天性缺陷。有些雌激素药物会增加后代患生殖器官肿瘤的危险,有的甚至会导致性别变化。

(五)为什么孕前忌用促排卵药

1. 促进排卵的药物

(1)氯米芬(克罗米芬):是临床最常使用的促排卵药物,有利于卵泡发育及排卵,适用于轻症下丘脑-垂体-卵巢轴功能失调,可单独或联合使用。

(2)三苯氧胺:既有抗雌激素作用,又能产生雌激素样效应,对部分不孕患者可成功诱发排卵。

(3)促性腺激素释放激素:临床应用较多的有达菲林等。

2. 促排卵药的不良反应　以氯米芬为代表的促排卵药物属于激素类药物,人为地使用促排卵药物,促使卵巢多排卵,最终会引发卵巢过度刺激综合征,如头晕、恶心、腹痛、腹水、电解质紊乱、低蛋白血症及肾漏综合征,并可造成肝肾功能损害,甚至多脏器衰竭等。如果病情迁延不及时治疗,还可危及生命。另外,使用促排卵药物后,卵巢在药物的刺激下不断排卵,容易造成女性月经不调,卵巢早衰,少数人则会患卵巢肿瘤。此类药物必须在妇科、内分泌科医生的指导下应用,并要严密监测各生命体征,防止卵巢过度刺激综合征的发生。

3. 用促排卵药生双胞胎有风险 临床上医生并不提倡患者使用促排卵药物,因女性通过药物易形成双胞胎或多胞胎,孕妇在孕期将承担巨大的风险,容易造成各种产科并发症,如子痫前期、贫血、低蛋白血症等。胎儿也容易出现营养不良,体重偏低,生存能力差,新生儿的质量降低等问题。

(六)孕前经期用药应注意哪些细节

1. 激素类药物 规律的女性月经周期是由内分泌系统精确调控而成的,各种激素类药物不可随意使用,以保持内分泌系统的正常状态。内分泌系统受外源性激素类药物影响较大,乱用激素类药物会导致机体自身内分泌紊乱,从而引起月经周期、行经时间及经血量的改变;并且,这种作用不仅发生在行经期间,还会波及月经周期的其他时期。如果因为某些特殊原因不得不用药,最好在医生指导下使用。月经是体内雌、孕激素周期性释放而致,所以适当地服用避孕药会推迟月经的到来。但很多女性会在出门游玩或考试等重要活动前使用避孕药推迟月经,这种方法是不可取的。因为生殖内分泌系统的功能与调节的规律,受人为地干扰

会导致月经不调甚至出血过多或淋漓不尽。因此,月经规律的妇女不能随便服用性激素。

2. 抗凝药 因为月经血中存在抗凝血物质,所以通常月经血是不凝的。如果在月经期服用影响凝血的药物,如华法林、肝素、阿司匹林等,可导致经血过多,进而出现贫血。尽管经期女性的失血对身体没有大的损害,然而月经期盆腔器官会充血,经期纤溶功能较凝血功能相对亢进,这对于有凝血性疾病的患者来说是较为危险的时期。如果此时服用抗凝药就可能导致经血量过多,经期延长,甚至月经周期紊乱。因此,间断或长期服用该类药物的女性如要做肾透析,或有血管栓塞性疾病、心脏瓣膜病、动脉粥样硬化等疾病,于经期服药要格外注意,经期停用这些药物。即使月经规律的妇女,也最好在来月经前停止服用。

3. 止痛药 很多女性存在痛经现象,痛经大多是由月经期子宫收缩引起的,一般表现为小腹疼痛。无论什么原因引起的痛经,都不应随便使用止痛药,应该通过检查排除子宫内膜异位症,然后在医生指导下进行治疗。

4. 减肥药 减肥药中多含有抑制食欲的成分,如果在经期使用,可能导致月经紊乱,多尿或排尿困难,或出现心慌、焦虑等,更有甚者会出现闭经。

5. 中药 有很多中药方剂用于月经不调及痛经的治疗,但中医的理论博大精深,即使同样是月经不调或痛经,对不同个体中医所使用的中药也可能不同。所以,如果需要服中药,建议最好由正规中医师辨证施治,而不要自己随便服中药,更不能听信偏方、吃假药而造成大错。

(七)用药的误区你知道多少

1. 生病不敢用药 有的人备孕期或一旦怀孕后生病不敢用药治疗,如细菌感染、高热不退,总认为"是药三分毒"而一点儿药也不用,硬扛着,但不知道细菌和病毒的作用及过高的体温本身就是对胚胎的最大不利因素。

2. 自己买药治病 与生病不敢用药者相反,有人身体一有不适就马上买药,无论是什么病自己买药就吃,一旦怀孕又忧心忡忡,到处咨询,不知道药物会对胚胎有什么影响。请大家务必记住,备孕期间非用不可的药,应该留有药品标签,如果此时怀孕,以便准确地咨询医生。

3. 一种病服多种药 如一个简单的阴道炎,用药种类可达三四种,又是口服又是外用药,结果导致阴道菌群紊乱。

4. 过分依赖药物 不吃药就治不好病,甚至有的人没病也在吃药,就是不考虑是药物总会有不良反应,一旦怀孕又不得不选择流产。

(八)孕前怎样掌握用药原则

1. 孕前停止服用各类减肥药 对于成分不明的药物要慎用,孕前需要减肥时宜采用跳舞、快步走、骑车等方式来增加运动量,并调节饮食,避免过量,控制高热能食物摄入,在这种情况下怀孕一般不会有超重的担忧。

2. 不选择偏方药物 社会上经常流行偏方治大病的说法,殊不知偏方是没有安全保障的。患病需要用药时遵从医生指导,对于特殊药物可以咨询专业医生。有些人听到

朋友有某种症状吃了某种偏方,自己遇到相似的症状就吃朋友推荐的药。用了不正确的药物不仅贻误病情,还会对人体产生不良反应,特别是在怀孕早期,错误用药更会损害胚胎。

3. 用药种类不宜过多 多种药物一起吃时各药物的不良反应增加,而且有可能几种药物中含有相同成分而致药物过量,增加肝、肾代谢的负担,蓄积在体内长期排泄不掉。所以,用药不是品种越多越好,而是越准越好。一般的头痛脑热和感冒用两三种药物已经足够,如退热药、清热解毒药,或有一种抗菌药就够了。治疗的同时最好配合休息和自我全身调养。

4. 孕前应有充足的停药时间 药物的代谢需要时间,用药时间越长,体内积聚的残留药越多,代谢所需时间越长。慢性病长期用药后停药时间要相应延长。还要考虑每种药物在体内代谢排出的时间不同。一般性的用药,建议停止用药后经过1～2个月经周期再怀孕。肝、肾功能不好的人药物代谢所需时间会增加。

5. 坚决制止滥用药物 临床上见过许多女孩子,有病没病都在不断地服用各种药物,诸如减肥药、保健品等,仅复合维生素就同时服用几种,一旦生病更是乱用抗生素,还经常自己到药店买药吃。如此滥用药物会引发许多药物不良反应,如白带稍微发黄增多就不停地使用各种药物。其实,白带增多也是一个生理过程,这样乱用药反而引起了阴道菌群紊乱性阴道炎。

(九)备孕前需接种哪些疫苗

备孕女性孕前需要接种某种特异性防病疫苗,以保护腹中胎儿的安全。这种孕前防御手段既安全又有效,目前在许多发达国家都在利用这种孕前接种疫苗的预防手段来降低胎儿出生缺陷率。

1. 孕前 9 个月接种乙肝疫苗 母婴传播是乙型肝炎的重要传播途径之一。如果准妈妈是乙肝大三阳,病毒可通过胎盘的血液循环,传播到胎儿体内,使 85%～90% 的胎儿一出生就成为乙肝病毒携带者,其中 25% 的患儿在成年后会转化成肝硬化或肝癌。同时,乙肝病毒还可造成胎儿发育畸形。所以,准备要宝宝的女性应该在孕前注射乙肝疫苗。按照 0、1、6 的程序注射,即从第一针算起,在此后 1 个月时注射第二针,6 个月的时候注射第三针。注射后还需要一定的时间产生乙肝抗体,所以最好在孕前 9 个月进行接种。免疫率可达 95% 以上,免疫有效期在 7 年以上。如果有必要可在注射疫苗后 5～6 年再加强注射 1 次。

2. 孕前 6 个月接种水痘疫苗 孕早期感染水痘-带状疱疹病毒可致胎儿先天性水痘或新生儿水痘,怀孕晚期感染可能导致准妈妈患严重肺炎甚至致命。由于水痘-带状疱疹病毒没有特效药物治疗,主要以预防感染为主,通过接种水痘-带状疱疹病毒疫苗可在孕期有效防止感染水痘-带状疱疹病毒。接种注意事项:①如果不确定体内是否有抗体,可先做抗体检测,再接种水痘疫苗。②水痘疫苗与德国麻疹疫苗都为活性的减毒疫苗,因此接种后 3～6 个月内也需避孕,如果接种后就立刻发现怀孕,要请医师进行密切产

检追踪观察,以确保没有问题。③只需打 1 支即可。其保护效力很长,大约有 10 年以上的时间。④少数人接种后可能会有轻微发热、局部疼痛等不良反应,通常几天就会改善。⑤虽然打了疫苗可以达到不错的防御力,但如果孕妇遇到水痘发病中的儿童,仍要尽量避免接触。

3. 孕前 3 个月接种甲肝疫苗 甲型肝炎是我国的常见传染性疾病之一。甲肝病毒可以通过水源、饮食传播。而怀孕期因为内分泌的改变和营养需求量的增加,肝脏负担加重,抵抗病毒的能力减弱,极易感染。因此,建议高危人群,特别是经常出差或经常在外面吃饭的女性,应该在孕前注射疫苗。注射时间最好选择在孕前 3 个月,免疫时效可达 20～30 年。

4. 孕前 3 个月接种风疹疫苗 风疹病毒经呼吸道飞沫传播。人感染风疹病毒后一般症状较轻,有时会认为只是一次普通感冒,并自行痊愈,所以很多人对感染风疹病毒是毫不知情的。多数人在儿童时期都感染过风疹病毒,而且体内已经产生了对抗风疹病毒的抗体。人体一旦产生了抗风疹病毒的抗体,那么对身体的保护就是终身有效的。

如果孕妈妈被风疹病毒感染,25％的风疹患者会在孕期发生先兆流产、流产、胎死宫内等严重后果,也可导致胎宝宝出生后严重的畸形、先天性失明、先天性耳聋和先天性心脏病等;而且风疹病毒对胎儿的影响程度与妊娠期感染时间有关,感染时的孕周越小,胎儿受损的程度越大,畸形就越严重。妊娠晚期感染风疹病毒,胎儿出生后大多会出现脑炎、肝脾大等病症,同时还会遗留智力低下的问题。此外,风疹病毒还可能感染胎盘,造成胎盘出血和坏死,引起妊娠早期流产。

在我国育龄女性中,风疹的易感人群为 4.5% 左右。那么,妊娠期有没有办法防止风疹病毒的感染呢?可以肯定地说,妊娠期完全可以预防风疹病毒感染。孕前进行风疹病毒感染的筛查,就是要了解我们的身体是否具备抗风疹病毒感染的能力,当风疹病毒检测结果抗体 G 为阳性时,说明身体是有抵抗力的,妊娠后可以保护胎儿不受风疹病毒的感染。

当检测抗体为阴性时有两种处理方法:一是妊娠,但要注意防止感染,要尽量少接触儿童群体,因为儿童是传染风疹病毒的高危人群。二是如果因工作关系需要大量接触儿童或小学生,有可能接触到风疹病毒,建议注射风疹疫苗,待体内产生了抗风疹病毒抗体后再怀孕。一般体内产生抗体的时间是 3 个月。

5. 孕前 3 个月接种流感疫苗 流感疫苗属短效疫苗,抗病时间只能维持 1 年左右,且只能预防几种流感病毒,准妈妈可根据自己的身体状况自行选择接种。

(十)女性孕前外用药有危害吗

女性孕前和孕期不仅要慎用内服的药物,外用药物也不可粗心大意,因为一些外用药能透过皮肤被吸收进血液,引起胎儿中毒,造成胎儿或婴幼儿神经系统的损害。在备孕期、孕期、哺乳期的女性,无论是口服药物还是外用药物,都应该在医生的指导下使用,以保证用药安全有效。常见外用药有以下几种。

1. 杀菌净 其成分是克霉唑,多用于皮肤黏膜真菌感

染,如体癣、股癣、手足癣等。动物实验发现,它不仅有致胚胎毒性作用,哺乳期妇女外用,其药物成分还可以分布到乳汁,虽然临床上未见明显不良反应和畸变报道,但为了健康生育,此药应该慎用。

2. 达克宁霜 主要成分是硝酸咪康唑。一般有局部刺激,如果皮肤局部较为敏感,易发生接触性皮炎,或者因局部刺激发生烧灼感,红斑、脱皮起疱等。如果在此时怀孕了,给治疗带来困难,并有可能影响胚胎,备孕期间最好不用。用药时如出现不良反应,应及时停用,以免皮损加重或发生感染。

3. 莫匹罗星(百多邦)软膏 一种抗生素外用软膏,在皮肤感染方面应用较为广泛。但有不少专家认为,妊娠期最好不要使用该药。因为此药膏中的聚乙二醇会被全身吸收且蓄积,可引起一系列不良反应。

4. 阿昔洛韦软膏 属抗病毒外用药,对人体细胞 DNA 聚合酶也有抑制作用,孕前 3 个月不能应用,特别是孕期禁止用药。

5. 皮质醇类药 女性若大面积使用或长时间外用,能通过透皮吸收,小剂量分布到乳汁中。可造成胎儿肾上腺皮质功能减退。这类药还可造成女性闭经、月经紊乱,备孕女性也最好不用。

(十一)什么时候停止避孕为宜

如果要做怀孕的准备了,首先应该停止避孕。应用的避孕方法不同,停止避孕的时间也不同。如果是屏蔽避孕方法如阴道隔膜、避孕套等,可立即停止使用。但如果使用的是避孕药或者是宫内节育器,就需要在怀孕前,先停止使用一段时间。

停用避孕药:关于避孕药的致畸效应,经大量研究证实,在妊娠前6个月内曾服用避孕药的妇女,其自然流产、胎儿心脏病、胎儿染色体异常率有增高,大剂量避孕药对动物胚胎细胞和人体细胞脱氧核糖核酸(DNA)确有一定的损伤作用,但停药后这种损伤可以修复,因此为了优生优育,停药后必须立即改用其他避孕方法,以免受孕儿可能受到避孕药的影响。

如果在停药6个月内怀孕,也不必紧张,可到医院就诊,向妇产科医师说明情况,以便正确处理此次妊娠。如果孕早期出现阴道流血等症状,可能与染色体畸变有关,可不必勉强保胎,流产可能是异常胚胎的自然淘汰。如果妊娠过程正常,可以严密监护,必要时进行染色体、羊水、超声检查。如检查结果正常,可以继续妊娠,但要加强孕期监护,如上述检查结果异常,可考虑终止妊娠。

宫内节育器是通过干扰子宫内膜,使受精卵不能着床来起作用的。用节育环避孕者想怀孕,必须在前3个月取出。有极个别的妇女可能带着节育环受孕,如果在怀孕时试图去除,比不取它所造成流产的危险性更高。因此,通常都把它留下,在胎儿出生时,它可以随胎盘排出。

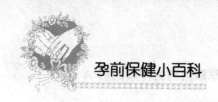

六、了解遗传与遗传性疾病

(一)什么是遗传

基因是遗传的基本单位,这是一种化学物质,储存着一定的遗传信息,决定着下一代的不同遗传性状。男女结合一旦受孕,这个受精卵便含有分别来自双亲的基因物质。其有两种特性:一种是复制自己的特性,如维系人种的延续,儿女像父母。另一种是有变异的特性,这是人类进化和发展的一个原因。

遗传不仅仅是外貌形象结构的相似,还包括内在的智力、性格及疾病等各方面的遗传。这是因为,人的繁衍是由父母的生殖细胞,即精子和卵子的结合、发育分化而成。不管在身体哪个部位的细胞里,人体染色体的数目都是 46 条(23 对),唯独在单个生殖细胞——卵子或精子里却只有 23 条,即精子和卵子中各含 23 条染色体。当精子与卵子结合成新的生命时,受精卵就有了 23 对染色体,一半来自精子、一半来自卵子,它们分别携带着父母双方的遗传物质,形成新个体,一代代相传。这新组成的 23 对染色体,既携带着父亲的遗传信息,又携带着母亲的遗传信息,所有这些,共同控制着胎儿的特征,等到胎儿长大成人,生成自身的精子或卵子时,染色体仍然要对半减少,再 23 条加 23 条,变成23 对,如此循环往复,来自双亲的各种特征才得以一代又一代地传递。人类代代复制着与自己相似的后代，这就是遗传的简单过程，也是我们认识遗传的最基本、最简单的方式。

遗传基因是否正常、健全，是下一代人的身心能否健康发展的先天物质条件。但是，随着遗传科学的发展，人们开始认识到，人体的性状特征完全由遗传基因决定的还是少数。比如，血型和指纹，在胎儿期一旦形成便不能改变。而绝大多数正常和异常的性状，却是遗传和环境相互作用的结果。因此，重视环境因素的影响，如利用好的环境因素来弥补遗传缺陷，或预防不良环境因素造成遗传缺陷等，都是夫妻双方需要重视的问题。现在新的医学技术是人体DNA治疗，就是通过某项技术补救缺失的基因，将易位的基因归位，多余的基因去除，目前这项新技术正在小范围实施，不久将服务于社会人群，提高整体的人口素质。

(二)什么是遗传性疾病

遗传的本质在于基因，来自父母的许多遗传信息通过基因由染色体携带传给下一代，基因在遗传中起着主导作用。遗传病是因遗传基因或遗传物质的改变（如基因突变和染色体畸变）而导致的疾病。这是一类严重危害人类健康的疾病，它以其特有方式，程度不同的又一代代地往下传递。

人的23对染色体上约有5万对基因，在庞大的基因中发生一些变异是不可避免的，我们每个人都或多或少地带有缺陷基因。也就是说，每个人几乎都可能是一种或几种遗传病基因的携带者，只是父母一方的某个异常基因往往

被另一个正常基因所掩盖,异常基因没有表现的机会。所以,大部分孩子身上虽存在着潜在的有缺陷的基因,孩子无法避免被遗传的命运。通常有一些遗传病经常表现出一些具有特异性的综合征,了解这些综合征可根据症状和体征做出初步的判断,有利于及早发现和治疗。下列常见表现可作为遗传病初步诊断的参考。

1. 全身状况　发育迟缓,体重低于年龄增长或明显低于同年龄一般正常标准,智能发育、精神、行为显示异常。

2. 头颅部外观　小头、巨头、小额、满月脸。眼距宽、眼裂小、小眼球、无眼球、上睑下垂、蓝色巩膜、斜视、眼球震颤、角膜混浊、白内障、色觉异常(也就是常说的色盲)、近视。耳低位、小耳、巨耳、耳聋、耳郭畸形。鼻梁塌陷、鼻根宽大。唇裂、腭裂、舌外伸等。

3. 颈部　蹼状宽颈、短颈、斜颈、发际低位等。

4. 躯干　鸡胸、脊柱裂、右位心、乳间距宽、乳房发育异常、疝等。

5. 四肢　小肢、短肢、多指(趾)、并指(趾)、指缺失,摇椅足、肘外翻、髋脱臼、长骨缺失等。

6. 皮肤　皮肤缺失、鱼鳞状皮肤、无汗、皮肤色素过多或减少、多毛、难以治疗的血管瘤等。

7. 外生殖器及肛门　隐睾、外生殖器发育不全、处女膜闭锁、无阴道、尿道下裂、小阴茎、阴茎缺如、阴蒂肥大、大小阴唇过大或过小、肛门闭锁等。

如发现有以上问题,一定要及时去医院检查,做出正确诊断,用以指导孕育。

（三）怎样预防遗传性疾病

遗传性疾病能在早期发现、早期治疗也是预防的主要手段之一。遗传性疾病早在胚胎期间甚至精子和卵子结合的时候就埋下了病根，所以要想防御遗传，首先要把责任落实在携带者的父母身上。每一对准备当父母的夫妻，乃至准备择偶或结婚的青年男女，在择偶或生育的时候，都要想到预防遗传病，这也是实现优生优育的必然措施。

1. 受孕前的预防　科学受孕可以有效避免遗传病的发生。首先，夫妻双方的年龄要适当，最好都处在最佳生育年龄，如果女方年龄超过 35 岁，子女患先天性愚型的概率可增加 1～10 倍，男方的年龄最好不要超过 40 岁。其次，要注意受孕时男女双方生活工作的环境情况，如果近期与有毒有害物质密切接触，如放射线治疗或农药等，对胚胎很可能造成损害而不应受孕。如果想怀孕，则应避开有害的外在环境一段时间后方可受孕，时间的长短应根据情况具体分析。再次，女方流产后不足半年者，不应该受孕。若连续发生两次以上自然流产者，应进行染色体检查，确定是否与遗传因素有关，再决定是否可以妊娠。另外，如果上一胎是生出了畸胎的女性，再次生育之前必须经过医生全面检查，弄清生出畸胎的原因，由医生决定是否能受孕，何时能受孕，以及是否需要性别的选择。

2. 孕期预防　科学的孕期保健可以避免各种因素造成的不良影响，使胎儿健康地发育。孕期各时段规范孕检，孕期 B 超及唐氏综合征筛查尤为重要。孕期外界不良因素可促进胚胎期间遗传病的形成，孕期应特别注意预防风疹等

病毒感染,避免与有毒有害物质密切或长期接触,不滥用药物,以保障胎儿安全。目前,胎儿时期巨大儿发生率逐渐增多,甚至有些人还错误地以为胎儿越大越好,其实巨大儿出生后就已经给后天的高血压、糖尿病埋下了隐患。孕期要合理饮食,防止巨大儿的发生。

3. 分娩后怎样才能做到早期发现遗传性疾病　遗传病并非都是在出生时就表现出来的,有的在儿童时期、青少年期,甚至成年后才逐渐表现出来,如能早期发现、早期诊断,就可以有效地控制一些遗传病的发生。孩子出生后,父母如发现有异常,特别是出现智力发育障碍,应及时就医,尽早治疗,如半乳糖血症,出生数周至数月可出现拒食、肝大、白内障、智力发育迟缓等异常表现,如能及早发现、确诊,停止喂养乳制品,可以防止这种遗传病的发生和发展,并能彻底治疗。

有些多基因遗传病,起于胚胎时,却形成于青少年、壮年时期。最后是否形成与发生,后天因素起着重要作用。因此,这类患者要对其子女加强该种遗传病的预防工作,视病的性质和不同的诱发因素采取不同的预防措施。例如,原发性高血压患者,应让子女生活有规律,少吃咸食和高脂肪食品,避免长期过度紧张,培养开朗的性格,尽量保持情绪稳定,以减少高血压形成的机会。糖尿病患者的子女应坚持锻炼身体、合理进食、防止肥胖,以预防糖尿病的发生。

(四)孕前什么时候进行遗传咨询

1. 孕前咨询的重要性　自己的家族中有遗传病史,应在婚前检查中如实地告诉医生,以便通过对双方染色体的检查来判断婚后是否会生畸形儿。如果双方染色体的重新组合会导致遗传病的延续，那么是否生育就应该科学地、慎重地考虑。夫妻双方中一方有遗传病家族史或已生过一个先天性畸形儿，应在准备怀孕前去咨询。有的遗传病与环境、季节有关系，医生会对何时怀孕有利提出具体意见。另外，有些遗传病需要在孕前做必要的治疗，或服用一些药品会对胎儿发育有利。因此，孕前先去咨询，遵照医生的嘱咐怀孕，是有利于优生的。

2. 怀孕了什么时候咨询最好　有过分娩胎儿畸形史的女性，在备孕前要提前咨询，让医生来指导你妊娠。如果已经怀孕了，应该在确定怀孕后立即去做咨询，一般应该在1～2个月时去咨询，最晚不要超过3个月。孕早期咨询，医生可以通过询问妊娠反应、做必要的检查来判断胎儿是否正常。如果正常，仍需要继续观察监护胎儿发育情况。在孕3个月时的B超检查是非常重要的，是无可替代的无创筛查，如果发现异常，早期引产对准妈妈身体的影响会降到最低。

（五）常见的出生缺陷有哪些

1. 什么是出生缺陷　出生缺陷，也叫先天异常、先天畸形。它包含两个方面：一是指婴儿出生前，在妈妈肚子里发育紊乱引起的形态、结构、功能、代谢、精神、行为等方面的异常。二是指婴儿出生后表现为肉眼可见，或者辅助技术诊断的器质性、功能性的异常。出生缺陷一般来自遗传因素或者外界环境因素的作用。随着医疗技术的进步，出生缺陷的种类也在不断增多。为了保障母婴健康，世界各国

都在不断探索如何预防发生先天缺陷的方法,以及产前检出尽可能多的先天缺陷的技术,如何防止先天缺陷儿的出生是目前医学界研究的热点课题。

2. 常见的出生缺陷 常见的人体形态结构异常表现为先天畸形,如无脑儿、脊柱裂、兔唇、先天性心脏病、面部异常、小头、肠道闭锁等、四肢异常等;生理功能和代谢缺陷常常导致先天性智力低下,也就是民间叫的呆子、傻子,还有聋子、瞎子、哑巴等异常;婴儿出生后表现为肉眼可见,或者辅助技术诊断的器质性、功能性的异常,如先天性心脏病、先天性代谢性疾病、白血病、青光眼等。但不包括分娩时损伤造成的异常,如新生儿产伤、宫内窒息、头颅血肿及缺氧和颅脑损伤所致的智力低下。

3. 我国为什么要立母婴保健法 我国母婴保健法的立法宗旨是保障妇女和儿童的健康,提高人口素质、保证优质生育,提高人口素质。一个先天缺陷儿的出生不仅给一个家庭带来巨大精神压力,也给家庭造成巨大的经济负担,整个家庭和患病个体的幸福指数会直线下降。一个国家的出生缺陷率和出生缺陷检出技术反映着一个国家国民的体质素质及国家科技进步的水平,也是综合国力的体现。我国已立法制定了一系列保障母婴健康的法律、法规,优生优育也是我们国家的国策之一。

(六)常见的染色体病有哪些

人类有46条即23对染色体,正常人的染色体数目和形态都是固定不变的。如果染色体的数目和结构发生了改变就会患病,即染色体病。

六、了解遗传与遗传性疾病

1. 因结构异常引起的染色体病

(1)猫叫综合征:是第五号染色体短臂缺失引起的遗传病,发生率为十万分之一,在国内外均很少见。患儿一般表现为生长发育迟缓,头畸形,哭声轻,音调高,皮纹改变等特点,并有严重的智能障碍,而其最明显的特征是哭声类似猫叫,"猫叫综合征"因此而得名。据称,病儿哭声异常可能系喉部发育不良所致,也可能与脑损害有关。

(2)染色体平衡易位携带者:染色体平衡易位是妇科临床很常见的一种染色体结构变化,是一条染色体的一节片段断裂下来,跑到了另一条染色体上,而接受这一片段的染色体上的一节片段又跑到了前面那一条染色体上了,而染色体的数量并没有增加或减少,这种染色体的畸变对基因没有造成明显的缺失和增加,故称患者为染色体异常携带者。患者表现完全正常,但当生育后代时,胚胎的染色体可出现严重的不平衡,故患者大多因反复流产而前来就诊。

2. 因数目异常引起的常见染色体病

(1)21-三体综合征:21-三体综合征即唐氏综合征,又称先天愚型或 Down 综合征,即第 21 号染色体多了 1 条,是最早被确定的染色体病,60%患儿在胎内早期即夭折流产,存活者有明显的智能落后、特殊面容,身材矮小和多发畸形。

(2)18-三体综合征:是次于先天愚型的第二种常见染色体三体征,即第 18 号染色体多了 1 条,发生率为3/10 000 或1/1 000。表现为智力低下、先天性心脏病、手呈特殊握拳姿势,常于出生后不久死亡。

(3)脱纳综合征:是一种先天性染色体异常所致的疾

病,即女性的 X 染色体少了 1 条,发生率为 1/3 500 或
1/2 500。表现为女性先天性腺发育不良、身材矮小、身高
120～140 厘米、原发闭经、轻度智力障碍、蹼颈、第二性征发
育不良等。

(4)克氏综合征:即男性多了 1 条 X 染色体,发生率为
1/1 000 或 1/800,患儿在出生时和儿童期与正常人没有什
么差别,只是到了青春期才显露出一些病态,外观是男性,
但睾丸小,阴茎可有一定程度的发育,但也较正常人小。第
二性征也有不同程度的发育,有的有少许阴毛及胡须或无,
喉结小或无,发音尖或女性声音。

(七)家族性疾病都是遗传性疾病吗

家族性疾病是指一个家族中多个成员都表现出来的同
一种病,即某一种疾病有家族史。需要对读者强调的是,家
族性疾病不都是遗传病。如果家族中有许多成员患相同的
疾病,那么可能的原因有以下几种情况。

1. 遗传因素　遗传因素可以造成家族中多人患病,如
多指(趾)症、精神病、遗传性癫痫、糖尿病、肿瘤等。

2. 环境因素　周围环境中的有害物质,如空气、致病微
生物、水源、烟尘、放射性物质的作用等,均可使家族中多人
患相同的疾病。

几年前在国内某一地区因放射性物质泄漏,引起居住
在附近的一家人先后都患了一种奇怪的疾病,先后出现了
不明原因的脱发、疲劳、白血病,甚至死亡。后经医院诊断,
他们患的是放射性疾病。原来在患者居住地有一个被遗弃
的放射罐,这个放射罐是几个月前家人从外边捡回来的。

这就是一个典型的因环境放射性物质污染而造成的家族人员发病,这种家族性发病现象就不属于家族遗传性疾病,而是环境因素造成的家庭成员共同接触导致的疾病。

水源污染也常常对家庭或一个村子的人员造成伤害。曾有媒体报道,某地一次水污染事件造成当地多人陆续患了癌症,一度也被认为是家族遗传所致。后经调查证实,是河水上游的一个工厂排放的污水污染了村子的饮用水,污水中所含的化学有害物引起家族及村里的许多人患病,这当然也不是遗传病。

3. 饮食习惯 有的地区的人喜欢吃腌制后的肉和蔬菜,使许多人患了癌症。还有的地区,如河南某一家庭非常喜欢吃又干又硬的馒头,而且经常是在不喝水的情况下直接食入,致使家庭成员多人患有食管癌。再如,家庭成员喜欢吃烧烤,经常摄入大量高热能但没有营养价值的零食,天长日久会引起胃肠功能失调,而且长期摄入熏烤太过的蛋白类食物易诱发癌症。因不良饮食习惯引发的家族性疾病在我国的一些地区还是十分常见的。

(八)遗传性疾病的"三级预防"你知道吗

我国现已经开展了对先天出生缺陷的三级筛查,即孕前预防、孕期筛查、新生儿筛查。

1. 孕前预防 属一级预防,主要是怀孕前的预防,将可能发生的遗传病阻止在怀孕前。将如何预防疾病的知识作为常识进行普及,让所有人都懂得如何保护自己。广泛开展孕前检查,进行孕前优生遗传咨询,适量补充营养物质,如叶酸、碘盐。保护环境,防止环境污染对人体的伤害。一

级预防要靠全社会的共同努力,靠每对夫妇自觉的行为,禁止近亲结婚,预防隐性遗传病的发生。

2. 孕期筛查 属二级预防,即怀孕期进行出生缺陷的筛查和诊断,发现畸形应尽早阻止怀孕或者进行宫内治疗,达到防止先天缺陷儿出生的目的。目前,妇产科采用最多的方法有以下几种。

(1)产前羊水基因诊断:现已经有多种遗传病可以进行产前诊断,利用分子遗传学方法对已知的基因进行特异性诊断。

(2)产前染色体病诊断:怀孕早期或中期采取准妈妈的绒毛、羊水或胎儿脐带血,用细胞遗传学方法诊断胎儿染色体核型,发现异常及时引产。主要对象是曾经生育过染色体异常儿的准妈妈、35 岁以上的高龄准妈妈及经血液筛查后的高危准妈妈。

(3)荧光原位杂交结合细胞遗传方法:对预知的染色体片断进行定位,诊断染色体病。这种检查方法创伤小、痛苦小,可以对第 13、18、21 号染色体,X 和 Y 染色体进行快速标记,诊断染色体异常,也可诊断染色体微小缺失或微小易位。

(4)产前遗传病的广泛筛查:如孕中期先天愚型血清筛查、神经管畸形产前 B 超及血清筛查、地中海贫血产前筛查,以及 B 超筛查胎儿先天性心脏病、胎儿多囊肾、胎儿面部异常、胎儿内脏畸形和肢体畸形等。

3. 新生儿筛查 属三级预防,即对新生儿的筛查。新生儿筛查是出生后预防和治疗某些遗传病的有效方法,一般采取脐血或足跟血的纸片进行。通过筛查,得以早期诊断、早期治疗,防止机体组织、器官发生不可逆的损伤。现在各大医院对新生儿苯丙酮尿症、蚕豆病和先天性甲状腺功能低下等遗传病已经开展了普查,作为对出生缺陷的三级预防措施。

(九)遗传性疾病一出生就发病吗

1. 有些遗传病一出生便可以诊断 常见肢体异常、面部异常、腹壁重要器官异常等,如先天愚型、猫叫综合征、先天性心脏病、多指(趾)、成骨发育不全、小头畸形等。有些出生后不久很快便可诊断,如先天耳聋、先天无眼球。有些遗传病是对外界事物有了认识能力时才被发现,如红绿色盲这种遗传病,只有当发育到能够识别颜色时才可以诊断。

2. 有的遗传病要到性发育期才会被发现 特别是由性染色体异常导致的性腺不发育或发育迟缓,出生时并未发现有异常表现,但随着生长、发育,往往到青春期时,第二性征不显现,女性乳房不发育,没有月经。男性不出现喉结,出现睾丸小,无精子。有的染色体结构异常携带者虽然性发育很正常,但不能生育或生育困难。

还有很多遗传病是在少年或儿童时期才会出现症状,如进行性肌营养不良症和遗传性癫痫。多囊肾大多在中老年后发现。马方综合征多是在剧烈运动猝死后才被诊断。

(十)哪些备孕夫妇最需要遗传咨询

随着人们整体文化水平的提高,很多夫妇对生育的要求提高了,同时现代人生活的环境变得复杂了,心中的疑问便也增多了,有以下情况者必须早期进行遗传咨询和诊断。

(1)生育过一个有遗传病或先天畸形儿的夫妇。

(2)夫妇双方或一方,或家族成员中患某种遗传病,或有遗传病家族史。

(3)夫妇双方或一方已知是遗传病致病基因携带者、染色体平衡易位携带者或染色体结构异常患者。

(4)有不明原因的不育史、不孕史、习惯性流产史、原发性闭经、早产史、死胎史的夫妇,或家族其他成员有类似病史。

(5)有性腺或性器官发育异常、不明原因的智力低下、多发畸形、行为发育不正常的患者。

(6)近亲婚配的夫妇。

(7)35岁以上高龄女性或40岁以上的男性准备孕育者。

(8)有生物、物理、化学、药物和农药等有害物质接触史的夫妇。

(十一)新生儿唇腭裂是遗传性疾病吗

1. 新生儿唇腭裂的表现 新生儿唇裂或者伴有腭裂是常见的先天畸形。唇裂畸形多发生于上唇的两侧,以单侧裂为常见,且以左侧多见,常伴有上颌切牙与尖牙间的牙槽嵴裂和腭裂。唇腭裂的发生程度可有很大差别,轻则上嘴唇仅稍有裂开,重则双侧唇裂,并一直延伸伴有腭裂,严重影响吞咽动作,喝水时经常呛入肺内而引起肺部感染。上腭裂还会影响患者发音,患者常常吐字不清晰,发出嗡嗡的怪音。

2. 发生唇腭裂的原因 有的地方对唇腭裂错误的概念

是:孕妇孕期吃兔子肉引起,这是荒谬的传言。目前,医学上还不能确切知晓唇腭裂的发生根源,通常认为由以下两大原因造成:环境因素,主要是母亲怀孕早期(怀孕3个月以前)出现下述某种状况可能会导致宝宝唇腭裂:病毒感染,如孕妇上呼吸道感染、风疹等;药物作用,如服用抗癫痫药、类固醇、抗过敏、抗癌药物等;内分泌,精神性或损伤性的因素,如遭到强烈的精神刺激、身体外部遭损伤等。营养因素:早孕期的呕吐,厌食,偏食等导致维生素 D、叶酸、铁、钙等的缺乏。其他因素:如照射 X 线、吸烟、酗酒、缺氧。另外,唇腭裂有相当部分是遗传的,一般唇腭裂发生在第一胎的概率为 1/600,如果第一胎是唇腭裂,在第二胎发生唇腭裂的概率为 3/100。

3. 唇腭裂的治疗　怀孕期间的 B 超筛查可以将大部分唇裂筛查出来。根据病情的轻重程度不同,有些唇腭裂不一定要终止怀孕,程度轻的唇腭裂婴儿从一开始就可以得到循序渐进的周密治疗,使唇腭裂患儿从功能、外形和心理上最大限度地接近正常人,尽早地融入社会。

4. 唇腭裂的预防　预防唇腭裂的第一道防线是将孕前保健做到位,孕前及孕期要营养平衡、情绪稳定、慎重用药、防范病毒、远离辐射、戒除烟酒,建议夫妇二人都要服用叶酸。预防唇腭裂的第二道防线就是 B 超的筛查,当然由于胎儿在子宫内的位置等因素,目前 B 超的筛出率还达不到100%。预防唇腭裂的第三道防线就是出生后的手术修补,其实确切地说,手术修补不是预防措施,而是治疗措施。

(十二)苯丙酮尿症可以治愈吗

1. 什么是苯丙酮尿症　苯丙酮尿症是一种以智力低下为特征的先天代谢病,是营养物质氨基酸的代谢异常引起的一种疾病。普通的食物营养中含的一种氨基酸叫苯丙氨酸,人体在正常代谢状态时可以将苯丙氨酸在酶的催化下变成人体需要的酪氨酸,这种酶叫作"苯丙氨酸羟化酶"。苯丙酮尿症的患者体内缺乏这种特定的酶,而不能将苯丙氨酸转化成酪氨酸,那么只好代谢生成大量的对人体有害的苯丙酮和苯乙酸。这两种代谢物质刺激大脑细胞,并影响脑神经的合成代谢而导致智力低下,使平均智商只有40。另外,因为代谢障碍,还可有皮肤和头发的色素减退表现。由于苯丙酮在体内大量存积,患儿的尿中也有大量排泄,故尿中会发出很特殊的鼠尿气味。这就是新生儿常规筛查的疾病苯丙酮尿症。重要的是,苯丙酮尿症是一种可查可治的遗传病。

2. 苯丙酮尿症的病因　苯丙酮尿症是一种因基因突变而发生的隐性遗传病,在近亲结婚的家族中发病率较高,但大多数患病儿童都是来自新产生的基因突变。苯丙酮尿症在我国的平均发病率为 1/16 500,北方地区发病率高于南方地区。在白人中的发病率很高,约为 1/1 000。

3. 苯丙酮尿症的治疗　刚出生的患有苯丙酮尿症的新生儿只要有了第一次的哺乳,体内就会产生苯丙酮,只用微量的血液就可以做出诊断。我国进行了大范围的新生儿的苯丙酮尿症免费筛查,这一措施也有效地降低了智力低下儿的发生率。苯丙酮尿症是目前可以做到早期治疗的为数不多的遗传病之一,治疗方法很有效,就是限制苯丙氨酸的摄入,给予不含苯丙氨酸的特殊食品,如素食餐、低动物蛋白和特殊奶粉等,体内也就不会产生苯丙酮和苯乙酸了。苯丙酮尿症治疗得越早效果越好,经早期治疗的患儿可以像正常人一样生活。

(十三)为什么近亲三代不能结婚

近亲婚配,是指在三代之内有共同祖先的男女进行婚配。近亲婚配的夫妇有可能从他们共同祖先那里获得同一基因,并将之传递给子女。因此,近亲婚配增加了某些常染色体隐性遗传疾病的发生风险。例如,表兄妹婚配,祖先一方为表妹的外祖父母,另一方为表兄的祖父母,实为同一对夫妇。表兄妹之间基因相同的系数是 1/16。

禁止近亲结婚的目的是防止隐性遗传病的发生,从而制定了有关法律。在正常人群中,每一个个体都会携带有五六种不同的致病基因,每一种致病基因在正常人群中的携带频率是不一样的。随机结婚的夫妇二人同时携带相同致病基因的概率极低,血缘相距越远,两个相同致病基因相遇的概率就越小。当近亲结婚时情况就大不相同了。

一个理想的群体应该是无限大的,在群体中的个体之间合理的婚配应该是随机的,任何男女之间的婚配应该是机会均等的。由于人类的活动范围是有限的,人们在相对稳定的一个群体中通婚,个体的特征总是有相近之处。我们经常通过观察一个个体,很容易就能看出地域的特征。例如,南方人与北方人,少数民族,还有中国人、日本人、朝鲜人和越南人,各地区和各国家的人一眼就能分辨出来,这

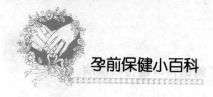

些都是遗传基因的相近性造成的。所以,遗传病在各个地区的发病率也是不一样的。总之,近亲结婚可以使遗传病的发生率大大增加,甚至有些遗传病的发生率可以增加几十倍,而且隐性遗传病的种类有上万种之多,近亲结婚后致病基因相遇的概率会更高、更可怕。

(十四)生育过多发畸形儿再想怀孕怎么办

1. 什么是多发畸形儿　多发畸形儿是指新生儿身体存在两种或两种以上解剖学的异常。多发畸形儿占各类先天畸形儿的1/5,在新生儿中占3‰。多发畸形儿出生后应该明确畸形的类型,由于多发畸形儿是胎儿自身染色体畸变引起,所以根据染色体畸变的类型可以找到致病的原因。首先需要检查新生儿的染色体核型,并进行详细体检,必要时做病理检查。生育过多发畸形儿的,如果想再生育,一定要带着全部检查结果做遗传咨询。只有经过遗传咨询的指导,在条件允许的情况下才能再一次怀孕。

2. 从家庭发病史查找线索　年轻夫妇结婚后有两次早孕期的自然流产史,曾经生过一个多发畸形儿,准备再次生育,对于这种情况,我们首先考虑可能为染色体异常造成的胎儿多发畸形和胚胎停育,应该做染色体核型分析。如果女方为染色体相互易位的携带者,染色体之间发生断裂和易位。对于这种染色体异常,生育完全正常后代的概率只有1/18,另有1/18的概率可以生育与母亲完全相同的染色体相互易位携带后代,也就是有1/9的生育机会,其余的机会将都会自然流产或者为多发畸形儿。对这种异常核型的夫妇只能劝其不生育，因为流产的概率太高了。

异常的染色体限于某两个染色体之间的不平衡易位，在很大程度上异常来自双亲，应该是双亲之一染色体的平衡易位引起的多发畸形儿。对多发畸形儿进行染色体核型分析，从中发现畸形的原因。如果染色体的异常涉及多条染色体，或者染色体为多种形态的异常，而且双亲的染色体正常，应该认为是非遗传所致。

3. 从夫妇生活中查找线索最重要　双亲的染色体正常，并且排除了遗传性致畸，应该仔细了解双亲的身体健康状况、双亲的生活史、工作环境及夫妇生活环境等多种因素，是否存在与不良致畸因子的接触。可从以下3个方面考虑。

(1)各种感染性疾病：是否存在风疹病毒、巨细胞病毒、单纯疱疹病毒的感染，是否患慢性盆腔炎、阴道炎及身体其他器官的炎症。

(2)是否曾经服用过强致畸药：药物致畸往往是在怀孕的早期及受孕期间，如消炎药、抗病毒药、治疗精神疾病药物、抗肿瘤药物，以及还没有被认识到的化学药物。

(3)生活、工作环境是否存在化学、物理及放射性物质：与化学物质接触后是否可能致畸要考虑到与有害物质接触的种类、剂量、接触的程度和时间长短，上述均呈正比的关系。接触的量越大，时间越长，越密切，致畸的可能性就越大。另外，怀孕期越早接触有害化学物质，胎儿就越敏感，致畸的可能也就越大。对于这类准妈妈应该采取尽早脱离有害物质的接触，按时做产前畸形儿的筛查，必要时做产前诊断如羊水细胞染色体分析。进行B超检查，除外心脏、四肢

及肠道的异常,及时补充维生素,减少对胚胎细胞的损害。

(十五)孩子的智力程度是由什么决定的

1. 智商与遗传的关系 根据大样本的研究证明,智力的遗传是客观存在的,事实也是客观认可的。智力在50%～60%的程度上是由遗传决定的。在一个家庭中,父母双方有一方智力低下的,他们所生的子女中智力低下的发生率明显高于父母智力均正常所生的子女。当然,父母都智力低下,他们所生的子女智力低下的发生率更高,事实足以证明了智力与遗传的关系。虽然智力与某些遗传基因有关,但也受着外界环境的影响。如果父母有意识在智力方面给予培养,加上本身主观努力、刻苦求学,亦能补救遗传缺陷,提高下一代的智商。

2. 脾气性格是否遗传 性格的形成有许多是先天的成分,如父母一方是急性子,一方是慢性子,那么子女几乎有一半的可能性是急性子或慢性子。如果母亲在孕期经常生气、发脾气、则血液中激素水平会很快升高,体内的有害化学物质的浓度也会在短时间内增多,这些物质可以通过血液循环很快遍及全身,并且能通过胎盘屏障进入羊膜腔。奇怪的是,这些物质还会在胎儿身上直接发生作用,孩子出生后在性格、情绪上会还原母亲的性格和情绪。如果孩子出生后离开父母生活,实验证明其孩子的性格及脾气与监护人相似,这也是外在因素造成的。

(十六)父母哪些特征会遗传给孩子

遗传学家研究发现,父母哪些特征会遗传给孩子是有一定的规律的，以下这些特征遗传比较明显。

1. 肥胖是最易遗传的　经过大样本的研究证明，肥胖的体质是最容易遗传的，如果父母都是肥胖者，60％的子女会成为胖子；如果父母一方肥胖，20％～40％的孩子会变胖。父母都是瘦型的或体格正常的人，其子女肥胖只占1％～10％。世界卫生组织（WHO）已认定，肥胖是一种疾病。肥胖如何界定，WHO提出了以体重指数作为诊断标准，体重指数主要反映全身性超重和肥胖。衡量肥胖的另一个指标是腰围，腰围是反映脂肪分布的指标。我们中国人男性正常腰围≤85厘米，女性腰围≤80厘米，超过这个标准也是肥胖。

肥胖病可由父母遗传获得，也可能是某些遗传疾病的特征，如多囊卵巢综合征、库欣综合征、糖原积累综合征等。

2. 母亲身高与子女身高有关　成人身高75％取决于遗传，近25％取决于生长环境等其他因素。但长期以来，并不清楚子女的身高究竟是父亲影响多一些，还是受母亲影响多一些。曾经有美国医学专家的研究提出了自己的结论。他们选出1 000名男女婴儿，定期测量身高，发现婴儿在5岁以后的身高增长与父母的身高有显著关系。在营养良好的情况下，父母的遗传是决定儿童身高差异的主要因素，其中母亲的身高尤为关键，母亲身材较高者，孩子也大多长得较高。为什么孩子的身高以母亲的遗传为主，目前还不清楚。

3. 秃顶与父母遗传的关系　研究发现，秃顶属于一种半遗传性现象，在后代的男性身上为显性遗传，在女性身上为隐性遗传。也就是说，秃顶是由父亲遗传给儿子的。如

果父亲是秃顶,外祖父也是秃顶,男孩子秃顶的发病概率是100%。如果父亲不是秃顶,外祖父是秃顶,男孩子有25%的可能是秃顶。如果父亲不是秃顶,外祖父也不是秃顶,那么男孩子秃顶的概率几乎为0。

但是,也有的研究者认为,男性秃顶与母亲也有关系。男性秃顶的基因性质:雄激素受体基因变异可能就是男性秃顶的根本原因,而这种基因是遗传母亲的X染色体。因此得出结论,母亲的遗传基因与孩子是否秃顶的关系也非常密切。雄激素受体基因帮助管理男性性激素的分泌,如睾酮,虽然这类激素刺激身体毛发和脸部胡须的生长,但是分泌旺盛却会导致秃顶,基因变异可能导致头部雄激素活动旺盛。

4. 肤色与父母遗传的关系   研究发现,肤色的遗传有"乘后再平均"的特征。这是因为人类肤色遗传是有2对以上的基因控制的,不同肤色的基因对后代作用是相同的,不存在显、隐性基因,所以如果父亲肤色较黑,而母亲皮肤白皙,那么孩子会得到一个"中和"的肤色。在同种人中间配婚,其后代子女肤色相差多大,如果一个白人和一个黑人通婚,那么生下来的孩子就是灰黑色。如果父母的皮肤都黑,儿女就不大可能有白皙的皮肤。若一方白,一方黑,则子女的肤色居中。因此,黄种人生的孩子,一定是黄种人的肤色。当然,偶尔也会出现基因变异,出现黑皮肤夫妇生出白色皮肤孩子的事情,但这种事情的概率是非常非常低的。

5. 声音的遗传   现实中,声音比外观、形体更有遗传性,当在打电话时,看不见对方的模样,但亲骨肉之间的说话好像差不多,血缘关系越近,声音越相似。声音不仅与喉有关,而且与肺有关,还由鼻腔的大小、张口的大小、舌的长短等因素综合所决定。而这些方面无不遗传有父母的基因,所以声音遗传是更明显的,声音是遗传的,但语气是后天发展培养的,所以语音后天发展也很重要。

6. 面部特征的遗传

(1)下腭:研究发现,下腭形状是一种显性的临床特征,如果父母任何一方有下巴突出的特征,子女很有可能也是这种特征的下腭形状。

(2)眼睛:眼形是遗传的,而且大眼睛相对于小眼睛是显性遗传。只要配偶是大眼睛,生的孩子是大眼睛的可能性就大一些。在眼球颜色方面,黑色颜色比浅颜色更显示显性遗传。也就是说,如果黄种人与蓝眼睛的白种人结婚,所生的孩子大多是黑眼球,而不会是蓝眼球。

(3)睫毛:长睫毛是显性遗传。父母双方只要有一方拥有动人的长睫毛,孩子遗传长睫毛的可能性就非常大。

(4)双眼皮:双眼皮属于显性遗传。若父母是双眼皮,其子女很有可能是双眼皮。当父母有一人是双眼皮时,后代在幼儿双眼皮只不过 20%,中学生有 40%,到大学生就占到 50%。

(5)鼻子:一般来说,鼻子大、高而鼻孔宽的人呈显性遗传。父母双方中有一人是挺直的鼻梁,遗传给孩子的可能性就很大。另外,鼻子遗传基因会一直持续到成年,也就是说,小时候矮鼻子的人,长到成年时期还有变成高鼻子的可能。

(6)耳朵:耳朵的形状是遗传的,而且大耳朵是显性遗传,小耳朵是隐性遗传。父母双方只要有一方是大耳朵,那么孩子就极有可能是一对大耳朵。

(7)青春痘:有专家对青春痘患者的家族发病情况进行了调查,发现 62%的患者其父母一方或双方曾患过青春痘,所以青春痘具有遗传倾向。另外,有人对同卵双胞胎的青春痘患者进行了研究发现,同卵双胞胎者一方患有青春痘,则另外一方几乎 100%也患该病;而且发病年龄、皮疹类型及部位都往往一致。如果父母双方都长过青春痘,子女遗传可能性大约为 90%以上。

7. 寿命由谁决定　寿命绝对与遗传有密切的关系。微生物学家海费利克经多年的研究认为,每种动物细胞分裂的次数和细胞分裂周期都是事先安排好的,而且细胞分裂次数及分裂周期与物体寿命是有相关性的。

寿命也是有遗传基础的,寿命的长短有家族聚集的倾向性,如夫妻家族中有长寿的先例,那么孩子长寿的可能性是很大的。资料统计,除外非正常死亡的双胞胎,男性双胞胎死亡的平均时间相差 4 岁,女性双胞胎仅差 2 岁。寿命也受环境因素的影响,如饮食习惯、生活习惯、工作环境等都会影响人的寿命。

(十七)夫妻双方血型对新生儿有什么影响

1. 溶血　人体内的红细胞破裂,血红蛋白逸出称红细胞溶解,简称溶血。在成人身上发生是有某些理化因素和毒素引起,在新生儿身上出现溶血症状主要是由于 ABO 血型系统不合或 Rh 血型系统不合这两种原因,最常见的是 ABO 血型系统不合。但是,如果是 Rh 血型不合引起的溶血是非常严重的,新生儿死亡率可达 90%以上。在怀孕期间或分娩时胎儿可以有少量红细胞进入母体,若彼此血型不合,母体体内缺乏胎儿红细胞所具有的抗原,母亲会产生相应的抗体。由此产生的免疫抗体通过胎盘绒毛膜进入胎儿血液循环,与胎儿红细胞凝集、使之破坏而出现溶血,引起贫血、水肿、肝脾大和出生后短时间内出现进行性重度黄疸,甚至发生胆红素脑病,危及新生儿的生命与健康。

2. 孕前夫妻查血型的意义 当备孕夫妻的血型都是 O 型时,不必做溶血检查,因为这不存在溶血。有下面这些情况的小夫妻需要进行孕前溶血检查:病史中有自然流产史及前一胎新生儿黄疸史者;O 型血妻子在孕前查出抗 A 或抗 B 抗体效价较高者;O 型血妻子在孕期抗 A(B)IgG 效价＞1∶64 者。疑有血型不合的实验室辅助诊断抗体检查:ABO 血型不合的夫妇同时抽血,测定妻子血中对其丈夫红细胞的免疫抗 A 或抗 B 抗体及其滴度,效价≥1∶128 时才有意义,≥1∶512 时提示病情较重,应住院治疗。因此,为加强孕期保健,怀孕前夫妇双方一定要查血型,以便早期发现血型不合,预防治疗。

3. ABO 血型不合孕妈妈注意什么 经统计妊娠存在血型不合所占比例约 30%,但新生儿溶血症的发病率仅为 11.9%,且很少有严重病例发生。ABO 溶血症多在第二胎发生,新生儿溶血症发生的机会和严重程度随着胎次的增加而增加。另外,也有是第一次生育,此抗原可经过各种途径进入人体,产生抗体,导致婴儿发生新生儿溶血症。如在孕前被查出血型抗体效价高者,可在孕前先进行中药治疗来降低抗体,预防怀孕后宝宝患 ABO 溶血症。孕后定期检查抗体效价,因为抗体在孕 28 周后才产生抗体,所以第一

次在孕 16 周开始查抗体,第二次在孕 28～30 周,以后 2～4
周查 1 次,自抗体效价增高时开始给予孕妇口服中药,每日
1 剂至分娩。

(十八)不宜结婚生育的遗传性疾病有哪些

1. 哪些人不能结婚生育 遗传学家不赞成一些有遗传
性疾病的人结婚,尤其是生育也是基于这样的道理的。我
国的法律就规定,当男女双方均患有精神分裂症、抑郁狂躁
病或重度智力低下时,就不能结婚生育。这是考虑到双方
都是这样严重疾病的患者,都没有正常人的生活、工作、交
际等能力,不能照顾自己和对方,无法行使自己的法定权
利,而且其后代大多也患有这样的病。又如,当男女双方或
其中一方患有性病、麻风、精神病或处于传染病隔离期时,
应暂缓结婚,这些疾病不但会传染给对方,还会影响妊娠,
导致流产、畸形儿的出生。

2. 哪些病不适宜结婚 在我国婚姻政策中,还有一些
疾病患者被劝阻结婚和生育。这样的人结婚后会影响婚姻
和后代的健康。但是,这些患者在治疗康复后是允许结婚
生育的。影响性功能的生殖器缺陷,患有生殖器官发育异
常及疾病将直接影响婚后性生活及生育,对这些疾病应在
婚前仔细检查,妥善处理。例如,男性阴茎包皮过长或包茎
应在婚前做包皮环切术,待伤口愈合 3～4 周后再结婚。精
索静脉曲张是男性不育的主要原因,但不影响性生活,可以
结婚,不过越早做手术越好。处女膜闭锁的女性应在婚前
手术治疗。患有影响婚育的内科疾病,如心、肝、肺、肾等重

要脏器疾病者,应了解是否影响婚后生活和生育,从而进行治疗和采取妥善的对策。

3. 哪些病可以结婚但不能生育　我国法律规定,患有一些特殊疾病的患者可以结婚但禁止生育,包括以下几种类型。

(1)男女任何一方患有严重的常染色体显性遗传病,如强直性肌营养不良、软骨发育不全、遗传性致盲眼病等。

(2)男女双方均患有相同的严重常染色体隐性遗传病,如先天性聋哑。

(3)任何患有先天性疾病、精神分裂症、躁狂抑郁性精神病等多基因遗传病,并在其家庭中发现多例这种遗传病患者。

(4)某些罕见的严重遗传病患者,如能导致子女死亡或生活不能自理者,或子女能直接发病,又不能治疗者。

(十九)可以遗传的病症有哪些

1. 高血压、高血脂　如果父母一方患有高血压或高血脂,孩子患病概率是 50%。如果父母双方都患有高血压或高血脂,概率将提高到 75%。这种疾病的遗传性很大,即使是父母、祖父母、外祖父母中仅其中一人患心脏病,或者在 55 岁之前曾被确诊为心脏病,孩子的得病率也非常高。他们发生心脏病的概率要比父母没有心脏病的子女高出 5~7 倍。

2. 过敏和哮喘　如果父母中有一人患哮喘或过敏症,孩子患病的概率是 30%~50%;如果父母双方都患有哮喘或过敏症,概率就会提高到 80%。所以,有父母遗传因素的后代,在生活和饮食上要注意,远离过敏源,少吃蛋白高的物质。

3. 耳朵发炎、鼻炎 慢性中耳炎大多是因为内耳的生理解剖引起,如果父母长期耳朵发炎,遗传给孩子的可能性有 60%～70%。因为父母很有可能遗传给孩子脸型或者耳咽管的结构,因此有这种遗传基因的孩子更容易出现中耳炎。鼻炎大多是遗传的,最常见的过敏性鼻炎、慢性鼻炎和慢性鼻窦炎,这 3 种鼻炎都有家族遗传倾向。

4. 近视 近视与遗传有一定关系,尤其是当爸妈均为高度近视时,宝宝近视概率会更大,即使一出生不是近视,一旦受到环境影响,就可能发展为近视。因为遗传因素而成为近视的人数仅占近视总人数的 5%,后天环境和习惯的影响更加不容忽视。

5. 龋齿 不能说龋齿本身是遗传的,但容易患龋齿的体质确是遗传的。父母龋齿多,子女患龋齿也不会少,父母发生龋齿率低,子女患龋齿就少。

6. 糖尿病 糖尿病亲属发病率比非糖尿病亲属高 10 倍,2 型比 1 型糖尿病的遗传倾向更显著。

7. 母亲可能会遗传给子女的疾病

(1)肺癌:母亲或母亲的同胞姐妹中若有人患有此病,遗传给子女的机会要比父亲同病遗传给儿女的机会大 2～3 倍。

(2)心脏病等:母亲可能将特定的基因遗传给子女,如高脂血症、心脏病等。

(3)肥胖:女儿的体重、体型与母亲比较相似,体重遗传的因素占 25%～40%。

(4)糖尿病:2 型糖尿病通常在 40 岁以后发生,是一种常见病,有 20%～40%的子女是母亲基因遗传的。

（5）妊娠高血压：如果母亲孕期患有妊娠高血压，则女儿妊娠时也可能患上此病。

（6）高血压：患有高血压的母亲所生婴儿易患此病。

（二十）先天智力低下都是遗传所致吗

先天智力低下是先天发育缺陷造成的。造成的原因不一定都是遗传所致，有的与遗传有关，有的与环境因素有关，有的与母亲患病有关。其中，多基因遗传是一个重要因素。

1. 与遗传相关的病因 先天智力低下具有显著的遗传异质性，多有家族遗传现象或者父母为近亲结婚。与遗传有关的智力低下占先天智力低下的 40% 左右。这种智力低下需要具体明确遗传类型，在医生的指导下再进行下一次怀孕。染色体病引起的先天智力低下，如先天愚型（21-三体综合征）、脆性 X 综合征，性染色体病的智力低下程度较轻。先天性代谢病引起的先天智力低下，如甲状腺功能低下、苯丙酮尿症、半乳糖血症等，由于身体营养物质代谢紊乱而导致脑细胞发育停止或异常。另外，小头畸形所致智力低下，为双亲智力低下遗传所致。

2. 非遗传致病病因 在没有家族遗传病史的智力低下者，非遗传性智力低下占先天智力低下的 60% 左右。应该努力查找病因，消除病因。

（1）环境因素伤害：母亲怀孕期间接触有毒物质，接触甲基汞、铅、酒精、X 射线等，影响大脑神经发育，还有缺碘造成的智力低下。

（2）子宫内环境异常：例如，母亲患有妊娠高血压，因宫

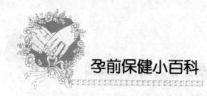

内缺氧导致的胎儿窒息,造成胎儿脑细胞损伤;营养不良和疾病引起胎儿贫血和缺氧造成胎儿宫内发育迟缓。另外,早产儿也容易出现智力低下。

(3)药物毒性作用:早孕胚胎期错误地用药,药物毒性作用所致。

(4)宫内病毒感染:如巨细胞病毒、风疹病毒、单纯疱疹病毒等感染胎儿所致。

(二十一)精神性疾病患者能生育吗

1. 什么是精神性疾病　精神性疾病主要是一组以表现在行为、心理活动上的紊乱为主的神经系统疾病。目前研究所得到的结果认为,主要是由于家庭、社会环境等外在原因,以及患者自身的生理遗传因素、神经生化因素等内在原因相互作用所导致的心理活动、行为及其神经系统功能紊乱为主要特征的病症。

2. 与生育有关的精神性疾病　与生育后代有关的精神系统疾病,也就是与遗传有关的精神系统疾病,可以分为两种:一种是精神分裂症,主要表现为分裂样人格、思维散漫和妄想;另一种是情感性精神病,如狂躁症和抑郁症。精神性疾病有一个现象,即一个家族中往往会出现多人患有精神性疾病,但程度有所不同。精神性疾病属于多基因遗传性疾病,人群的发病率约 1.7‰,而随着工作和生活压力的增加,精神性疾病好像离人们越来越近了,特别是抑郁症的发病人数在逐渐增多。这个现象告诉我们,精神性疾病的发生与环境有很大的关系。在相同的遗传背景下,并非人人都会发病。只有当精神长期紧张,心理压力持续增大的情况下才会发病。所以,发病的决定因素是遗传与外界环境二者共同作用的结果。在具有了家族遗传背景的情况下,其子女会比无遗传背景的人,在相同条件下更容易患精神性疾病。

3. 后代发病概率评估 是遗传病就一定会有发病的规律,以下 3 个因素可以帮助评估子女发病的概率。

(1)与家族中发病人数多少有关:如果家族中发病的人数越多,患者子女发病的可能性就越大;如家族中几乎无人发病,那么子女患病的可能性也很小。如子女中已经有 1 人发病,第二胎的发病概率是 8.99%;子女中已经有 2 人发病,第三胎的发病概率是 15.4%。

(2)与血缘关系远近有关:家族中患者血缘关系越近,子女发病的可能性就越大。如果祖父母和外祖父母中已经有 1 人发病,子女发病的可能性是 5.3%;如果子女中已经有 1 人发病,其第二胎的发病概率是 8.99%,因为同胞的血缘比祖父母的血缘关系更密切。

(3)与病情轻重有关:家族中其他患者的病情越重,患者子女发病的可能性越大。

4. 如何防止精神性疾病的发生 近年来,我国各种精神障碍发病情况出现上升趋势。但无论是哪种精神症状,发作前都有一些前兆,最典型的是情绪激烈变化和性格突然改变。例如,以自我为中心、激惹性特别高、容易记仇,对他稍有冒犯就会无休止地还击下去等,如果身边有这样的人群,建议家人能够及时带他们到医院甄别就诊。

由于精神性疾病是在遗传因素和环境因素双重作用下才发病的,家族遗传基因我们是改变不了的,而环境因素则

相对可以改变。又由于精神性疾病多是在受到精神强烈刺激的情况下发生的，如抑郁症是在长期精神紧张和心理压力大的情况下发生的，所以相关部门对有家族遗传背景的易患病人群应该制订出防止发病的措施。精神性疾病患者的治疗是长期的，而且所用药物大多是致畸性很强的药物，在病情尚未得到控制、必须长期用药的情况下是不能怀孕的。若病已治愈且停止用药，必须经过遗传咨询，在医生的指导下才可以考虑怀孕。

（二十二）哪些遗传性疾病需要选择胎儿性别

1. 准爸爸基因异常　伴性遗传病是指在遗传过程中子代的部分性状由性染色体上的基因控制，这种由性染色体上的基因所控制性状的遗传方式就称为伴性遗传。目前，人类共有 190 多种伴性遗传隐性疾病，如白化病、色盲、肾源性尿崩症等。有 10 多种伴性遗传显性疾病，如佝偻病，遗传性慢性肾炎等。隐性遗传多数是母传子，显性遗传全为父传女。血友病是伴性遗传隐性疾病，如果患病男性与正常女性结婚，则所生男孩正常，所生女孩为致病基因携带者，这样的夫妇应生男孩。与隐性遗传相反，患有遗传显性疾病的男性与正常的女性结婚，所生女孩患病，男孩正常，夫妇也要生男孩，不要生女孩。伴性遗传病的遗传是有科学规律的，为了避免患儿出生给家庭带来不幸，患有伴性遗传病的男性婚后想要生育，应进行遗传咨询，在医生指导下慎重选择胎儿的性别，以避免新的遗传病患儿出生。

2. 准妈妈基因异常　为了保护人种质量，阻断某些对人口素质影响较大的遗传病，控制性别是一项有效的措施。因为，有些遗传病与性别有很大关系，称为伴性遗传病，比如血友病，调查发现，患者多是男性，女性带有致病的基因，可以把致病基因传给她的子女，生儿子则为血友病患者，生女儿则为下一代血友病的携带者。鉴于以上情况，如果胎儿是男性，最好终止妊娠，是女性则可保留。女儿长大结婚后，也只能生女孩。因为女性只是致病基因的携带者，不会发病，而男性则发病。

七、不孕不育知识的再认识

（一）什么是不孕不育

人们常常将"不孕症"和"不育症"混为一谈，其实两者在医学上的定义是有区别的。不孕症是指女性而言，不育症是指男性而言。女性无避孕性生活至少 12 个月而未孕者称为不孕症。以前都是说结婚时间，现在专家已经将模糊定义纠正了，现在改为性生活时间是比较客观的。同样的时间原因在于男方的称为不育症。因此，在未确定原因前，称为不孕不育症，双方均存在问题的也称不孕不育症。

不孕不育症是影响男女双方身心健康的世界性问题，目前全世界有 8 000 万至 1.1 亿人有不能生育的问题，且近年来其发生人数还在逐渐增加。不孕不育症虽然不是致命性的疾病，但是会造成个人痛苦、夫妻感情破裂、家庭不和，是全世界的一个主要的医学和社会问题。

（二）不孕可分为几种类型

1. 原发不孕及继发不孕　育龄夫妇婚后同居 1 年，未避孕而从未怀孕者称为原发性不孕；育龄夫妇以前怀过孕，现同居 1 年，有正常性生活，从未采取任何避孕措施，未能受孕为继发性不孕。

2. 器质性不孕和功能性不孕　器质性不孕指生殖器的

器质性病变引起的不育,如生殖系统炎症、肿瘤、畸形等。功能性不孕主要指内分泌异常引起的不孕。例如,盼子心切,精神过度紧张、焦虑、忧郁导致排卵障碍所致的月经紊乱,高泌乳素血症都属功能性不孕。还有不明原因的不孕。与人类的生育率有关的因素包括性交的次数和女方年龄:20 岁时一年内怀孕的概率为 65％,30 岁时为 54％,40 岁时为 40％。结婚年龄过小,生殖系统发育不成熟,不孕率高;结婚年龄大于 30 岁,特别是大于 35 岁,卵巢功能开始下降,不孕率也随之增长。

　　不孕症的发病率及患病率与社会因素有关,在各国各地区均有很大差别,这与社会发展、民族习俗、文化卫生等因素有关,如我国的不孕症发病率低于日本(20％)、英国(17％)和美国(15％)。在一些发达国家,每 6 对夫妇中即有 1 对不孕。我国自改革开放以来,不孕症也有明显增加的趋势,这与晚婚、晚育、婚前或计划外怀孕行人工流产、患性传播性疾病等有关,因此必须加强宣传教育。

(三)诊断不孕不育有哪些检查方法

　　患有不孕症,夫妻双方都要进行检查,确诊并不困难。查明原因后,再根据病因进行相应处理。

　　女性不孕症的检查,除了医生询问病史,进行一般的体格检查和妇科检查外,大多要检验血液常规、尿常规、便常规、血沉、血型,并拍胸部 X 线片,看看有没有可以造成不孕的全身性疾病。此外,还需要了解家族史、放射线及毒物接触史、烟酒嗜好等。初诊怀疑有内分泌疾病时,需要做相关的内分泌检查,如性腺、甲状腺、肾上腺皮质、胰岛功能检查

等。了解生殖器有无发育畸形、损伤、炎症、肿瘤等,还要检查白带有无炎症。

1. 排卵功能检查 排卵异常不仅对女性生育造成影响从而导致不孕,还会对女性造成其他的一些麻烦,所以定期体检是非常重要的。可通过检查阴道脱落细胞和宫颈黏液、黄体期黄体酮测定、基础体温测定、连续 B 超监测卵泡发育及排卵、确定排卵时间、了解黄体功能是否正常等。排卵试纸测排卵不太准确,因为它是一种检测体内激素的检查,激素增高不一定排卵,所以监测排卵还需 B 超诊断。排卵功能有障碍的患者,还要做其他的试验检查,以明确原因。

2. 输卵管通畅检查 输卵管不通畅致使精子和卵子不能相遇是不孕症的重要原因之一。了解输卵管通畅与否是治疗不孕症的第一步。大多数输卵管不通畅是后天因感染或怀孕而引起的轻度粘连,少数是由于先天发育异常所致。输卵管通畅检查要在月经干净后至排卵前的这段时间做,常用的方法是输卵管通液术或子宫输卵管造影术。可以找出阻塞的部位,明确是否存在子宫畸形、子宫黏膜下肌瘤,以及子宫内膜和输卵管是否有结核等病变。

(1)输卵管通液术:输卵管通液术是 80 年前创立的一种输卵管通畅方法,即利用液体的流向和压力来判断输卵管情况。医生们常用生理盐水加入一些辅助药物将 20 毫升左右的液体轻轻推入子宫腔,根据手中的压力及患者的反应来判断是否通畅,是既简便又经济的方法,一般作为初步筛查方法应用。

(2)输卵管造影术:子宫输卵管造影是通过导管向宫腔

及输卵管注入造影剂,利用 X 线诊断仪行 X 线透视及摄片,根据造影剂在输卵管及盆腔内的显影情况来了解输卵管是否通畅、阻塞部位及宫腔形态的一种检查方法。

(3)输卵管通液和造影术哪个更好:输卵管通液术既经济又操作简便。通液使用的是无伤害的生理盐水或较安全的抗菌药,并且没有 X 射线对卵巢的直接照射,对卵子是安全的,如果通液结果是通而不畅,可以在 1～2 天内再次操作,故也可以治疗因轻微粘连导致的不通畅,甚至通液后当月就可以怀孕成功。但因不能造影,故不能判断是否双侧输卵管都是通畅的,也不能了解输卵管的形态。输卵管造影术因是在 X 线照射下操作,医生是可视的,可以较清晰地了解双侧输卵管的形态及通畅与否,造影的同时可以进行输卵管疏通术。但是,此方法操作相对复杂,损伤大一些,特别是 X 线直接照射卵巢,因而可能损伤卵细胞,造成对卵子的潜在伤害。从优生的角度考虑,我们一般建议首先选用输卵管通液术的方法。由于大多数人是轻微的粘连,用液体很容易疏通,操作过程不接触 X 线,生殖细胞的安全是有保障的。如果输卵管粘连严重或者输卵管先天发育畸形,经通液术也无法疏通时,再考虑用输卵管造影术,以确切诊断指导治疗。

3. 性交后试验 性交后试验一般在排卵期进行,目的是检查精子是否能够穿过宫颈黏液而进入子宫,同时也可以检查出有无抗精子抗体或宫颈病变。具体方法是:试验前 3 天禁止性交,然后在排卵期性交,性交后 2～8 小时取出阴道后穹隆液,看其是否有活动的精子,若有精子,说明性交成功。然后取宫颈黏液,如果宫颈黏液拉丝长,放在玻

璃片上干燥后形成典型羊齿状结晶,说明试验时间是合适的,再取宫颈黏液继续进行检查。

4. 了解子宫内膜发育情况 应在月经前期或月经来潮的 12 小时内取子宫内膜做病理检查,进一步了解内分泌情况或其他内膜病变,但会造成一定的创伤。需要有经验的医生操作,避免造成子宫内膜损伤,如果操作轻柔,给内膜一个微刺激还可助孕。

5. 宫腔镜检查 宫腔镜检查指通过宫腔镜对女性进行检查、诊断、分析等一系列检测和治疗,宫腔镜是一项新的、微创性妇科诊疗技术。用来了解子宫腔内的情况,检查是否存在宫腔粘连、黏膜下肌瘤、内膜息肉、子宫畸形等病症,对找出不孕症的原因很有价值。宫腔镜检查最佳时间是月经刚结束至排卵前,除特殊情况外,一般以月经干净后 5 天内为宜。检查时不必上麻药,因此不需禁食。

6. 腹腔镜检查 如果上述诸项检查均正常,但是又没有怀孕,可以通过腹腔镜进一步直观检查盆腔内输卵管、子宫、卵巢有无病变或粘连,同时做相应的治疗。约有 30% 的不孕症患者可以通过腹腔镜检查,发现不孕症的原因。

(四)男性不育的原因有哪些

因为各种原因,导致有很多男性都患有不育症,在检查不孕不育症时,习惯于只查女性,这是普遍的错误。医生提示,男性原因导致的不育在整个不孕不育因素中约占 30%。男性不育有很多原因,先天性问题较大,后天性比较容易克服,只要治疗及时,还是有希望生育的。能导致男性不育的常见原因有以下几种。

七、不孕不育知识的再认识

1. 全身性疾病 肺结核引起的附睾炎和前列腺炎,都会使精子的输送发生问题;糖尿病及一些神经系统的疾病,会引起外生殖器发育不良或勃起障碍、早泄、不射精、逆向射精等,造成男性不育;青春期后的腮腺炎有时会引起睾丸炎,使睾丸失去生精能力;如果发热超过 38.5℃,会抑制精子的生成并且发热也会破坏精子的 DNA;反复的泌尿道感染会影响精液的质量;性病如梅毒、淋病、单纯性疱疹病毒的感染,都会降低精子的活力,造成男性不育。

2. 睾丸损伤 睾丸曾经受到外力伤害,也是造成不育的原因。如果在青春期前或青春期出现睾丸扭转,不及时手术会造成生育能力下降。尿道口因外伤造成狭窄也会造成精液不能射出。

3. 不良生活习惯 ①不良心理状态,心理压力过大、长时间处于过于紧张状态、抑郁、焦虑状态、悲观忧伤等都可导致精液质量下降。②长期大量饮酒、吸烟会造成精液质量的下降。③吸大麻、海洛因会影响男性生育力。④长期暴露在高温下工作,如长时间驾驶或常洗桑拿浴,都会造成睾丸生精能力下降。⑤长期接触重金属物质,如铅、镉、汞或杀虫剂,都会降低生育能力。⑥各种辐射,电磁辐射可以对人体造成影响和损害。长期严重的电磁辐射威胁着人体的生殖系统和免疫系统。⑦饮食偏嗜,如果偏食,就有可能使一些必需的物质缺乏,导致精子数量和质量减低。

4. 药物影响 常见能够直接影响精子质量的药物有:抗生素类如红霉素、螺旋霉素、麦迪霉素等大环内酯类抗生素,会使睾丸细胞的有机分裂频率减少,精子被杀伤,存活精子的活力明显减弱。一些性激素制剂如雄激素、雌激素、类固醇激素等,会造成精子数量暂时性或永久性减少。一些治疗泌尿系感染、溃疡性结肠炎的药物会造成精子数目暂时性减少。一些治疗癌症的化学药物及放射治疗也会对生育能力造成影响,甚至是不可恢复的伤害。对于这些病人可以考虑事先将精子冷冻起来备用。

5. 泌尿道手术 某些外科手术或睾丸手术等会暂时抑制睾丸的精子产生;前列腺切除手术、膀胱颈口阻塞术后的病人,有时会逆向射精,造成无精症;尿道口因外伤造成狭窄也会导致精液不能射出;疝气的手术有时会造成输精管的阻塞;输精管结扎或切除手术会造成抗精子抗体的产生,这些还会导致输精管再通手术的成功率下降;精索静脉曲张手术后,如果精子治疗还是没有改善,就需要另外寻找造成不育的原因。

6. 先天发育异常 尿道下裂症或尿道上裂症在重建手术之后可能会造成射精困难。先天性小阴茎、隐睾症也与不育的发生有关。隐睾症,因为睾丸位于腹腔内,精子长期处于温度较高的环境中而遭到破坏,所以会引起不育症。

(五)怎样读懂"精液常规"检验单

诊断不孕不育症时,首先要查男性生育能力,一般需做精液检查。检查时对精子数量、活力、活动率、液化时间、畸形率等多方面进行综合能力分析。判断精液是否正常可以从以下几个方面进行分析。

1. 精液量 每次正常精液量为 2～6 毫升,常受排精次数及频率的影响。如果多于 7 毫升则为过多,精子密度变低,还容易从女性阴道中流出,致使精子总数降低,常见于精囊炎患者;如果总量少于 2 毫升,则为精液量少,1 毫升以下为过少,容易导致不育。

2. 精液颜色 正常精液颜色为灰白色或乳白色,如节欲时间长,可呈淡黄色。若出现鲜红色、暗红色,或者显微镜下能看到红细胞,则为血性精液,常见于副性腺、后尿道炎症患者,偶可见于结核或肿瘤患者。如果精液出现黄白色或黄绿色,则提示患者生殖道或副性腺存在炎症。

3. 液化时间 正常精液射出后呈黏稠的胶冻状,经 15～30 分钟,在前列腺液化酶的作用下应液化为稀薄的液体,称为精液液化。如果精液射出 30 分钟后仍不液化,则属于异常。

4. 酸碱度和活动力 精液呈弱碱性,pH 值为 7.2～7.8。小于 7.2 见于射精管梗阻或受尿液污染;大于 7.8 见于精囊炎症或标本陈旧。世界卫生组织将精子活动力分为四级:0 级——不活动;1 级——精子原地摆动;2 级——有中等的前向活动;3 级——前向运动活跃,快速直线运动。正常的精子活动力为:2～3 级精子≥40%～50%,畸形精子<50%。

5. 存活率 正常精子数应超过 2 000 万/毫升。通常指射精后 1 小时内检查,活精子≥50%。导致精子活动力及存活率降低的常见原因有副性腺炎症、精索静脉曲张、慢性呼吸道感染引起的纤毛呆滞综合征、精液中存在抗精子抗体或标本贮存不当。

6. 白细胞 正常精液中白细胞<$1×10^6$ 个/毫升。白细胞增多表明生殖道或副性腺存在感染。

7. 采取精液时需注意什么 盛精液的容器应干净、无

菌、干燥,采集前容器的温度应与室温相同,应贴上标签,记录姓名及取精时间。标本在运输的过程中也会影响精子的活动度,如标本有污染对精液的颜色及气味会有影响。在冷天应将精液标本保温,放置在贴身内衣袋中,不可倾斜或倒置,尽可能在 1 小时内送到实验室。在精液采集前,必须停止性生活 3～5 天,这是为了保证在检查时精液量充足,能客观反映精液的质量。采集精液前,还应禁烟戒酒,忌服对生精功能有影响的药物等。精液检查还应避开身体欠佳时间,如感冒发热之后,因为此时可能会出现少精或死精的情况,会影响检查的准确性。

采精时间以晨起为佳,采精前用温水将双手、阴部,尤其是龟头洗净。可采用自慰法或电动按摩射精法引起排精。精液的排出具有一定顺序,开头部分来自前列腺、附睾及壶腹部,伴有大量精子,最后部分来自精囊,故应收集整份精液,不要遗漏任何部分,尤其是开头部分。精液检查一般要进行 2～3 次,这样可以取出其一个基线,这样的诊断比较客观。

(六)女性不孕的原因有哪些

不孕不育症的原因属女方的因素约有 60%,常见的因素可能有以下几种。

1. 外阴阴道因素 常见的外阴、阴道发育异常,如处女膜发育异常:处女膜闭锁。阴道发育异常:先天性阴道完全或部分闭锁,双阴道或阴道中隔。这些因素直接影响正常性生活的进行。阴道损伤后形成粘连,造成瘢痕性狭窄,影响精子进入子宫,影响受精。另外,阴道炎症也是不孕的一个原因,如滴虫性阴道炎和真菌性阴道炎。轻者不影响受孕,严重时大量白细胞消耗精液中存在的能量物质,降低精子活力,缩短生存时间,甚至吞噬精子而影响受精。

2. 宫颈因素 宫颈是精子进入宫腔的通道,宫颈黏液的量和性质都会影响精子进入宫腔。宫颈发育异常如先天性宫颈狭窄或闭锁,精子不能顺利通过。宫颈管和宫颈管黏膜发育不良导致腺体分泌不足,使宫颈黏液减少而影响精子通过;严重的宫颈炎症时宫颈管内脓性白带增多、黏稠,影响精子穿透;宫颈赘生物如宫颈息肉、宫颈肌瘤等阻塞宫颈管影响精子通过。

3. 子宫因素 子宫发育异常,如先天性无子宫、残角子宫、双角子宫、纵隔子宫等均影响受孕;子宫内膜炎、内膜结核、内膜息肉、内膜粘连等子宫内膜异常影响受精卵着床;子宫肌瘤、子宫内膜不典型增生、子宫内膜癌可影响受孕,黏膜下肌瘤可以造成不孕或流产。

4. 输卵管因素 输卵管具有运送精子、拾卵及将受精卵运送至宫腔的功能。输卵管病变是不孕症最常见因素,任何影响输卵管功能的因素都可能影响受精,如输卵管堵塞、粘连、运动力的减弱等均可导致不孕。

5. 卵巢因素 多囊卵巢、卵巢未发育、卵巢发育不全、卵巢早衰均可致不孕;子宫内膜异位症重度患者可造成盆腔粘连,影响卵巢功能;卵巢肿瘤影响卵巢排卵可造成不孕。此外,垂体肿瘤引起卵巢功能失调可致不孕。

6. 全身性因素 全身性疾病,如重度营养不良、过度肥胖或饮食中缺乏某些维生素,均可影响卵巢功能;内分泌代谢方面的疾病如甲状腺功能亢进或低下,肾上腺皮质功能

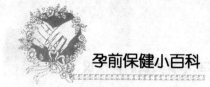

亢进或低下，重症糖尿病等，也能影响卵巢功能导致不孕。精神因素如过度紧张、焦虑，对下丘脑-垂体-卵巢轴可产生影响，抑制排卵。

7. 性生活不卫生因素 性生活不卫生是导致患者感染各种疾病的主要原因，一些妇科病、性传播疾病等，这些病症都会继发输卵管炎症，引起不同程度输卵管堵塞导致不孕症。

（七）多囊卵巢综合征为什么会导致不孕

1. 什么是多囊卵巢综合征 女性生殖系统是由下丘脑-垂体-卵巢组成的内分泌轴起主导作用的。一旦这个内分泌轴发生紊乱，激素水平就会表现异常，如雄激素水平过高、孕激素水平偏低或没有孕激素。在这样的环境中，卵泡不能按时发育成熟，卵巢不能正常排卵，没有卵子，因而无法怀孕。虽然多囊卵巢综合征会影响女性排卵，但有少数患者偶尔也会排卵，为稀发排卵。虽然只是稀发，但是只要有了排卵就有怀孕的可能，概率虽小，但是也不代表毫无可能，只是怀孕较为困难。所以，多囊卵巢综合征患者不要抱有侥幸的心理，应去正规的医院进行检查和及时的治疗。由于多囊卵巢综合征对女性生育能力的影响较大，因此要引起患者的重视。

2. 患多囊卵巢综合征的病因 多囊卵巢综合征是生育年龄妇女常见的一种复杂的内分泌及代谢异常所致的疾病，以慢性无排卵（排卵功能紊乱或丧失）和高雄激素血症（妇女体内男性激素产生过剩）为特征，常表现为长时间不排卵、雄激素过多和胰岛素抵抗。一般多在青春期前后发病,出现月经紊乱、闭经、不排卵、多毛、肥胖不孕和双侧卵巢增大呈囊性改变等问题,有的患者症状典型,有的患者只有部分症状。多囊卵巢综合征的确切病因并不十分清楚,但与以下 3 方面因素有关。

(1)下丘脑-垂体-卵巢轴功能障碍:卵巢产生过量的雄激素及雌二醇的长期刺激,使卵巢内小卵泡发育停滞,不能形成优势卵泡,导致卵巢出现多囊样的改变。

(2)胰岛素抵抗和高胰岛素血症:过量的胰岛素刺激,人体不能充分吸收、利用葡萄糖,转化和生成睾酮的增加,导致卵巢功能异常。

(3)肾上腺内分泌功能异常:肾上腺皮质活性增加、肾上细胞敏感性增加和功能亢进,产生过多的雄激素,影响了卵巢的正常功能,引起不排卵或是不规律排卵。

3. 多囊卵巢综合征的表现

(1)月经失调:卵巢多囊常给人带来许多的麻烦,最常见的症状是月经稀发,其次还有闭经和功能失调性子宫出血。患者一般初潮年龄正常,但初潮后月经不规律,其余症状陆续出现。

(2)不孕:婚后常伴有不孕,主要由于月经失调和不排卵引起不孕,少数患者可有稀发排卵或黄体功能不足,所以即使怀孕也容易流产。

(3)多毛与痤疮:由于体内雄激素分泌过多积聚,刺激皮脂腺分泌旺盛所致。多毛部位主要是上唇、下颌、乳晕周围、肚脐以下正中线、耻骨上、肛周、大腿根部等,毛粗硬而长、着色深;痤疮多见于脸部,如前额、双侧脸颊等,胸背、肩部也可出现,最初表现为粉刺,如果弄破会形成丘疹、脓包、结节、囊肿、瘢痕等。

(4)肥胖:肥胖的发生率约为50%,多在青春期出现,呈腹部肥胖型。与雄激素过多、胰岛素抵抗、游离睾酮的增加及瘦素的抵抗有关。

(5)黑棘皮症:即颈背部、腋下、乳房下、外阴和腹股沟等部位皮肤皱褶处出现对称性灰褐色色素沉着,皮肤增厚,质地柔软。

(6)双侧卵巢多囊性变:卵巢增大,有坚韧感,在腹腔镜或剖腹手术时可见单侧或双侧卵巢增大2~3倍,表面呈灰白色,光滑,有少量血管和多个凸出的囊状卵泡。

4. 多囊卵巢综合征患者需要做哪些检查

(1)妇科检查:一般性的触诊可以摸到一侧或双侧增大的卵巢。

(2)B超检查:超声检查是检查多囊卵巢综合征的最常用的方法,但少数患者的超声检查是正常的。

(3)激素测定:包括血清雄激素、促卵泡生成激素、促黄体生成素、雌激素、催乳激素,腹部肥胖型患者还应检测血糖。

(4)内分泌功能试验:以排除肾上腺肿瘤或增生的可能性。

(5)基础体温测定:判断有无排卵,排卵时呈双相型体温,没有排卵一般为单向型基础体温。

(6)诊断性刮宫:子宫内膜癌是多囊卵巢综合征的好发因素,可疑有内膜病变时需要行诊断性刮宫检查。手术应选在月经前1天或月经来潮6小时内进行,看子宫内膜有何病理改变。

（7）腹腔镜检查：可直接看见双侧卵巢有情况，诊断率很高，并且可做相应的治疗。

（8）卵巢组织活检：发现包膜较正常增厚 2～5 倍，厚薄不均，皮质下有发育至不同程度的卵泡，直径为 2～6 毫米，少数可达到甚至超过 10 毫米，卵泡内膜细胞增生及黄素化，缺乏或偶见黄体或白体。

5. 肥胖伴月经失调更容易患多囊卵巢综合征　女性肥胖与多囊卵巢综合征关系密切，特别是肥胖伴月经失调的女性更应该注意。患上这种病，40％～60％的人体重会超标。肥胖者常有胰岛素抵抗，减肥后血胰岛素水平可以下降。体重超标或肥胖、高雄激素和高胰岛素，不仅干扰卵巢功能，而且也是日后糖尿病、心血管疾病、子宫内膜癌的高危因素。尽管多囊卵巢综合征经常恋上年轻的女孩子，但是得了这种病也不用害怕。注意减肥、低热能饮食、降低体重、进行体育锻炼、适当控制饮食都是必要的。低热能饮食可以使体重明显减轻，生殖和代谢性疾病得到改善，甚至自发排卵，必要时可在医生的指导下进行药物治疗。

6. 面部有痤疮注意什么　脸上长出的痘，学名叫面部痤疮，这种疾病青春期多见，但也不完全受年龄的限制，从儿童到成人，几乎所有年龄段的人都可以发病。往往因雄激素过高和毛孔堵塞所致，痤疮是可以治好的。单纯为了缓解和消除痤疮可以吃降低雄激素的药物。此外，预防痤疮还应注意以下几点。

（1）饮食方面：要注意清淡饮食，饮食上做到"四少一多"，即少食辛辣食物，如辣椒、葱、蒜等；少吃油腻食物，如动物油、植物油等；少吃甜食，如糖、咖啡；少吃狗肉、羊肉

等。多吃富含维生素的食物,如蔬菜、水果等。

(2)生活起居方面:要乐观自信,坚持积极、合理的治疗。生活要有规律。不吸烟、不喝酒及浓茶,活动性、炎症性痤疮如丘疹、脓疱患者要少晒太阳,避免风沙,太冷、太热、太潮湿的场所也对痤疮不利。长期在电脑前工作的女生,晚上睡前一定要彻底清洗面部,对减少痤疮有很大帮助。

7. 多囊卵巢综合征的预防　多囊卵巢综合征是内分泌系统的综合征,对身体的不良影响是多方面的,因此无论是遏制病情的发展还是防患于未然,养成健康的生活方式都很重要,应尽量避免各种诱因,预防多囊卵巢综合征的发生。

(1)关注饮食结构:多囊卵巢综合征患者的饮食是非常重要的,合理的饮食习惯是协助治疗的关键。低脂、低糖、低热能饮食,控制每日吸收的总能量,使体重正常,体重正常雄激素代谢也就正常了,可以改变卵巢的功能状态。患者的饮食宜清淡,多吃新鲜水果和蔬菜、全谷物、燕麦和豆类,避免辛辣刺激的饮食,尽量避免糖、商业果汁、冰淇淋、蛋糕、饼干、可乐、苏打汽水等。

(2)提高运动指数:适当运动能够促进人体的血液循环,提高机体免疫力,有利于内分泌的调节。最新的研究表明,长期缺乏运动的女性,发生内分泌紊乱的概率明显增高。

(3)保持良好心情:多囊卵巢综合征患者在注意饮食的同时应放松心情,建立信心,耐心治疗。抑郁、愤怒和恐惧等不良情绪会破坏内分泌的调节,降低机体免疫力,直接影响女性的身体健康。保持良好的情绪,避免压力过大,也是预防多囊卵巢综合征的有效措施之一。

(4)避免环境中干扰物的吸入:包括雌激素、雄激素、糖皮质激素、胰岛素和肾上腺皮质激素干扰物。此外,餐饮中的塑料制品、炒菜的油烟,建筑和装饰过程中的有机气味,都可导致该病的某些症状,因此预防环境干扰物的吸入,控制母体高雄激素和高胰岛素水平,也是预防的重点。

8. 多囊卵巢综合征药物治疗 多囊卵巢综合征进行治疗的首选药物,包括抗雄激素治疗和促排卵治疗。用药物对抗过多的雄激素,提高雌激素水平,恢复月经和排卵,促使女性怀孕。治疗应在有经验医师的指导下进行,常用的药物治疗如下。

(1)调整月经周期药物:现多主张使用天然孕激素,不良反应少。主要选用孕激素或口服避孕药。口服避孕药可以调整月经,抑制毛发生长和治疗痤疮,但疗程较长,可长达3～6个月,停药后症状可能会复发,如应用炔雌醇环丙孕酮片(达英-35)治疗后,患者痤疮消失,大部分脂溢性皮炎可治愈,卵巢体积缩小,每侧卵巢小卵泡数下降,如果长期应用,要注意对糖代谢、血脂、肝功能的影响。

(2)减肥及胰岛素增敏药物:体重超出正常范围,适当减肥不仅可修复排卵,还有助于降低雄激素和胰岛素水平。肥胖的患者因为有明显的胰岛素抵抗,所以可以服用胰岛素增敏药治疗,高雄激素状态也随之而减轻,月经及排卵得以恢复。常用的药物是二甲双胍,详细用法请遵照医嘱。

(3)多毛与痤疮的治疗:如果只是多毛和痤疮,不影响排卵及月经,不一定需要治疗。

（4）促进生育：对要求怀孕者，在生活方式调整、抗雄激素和改善胰岛素抵抗等治疗的基础上，可进行促排卵治疗，常用药物是氯米芬。如仍无排卵，可考虑其他促排卵方法。

（5）中药治疗：可以用汤药滋阴化囊方水煎内服，从病源入手，滋阴补肾，调理气血，平衡阴阳，恢复胞宫之功能，可彻底治愈多囊，恢复卵巢功能，促使卵泡早日成熟，以保证排卵，即可早日受孕。

9. 手术治疗　　如果长期的药物治疗无效，可以考虑手术治疗，方法是在腹腔镜下对卵巢进行打孔，促使卵泡发育成熟并排卵。尽管目前使用的微创手术具有创伤小、恢复快的特点，但有时也会并发粘连，而且手术后必要时也要服用促排卵药物，目的是增加排卵和受孕的机会。该方法适用于药物治疗无效或不具备严密监测和定期随诊的患者。

（1）卵巢楔形切除术：双侧卵巢楔形切除术，约有 95％ 的闭经患者月经恢复正常，不孕者中约 80％ 怀孕，一度成为该病的主要治疗方法。该手术的并发症是术后卵巢、输卵管、周围组织可能会有粘连，且复发率较高，影响怀孕率，并且个别患者发生卵巢缩小及卵巢功能减退。随着促排卵药物的使用，这种手术方法目前已弃用。

（2）腹腔镜下手术：在腹腔镜下的卵巢打孔或部分切除，尤其适合于子宫内膜异位症和输卵管积水的患者，损伤小，术后粘连少，恢复快，怀孕后自然流产率也会降低。此手术应严格掌握手术技巧，避免电灼伤过多卵巢而导致卵巢早衰。有研究报道，腹腔镜术后排卵率可达 84.2％，怀孕率达 55.7％。术后如未排卵者可以加用药物促排卵。

（3）阴道 B 超下卵泡穿刺：在阴道 B 超指引下对卵泡进

行穿刺抽吸,试管婴儿的取卵术也是使用这种方法。有学者报道,对直径1厘米以上的卵泡全部穿刺抽吸,有52.6%的患者可发生自发排卵。

10. 多囊卵巢综合征患者的心理治疗 在多囊卵巢综合征的治疗中,不孕不育的病人一般压力都很大,这些病人应进行心理调整,调控好情绪,进行自我激励、自我放松,解除忧虑情绪。可以从以下几个方面对病人进行心理疏导:

(1)心理沟通:不孕患者容易出现紧张、自卑心理。因此,医生和亲友都必须对患者进行心理沟通。对患者要积极主动,热情接待,了解患者的心理状态、经济状况、家庭问题,给患者生理、心理等各方面的关怀和爱护,进行针对性的心理疏导。

(2)提高治疗的依存性:患者应学习一些不孕不育知识,了解影响治疗效果的因素,按医嘱进行检查,树立治疗疾病的信心。

(3)增强家庭、社会支持:患者家属要体贴关心病人,亲人的安慰是治疗多囊卵巢综合征的良丹妙药,虽然不能直接达到效果,不过对于患者来说却是非常重要的。要尽量减少社会、家庭对患者心理的负面影响。

11. 多囊卵巢综合征不治疗会有哪些风险

(1)无排卵:无排卵是多囊卵巢综合征患者的典型症状。因为没有排卵,所以自然导致不孕。再就是机体缺乏孕激素和雄激素,而雌激素水平较高,子宫内膜长期受雌激素的作用,没有孕激素的对抗,就有发生子宫内膜增生过厚、子宫内膜癌的风险。

(2)高雄激素血症:出现雄激素过多的表现,包括多毛、

长胡须、痤疮、超重或肥胖等。这些情况可能会对女性朋友的外貌造成不良的影响,使其产生自卑心理。

(3)高胰岛素血症:约有一半左右的患者存在着高胰岛素血症,心血管疾病、糖尿病等疾病的患病风险要增加3~7倍。高血压多发生在多囊卵巢综合征患者的晚期。此外,高胰岛素血症可以引起糖、脂肪代谢紊乱,产生肥胖,影响血黏度,也会引起高血压。

(4)抑郁症:多囊卵巢综合征患者抑郁症发生风险明显增加,比正常人群高4倍。

12. 多囊卵巢综合征患者想生宝宝怎么办 多囊卵巢综合征患者想生宝宝就要建立正常的月经周期,恢复排卵,治疗方法主要包括以下几个方面。

(1)基础治疗:研究证明,肥胖患者通过低热能饮食和体育锻炼,能够降低体重的5%或更多,就有可能改变或减轻多毛、痤疮等症状,恢复正常月经;定期合理应用药物,对抗雌激素,控制月经周期,常用药物包括口服避孕药或孕激素后半周期疗法;糖皮质激素、环丙孕酮和螺内酯均可降低血中雄激素水平;用二甲双胍等胰岛素增敏药改善胰岛素抵抗。

(2)药物促排卵治疗:促排卵药物有氯米芬,能促进卵泡正常发育;其次是促性腺激素,适用于氯米芬治疗失败的患者。此外,地塞米松也可以帮助患者恢复自发排卵,药物促排卵可以合并使用。

(3)手术治疗:腹腔镜下给卵巢打孔,此法损伤小、恢复快,能够增加怀孕的机会。

(4)助孕技术的应用:试管婴儿适用于以上方法失败的

不孕患者。

(八)高泌乳素血症会引起不孕吗

妇女在怀孕后期及哺乳期,泌乳素分泌旺盛,以促进乳腺发育与泌乳。非孕妇女血清中泌乳素水平最高值一般不会超过25纳克/毫升。如果血中泌乳素水平过高,则称为高泌乳素血症。

1. 高泌乳素血症是一种病 泌乳素是一种多肽激素,也叫催乳素,是脑垂体所分泌的一种激素,作用主要有以下两个方面。

(1)对乳腺的作用:泌乳素能引起并维持泌乳,所以又叫催乳素。在女性青春期乳腺的发育中,与雌激素、孕激素、生长激素等一起均起着重要的作用。到怀孕期,泌乳素、雌激素与孕激素分泌增多,使乳腺组织进一步发育。

(2)对性腺的作用:对人类的卵巢功能有一定的影响,随着卵泡的发育成熟,卵泡内的泌乳素含量逐渐增加。患闭经溢乳综合征的女性,常表现为闭经、溢乳与不孕,患者血中泌乳素浓度异常增高。

在这里提醒大家,血内泌乳素水平高可由多种疾病或生理状态造成,而不能认为是一种疾病诊断。因为泌乳素是一种应激激素,生理状态下也可以升高,如夜间和睡眠及性高潮等。一些疾病和药物也可导致泌乳素高,如甲状腺功能降低和抗精神疾病药物治疗等,所以治疗中要对多种因素进行鉴别,只有病理状态才需要进行治疗。

2. 泌乳素水平升高的原因 泌乳素水平升高的原因有很多种,多数患者都可以找到明确的病因,这些病因大致可

以分成以下几类。

(1)垂体疾病:主要是指垂体部位的各种肿瘤,是引起高泌乳素血症最常见的原因,以垂体泌乳激素瘤最常见,约有75%有垂体肿瘤的女性患有高泌乳素血症。

(2)下丘脑性障碍:下丘脑及邻近部位的疾病,如脑炎、颅咽管瘤、松果体瘤、下丘脑部分性梗死、假性脑瘤、垂体柄切断等,都能使泌乳素由于失去抑制而盲目分泌,促使泌乳素水平升高。

(3)原发性甲状腺功能减退:甲状腺与乳腺,一个在颈部,一个在胸部,看来是风马牛不相及的两个器官,但实际上两者间的内分泌关系却非常密切。甲状腺功能减退也能造成垂体泌乳素的过量分泌。

(4)药物因素:作用于中枢神经系统的镇静药,如氯丙嗪、吗啡等;降压药,如甲基多巴、利舍平等;甲氧氯普胺、多潘立酮等也可刺激垂体泌乳素的过量分泌;黄体酮、地塞米松、肾上腺皮质醇等药物。此外,剧烈的体力活动、创伤等急性应激情况,都可以引起泌乳素的分泌增多。

①多巴胺受体阻断药,如氯丙嗪、奋乃静、舒必利、甲硝唑等,会消耗多巴胺受体,促使泌乳素分泌及释放。

②儿茶酚胺耗竭药,如利舍平、甲基多巴等抗高血压的药物会造成泌乳素水平的升高。

③雌激素及避孕药,长期服用口服避孕药,也可引起高泌乳素血症。

④麻醉药,如吗啡、美沙酮等可抑制多巴胺的转换,促进泌乳素的释放。

⑤抗胃酸药,如西咪替丁、美克洛嗪(氯苯甲嗪)、吡苄

明等可促进泌乳素分泌。

(5)神经刺激:特殊部位特别是胸部的皮肤受刺激,包括周围神经损伤引起的剧痛,都可以引起泌乳素水平升高,如胸部手术、灼伤、胸背部的带状疱疹等。此外,乳房的经常性刺激,如慢性乳房脓肿、囊性乳腺瘤,尤其是那些让孩子经常性吮吸乳头的妈妈,也会由于长期神经刺激而造成内分泌失调,引起泌乳素水平升高。

(6)其他因素:如患肾上腺样瘤、肾上腺腺瘤、支气管肺癌者,严重精神创伤,以及明显的生活习惯的改变,也可引起泌乳素升高。临床上有30%～40%的患者查不出任何原因,统称为原因不明性溢乳症。

3 高泌乳素血症会引起不孕　原因主要是对下丘脑-垂体-卵巢轴功能的影响,这种疾病约占内分泌因素不孕的20%。

(1)对卵巢的作用:泌乳素抑制卵泡发育与成熟,导致空卵泡的出现。

(2)对中枢神经的作用:过高的泌乳素使促性腺激素水平降低,雌激素作用消失,引起不排卵。

(3)抑制黄体功能:使黄体期变短,黄体酮(孕酮)分泌不足,同时影响胚胎发育,造成流产。

(4)低雌激素反应:见于长期闭经者,如潮红、心悸、自汗、阴道干涩、性交痛、性欲减退等。

(5)高雄激素反应:中度肥胖、脂溢、痤疮、多毛。

4. 高泌乳素血症的临床表现

(1)性功能异常:可出现多食、肥胖,生殖器萎缩,阴毛、腋毛稀少,性欲减退,男性表现为阳痿,但也可正常。

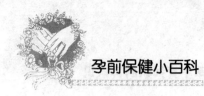
（2）月经失调：主要表现为排卵功能障碍和黄体功能不足，常见症状有月经量少、稀发或无排卵性月经，甚至闭经，月经量多及功能性子宫出血则很少见。85％以上的患者月经紊乱，青春期前或青春早期的女孩可出现原发性闭经，生育期后多是继发性闭经。

（3）溢乳：发生率为70％～98％，是本病的特点之一。挤压双侧乳房可见有乳汁，镜下可以看到脂肪小滴。泌乳量多少不等，很多患者自己并未察觉，是在就诊时挤压乳房发现的，而且血泌乳素水平的高低与泌乳量的多少不一定呈正比。

（4）低雌激素状态：由于长期闭经，卵巢功能受抑制，可出现潮热、出汗、心悸、阴道干涩、性交痛、性欲减退、生殖器官萎缩、性生活困难等症状，并引起骨量的下降。

（5）不孕：约70％的患者合并不孕。

（6）代谢紊乱：约40％的患者多毛、生长激素分泌过度，同时表现为中度肥胖、脂溢、痤疮、巨人症或肢端肥大症。

（7）肿瘤压迫症状：垂体肿瘤扩展压迫周围脑组织，可引起头痛、晕眩、偏盲和失明、眼底水肿、复视或斜视、肥胖、嗜睡、食欲异常、尿崩症等。如果肿瘤急性出血坏死，可出现剧烈头痛、恶心呕吐，突然失明，甚至昏迷。

（8）骨量减少：因高泌乳素导致长期的雌激素水平下降可引起骨密度的减少。

5. 确诊高泌乳素血症时需要做的检查

（1）了解病史：重点了解月经史、婚育史、闭经和溢乳出现的诱因、全身疾病，以及引起高泌乳素血症的相关药物治疗史。

（2）体格检查：全身检查注意有无肢端肥大、黏液性水肿；妇科检查了解生殖器官有无萎缩和器质性病变；乳房检查注意大小、形态、有无乳房肿块、有无溢乳、溢出物的性状和数量。

（3）眼科检查：眼科检查包括视力、视野、眼压、眼底检查，以确定有无颅内肿瘤压迫征象，有无视盘水肿等。

（4）内分泌功能检查：包括垂体功能检查（取血时间应在上午 11 时到下午 2 时，并应在安静状态下进行）、卵巢功能检查、甲状腺功能检查、肾上腺功能检查、胰腺功能检查。

（5）影像学检查：通过 CT 和 MRI 及造影检查，可以明确诊断是否存在垂体微腺瘤或者大腺瘤。

6. 高泌乳素血症的治疗　治疗原发性疾病是关键，尽量避免不良精神刺激，减少或避免应用升高泌乳素药物。治疗手段有药物治疗、手术治疗和放射治疗。

（1）病因治疗：是针对不同的病因采取不同的治疗方法。如是精神刺激引起的应先去除不良精神刺激；如是药物引起的应考虑是否停药；如是甲状腺功能减退引起的，则可服用甲状腺素片替代治疗；如是垂体肿瘤所致，则可根据肿瘤的大小采取药物治疗或手术治疗。

（2）抑制泌乳素的分泌：溴隐亭适用于各种类型的高泌乳素血症，也是治疗垂体腺瘤的首选药物，尤其适用于不孕期盼生育的年轻女性。一般从小剂量开始，随餐同服，逐渐加至足量，治疗期间应定期复查血泌乳素浓度，以调整用量。常见的不良反应有暂时性恶心、呕吐、轻微头痛、外周血管痉挛及直立性低血压，一般于用药几天后自行消失。其他治疗药物还有左旋多巴、八氢苯并喹啉、维生素 B_6 等。

长期使用溴隐亭较少会产生耐药,因此停药后复发者再用溴隐亭治疗仍然有效。

（3）促排卵治疗：适用于有生育要求的患者。可采用联合治疗，即先用溴隐亭治疗，如仍不能恢复排卵，加服其他促排卵药物，综合疗法可以节省抗泌乳素，缩短治疗周期，提高排卵率和怀孕率。

（4）手术治疗：适用于垂体大腺瘤生长迅速，出现明显压迫症状如视野异常、头痛、呕吐及药物治疗无效的患者。目前，临床常用的显微手术安全、方便、易行，疗效确切，手术前后配合服用溴隐亭可提高疗效。

（5）放射治疗：适用于不宜手术和药物治疗或年老体弱及伴其他疾病的患者。照射方法包括：深部 X 线、^{60}Co、α 粒子和质子射线等。

7. 药物治疗中要注意的问题

（1）治疗中的停药问题：用溴隐亭治疗高泌乳素血症，有 80％ 的患者月经、排卵是可以恢复正常的，但有部分病人停用溴隐亭后，血泌乳素水平又开始升高，即出现反跳现象。在排除垂体肿瘤增大的情况下，重复服用溴隐亭，血泌乳素水平又可以降下来，因此需要有一个小剂量长期服用，疗效确切的用药方案。

（2）怀孕期间的服药问题：一般在确定怀孕后即停药。泌乳素大腺瘤患者应先避孕 2～3 个月，待瘤体缩小后再怀孕。如果怀孕期出现头痛、视力障碍等症状，应检查视野，如果没有其他病变，再用溴隐亭治疗增大的瘤体，一般不会影响胎儿。

（3）耐药问题：有少部分患者对溴隐亭有耐药性，有人服用 2~3 个月,血泌乳素水平依然很高,卵巢功能仍然低下,这类患者可以改服卡麦角林。如果腺瘤生长迅速则应进行手术治疗。

8. 泌乳素腺瘤的治疗　首选药物治疗,疗效不佳者再考虑手术治疗。国外学者报道,单纯手术治疗的复发率为 50%~60%,半数患者术后可再次出现高泌乳素血症。所以,目前对泌乳素腺瘤一般不主张单纯的手术治疗,而主张采用药物治疗或药物手术联合治疗的方式。对于药物导致的泌乳素升高,停药后可以自行降低。

9. 高泌乳素血症的预后　高泌乳素血症经积极治疗后一般预后良好。凡是出现闭经溢乳者,应进行相关的内分泌检查、垂体检查,部分患者还要进行 X 线检查。怀疑有垂体肿瘤时,需要进行视野检查,以尽快明确诊断,采取相应的治疗措施。这些检查都必须在医院进行,可以放心的是,检查本身没有任何创伤和痛苦,患者不要有什么顾虑。对于药物导致的泌乳素升高,停药后可以自行降低。药物可以控制泌乳素水平的升高,如溴隐亭、左旋多巴、克罗米芬、维生素 B_6 等。如果药物治疗效果不理想,可手术切除肿瘤或放射治疗。近年来有报道,患高泌乳素血症的部分患者血清泌乳素水平会逐年下降,症状逐渐缓解,有明显的自愈倾向,垂体瘤也极少进展。

(九)宫颈炎为什么可以导致不孕

1. 宫颈炎的发病原因　宫颈是子宫的大门,平时紧紧地关闭着,以保护子宫免受细菌、病毒的侵犯,而当女性经历分娩、流产或手术时宫颈会打开。如果它受到损伤,从阴

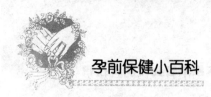

道进来的病原体如葡萄球菌、链球菌、大肠埃希菌和厌氧菌、淋病双球菌、结核杆菌、滴虫等就会从破损的部位进入宫颈深层,有可能造成宫颈肥大、宫颈息肉、宫颈腺体囊肿和宫颈内膜炎等变化,这就是平时所说的宫颈炎。使用高浓度的酸性或碱性溶液冲洗阴道,滥用药物包括经常用外阴洗液清洗阴道,各种类型的阴道炎也可以引起宫颈炎。

2. 宫颈炎的主要表现　宫颈炎的主要症状是白带增多。急性宫颈炎白带呈脓性,伴下腹及腰骶部坠痛,或有尿频、尿急、尿痛等膀胱刺激征。慢性宫颈炎白带呈乳白色黏液状,或淡黄色脓性。重度宫颈糜烂或有宫颈息肉时,可呈血性白带或性交后出血。轻者可无全身症状,当炎症沿子宫骶骨韧带扩散到盆腔时,可有腰骶部疼痛,下腹部坠胀感及痛经等,每于排便、性交时加重。此外,黏稠脓性的白带不利于精子穿过,也可引起不孕。所以,一旦有白带异常症状或小腹胀痛,需及时采取治疗措施。

3. 宫颈炎引起女性不孕的原因　①宫颈口及阴道等部位,因炎症而使酸碱度发生异常改变,使致病微生物更容易繁殖,病原体及其代谢毒素等可使精子的运动能力减弱。②宫颈炎症病变时,其分泌物中含有大量白细胞,可包裹、吞噬精子。③宫颈处的分泌物会变浓稠,形成黏液栓,从而堵塞宫颈管,非常不利于精子穿透上行。④宫颈息肉是慢性宫颈炎的一种形式,往往产生较多炎性分泌物。位于宫颈口的息肉会妨碍部分精液进入宫腔,精子量必然减少,因而降低受孕率。如果不治疗可逐渐长大,阻塞宫颈口,使子宫颈口狭窄或子宫颈管变形,妨碍精子在女性体内的正常上行,导致不孕。另外,息肉形成时常有不规则阴道出血和性交后出血,这也会影响受孕。

4. 宫颈炎的治疗 宫颈炎的治疗以局部治疗为主,治疗前要做宫颈刮片,以排除早期宫颈癌的可能。常用的治疗方法包括以下几种:

(1)物理疗法:①电熨。局部温度可达100℃,可使整个病变区组织呈乳白色或黄色,从而去除病灶。治疗时间应在月经干净后3～7天内进行,有急性生殖器炎症时禁用。②冷冻疗法。采用快速低温,温度为－196℃,可使与冷冻接触的组织快速降至0℃以下。③激光疗法。采用激光使糜烂组织炭化结痂,痂脱落后创面为新生的鳞状上皮覆盖。需要强调的是,尚未生育的女性最好不要用激光疗法,原因是通过激光治疗的宫颈有可能影响以后分娩时宫颈扩张,从而造成难产。④凝固刀。由计算机全程监控的介入疗法,不需要开刀和麻醉,超导针通过自然腔道直接在病灶上进行治疗。

(2)药物治疗:上药之前,需清洗阴道,常用的方法有阴道抹洗、阴道冲洗或称阴道灌洗。保持外阴清洁,勤用1:5 000高锰酸钾溶液坐浴,勤换内裤,用药后暂时禁止性生活和洗盆浴。黏液多者可用3%～4%碳酸氢钠水擦洗,亦可用5%重铬酸钾溶液清洗。

(3)手术治疗:如有宫颈息肉,即应手术摘除。摘除的息肉无论大小,都要做病理检查。息肉虽然摘除,但宫颈的炎症并未彻底消除,息肉还有可能复发,因此患者需要定期复查。对少数经上述方法久治不愈、症状严重或疑有癌变者,也需做手术治疗。

电疗、激光和手术治疗后2～3天,阴道会有较多量的

血样或黄水样分泌物排出，3周左右停止。如果阴道分泌物过多，刺激外阴引起局部不适，可用温水或1：5 000高锰酸钾液清洗外阴，早晚各1次，同时禁房事1～2个月，1个月内不要游泳。如果原来有宫颈糜烂，怀孕后由于激素的变化糜烂常常加重。宫颈糜烂对胎儿基本没有什么影响，所以孕期不宜治疗。

（十）盆腔炎会引起不孕吗

1. 盆腔炎的病因 女性内生殖器——子宫、卵巢、输卵管及其周围的结缔组织、盆腔腹膜发生炎症时称为盆腔炎。

正常情况下，女性生殖系统有一套自然的防御体系，它们能够充分抵御细菌、病毒的侵袭，所以不会轻易患上盆腔炎。只有当机体的抵抗能力下降，或由于其他原因使女性的自然防御功能遭到破坏时，才会导致盆腔炎症的发生。那么，引起盆腔炎的因素有哪些呢？一是子宫的创伤造成的，如分娩、流产和剖宫产后，机体的抵抗力下降或手术消毒不严，细菌、病毒通过破损部位进入子宫、卵巢和输卵管，引起了这些部位的炎症。经期不注意卫生，使用不洁的月经垫和经期性生活等，导致各种病原体感染，经阴道上行到子宫等生殖器官。二是放置宫内节育器，扩张术及刮宫术，都会使局部发生炎症的机会增加。三是不洁性生活史、早年性交、性交过频而可引起炎症。四是邻近器官炎症蔓延，如阑尾炎、腹膜炎等蔓延至盆腔引起。

2. 盆腔炎导致不孕的原因及治疗 精子从进入女性的阴道到与卵子结合，这中间要经过一段"曲折而艰难"的路程。在这一过程中，只要任何一个环节出一点儿差错都会使受精失败,导致不孕。例如,子宫内膜发炎会妨碍精子的继续运动,破坏它们赖以生存的环境;如炎症反应会激活人体的免疫机制,由此产生的免疫物质有可能攻击精子,令其无法生存。即使精子能够进入输卵管,输卵管的炎症会导致其最狭窄部分及伞端发生粘连或完全闭锁,这就妨碍了精子和卵子的相遇与结合,因而造成不孕。即使精子与卵子顺利结合,但由于输卵管受炎症的影响而粘连,受精卵无法到子宫内着床,就会导致宫外孕的发生。

盆腔炎治疗用药应足量,症状消失后应继续用药2周,以巩固疗效,防止形成慢性盆腔炎。有盆腔脓肿形成时应手术切开引流,经药物治疗无效,或怀疑有输卵管蓄脓、卵巢脓肿时,应手术治疗,还可以配合中药治疗。

3. 预防盆腔炎 盆腔炎可引起不孕,所以生育期女性预防盆腔炎是非常重要的。

(1)注意休息,避免劳累,适当锻炼,增强体质。

(2)注意调整心态,保持心情舒畅,避免各种不良刺激。

(3)外阴清洁,勿洗内阴,不要人为地去破坏身体的天然屏障。

(4)应注意避孕,避免不必要的手术。

(5)月经期勤换卫生巾,经期及月经刚干净时禁房事、盆浴、游泳。

(6)积极治疗阴道炎、宫颈炎等邻近器官感染。

(7)加强营养,注意膳食结构,少食辛辣刺激性食物。

(8)坚持定期门诊检查,如出现下腹部疼痛、腰酸、带下量多,随时求诊,及早治疗。

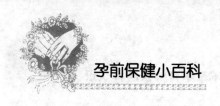
(十一)子宫内膜异位症可引起不孕吗

1. 什么是子宫内膜异位症　子宫内膜异位症是子宫内膜生长在子宫腔以外的任何部位所引起的妇科疾病,如在卵巢、子宫骶骨韧带、子宫下段后壁浆膜层、子宫直肠陷凹及乙状结肠的盆腔腹膜等处,亦可在子宫肌层发生。所以,临床上将子宫内膜异位症分为外在型子宫内膜异位症和内在型子宫内膜异位症。

子宫内膜异位症是一种常见的妇科疾病,发生的高峰年龄在 30～40 岁,有时症状与病变程度很不相符,如有些患者症状很严重,但病变却很轻微。据统计,有 70％～80％的子宫内膜异位症患者有痛经。国内外报道子宫内膜异位患者的不孕率达 40％左右;还有月经异常、性交不适、周期性直肠刺激和膀胱刺激征等临床表现,但最突出的特点是痛经。一般月经初潮头几年没有痛经,以后开始出现症状,重者疼痛从经前持续到经后,为下腹或腰骶部痛,但有呕吐、虚脱、肛门坠胀等。

一旦患了子宫内膜异位症应及时就诊,根据病史、病程、症状轻重、治疗经过、是否有生育要求等因素综合考虑,选择最佳治疗方案,争取达到较好的治疗效果。子宫内膜异位症是一个激素依赖性疾病,是靠着卵巢分泌的雌激素来生长,绝经或切除双侧卵巢后,异位内膜可逐渐萎缩吸收。怀孕或使用性激素抑制卵巢功能可暂时阻止疾病进展。育龄女性往往需要保留卵巢功能及生育能力,因而易反复发作。目前没有根治性的治疗方法,大多是对症处理,控制症状。

2. 子宫内膜异位的原因　子宫内膜异位的病因复杂，大体有以下几种看法。

（1）子宫内膜种植：月经期脱落的子宫内膜碎片随经血逆流经输卵管进入腹腔，种植在卵巢表面或盆腔其他部位，并继续生长和蔓延，发展成子宫内膜异位症。

（2）淋巴及血行播散：远离盆腔部位的器官，如肺、手、大腿的皮肤和肌肉发生的子宫内膜异位就是淋巴或静脉血液播散的结果。

（3）体腔上皮化生：卵巢、盆腔腹膜、胸膜均有体腔上皮，体腔上皮在卵巢激素、经血和慢性炎症的反复刺激后转变为子宫内膜样组织，形成子宫内膜异位症。

（4）免疫调节：在免疫功能正常的情况下，月经期间进入腹腔的内膜细胞会被局部的免疫系统所杀灭，如果局部免疫功能不足和内膜细胞数量过多，免疫细胞不足以将其杀灭，就会发生为子宫内膜异位症。

（5）遗传因素：本病具有家族聚集性，为多基因或多因素遗传。

（6）子宫内膜异位的人为因素：人工流产使子宫腔与盆腔、腹腔的压力不平衡，子宫内膜组织被吸入盆腔和腹腔；剖宫产手术中子宫内膜组织随羊水留在手术切口处和盆、腹腔各处；多次分娩，子宫内膜层的损伤使子宫内膜组织到达子宫肌层，形成一种特殊的子宫内膜异位症——子宫腺肌症。

3. 子宫内膜异位症的临床表现　子宫内膜异位症的症状会随异位内膜的部位不同而表现不同，并且还与月经周

期有着密切关系。

（1）痛经：患上子宫内膜异位症，80％有明显的痛经症状。渐进性痛经是子宫内膜异位症常见而突出的特征，可发生在月经前、月经时及月经后。有的痛经剧烈，需要卧床休息或用止痛药，甚至痛得"滚炕"或撞头。疼痛常随着月经周期而加重，月经结束而消失。

由于雌激素水平不断升高，异位的子宫内膜就会增生、肿胀，如果再受孕激素的影响还会出血，刺激局部组织而引起疼痛，月经过后，异位内膜逐渐萎缩，疼痛也就消失了。此外，盆腔的子宫内膜异位还可能发炎，从而产生前列腺素、激肽和其他肽类物质引起疼痛，但疼痛程度往往不能反映出疾病的严重程度，大约有25％的患者并无痛经。

（2）月经量过多：部分子宫内膜异位症患者月经量往往增多，经期延长。可能由于内膜增多的缘故，多数人还伴有卵巢功能失调的问题。

（3）不孕：约有50％子宫内膜异位症患者伴有不孕；在不明原因的不孕患者中，有30％～40％患子宫内膜异位症。子宫内膜异位症患者不孕，常因病变造成盆腔肿块、粘连、输卵管堵塞、卵泡发育不好或排卵障碍等因素引起。

（4）性交疼痛：子宫内膜异位患者在性生活时常会发生性交痛，特别是在月经前比较严重。这是因为发生于子宫直肠窝、阴道直肠隔的子宫内膜异位症，使周围组织肿胀而影响性生活。

（5）经期或月经前后腹痛：常见原因是卵巢子宫内膜异位囊肿破裂，如果囊肿扭转就要急诊手术。如果没有手术而暂时好转，盆腔粘连会进一步加重，以后囊肿还会反复发生破裂导致急性腹痛。

（6）周期性下腹不适：非常常见，尤其是那些没有痛经症状的患者，仅有经期腰酸、下腹坠胀等不适感。

（7）周期性直肠刺激症状：一般发生在月经前和月经后，患者感到粪便通过直肠时疼痛难忍，而其他时间没有这种感觉。这是子宫直肠及直肠附近子宫内膜异位症的典型症状。

（8）周期性膀胱刺激症状：如果子宫内膜植入膀胱内，患者就会出现周期性尿频、尿痛症状，如侵犯膀胱黏膜，可发生周期性血尿。

4. 子宫内膜异位症导致不孕不育的原因

（1）病变造成卵巢及输卵管周围粘连、输卵管堵塞：异位的子宫内膜与行经一样，会发生周期性出血。出血之后血液不能外流而发生粘连，形成瘢痕，使输卵管受压梗阻、管腔堵塞，影响输卵管伞端拾卵，从而进一步影响受精卵的运输；或因粘连，子宫后倾固定，使精子不易进入子宫口；或因粘连包绕卵巢，卵子排不出；或因子宫内膜异位囊肿（因颜色似巧克力又称巧克力囊肿）影响了卵巢排卵。

（2）免疫功能异常影响正常代谢及生理功能：近年来的研究发现，患者常伴有局部及全身的细胞和体液免疫功能异常，异位子宫内膜产生的碎屑流入盆腔，被吞噬细胞吞噬后产生抗体，从而损害了子宫内膜的功能，不利于胚胎着床。子宫内膜异位症初期只有少数病例有输卵管堵塞的情况，多数是影响卵巢功能，干扰输卵管的正常蠕动、卵子的拾取，干扰精子和卵子结合及胚胎的着床。上述这些情况都可导致不孕。子宫内膜异位症可以导致不孕，而怀孕又

是治疗子宫内膜异位症最好的方法之一。如果已经明确患有子宫内膜异位症,应该尽早怀孕,怀孕可以抑制异位内膜细胞的生长。需要注意的是,子宫内膜异位症可以受孕,但怀孕后也容易流产。

(3)腹水的量、成分与不孕:患者的腹水量为 10～20 毫升,而正常人＜10 毫升。患者腹水中巨噬细胞和淋巴细胞增加,腹水酸性磷酸酶增高,这种巨噬细胞功能的激活现象,可使激活的巨噬细胞吞噬精子影响受孕。此外,巨噬细胞与抗原物质,如致炎物与倒流的经血相遇时,会加速分裂繁殖,对精子和卵子有直接细胞毒害作用,从而干扰妊娠。

(4)子宫内膜异位可伴随不排卵:据报道,子宫内膜异位症有 17%～27% 不排卵,其机制和患者卵泡细胞的 LH 受体少有关。

(5)卵巢黄体期缺陷:观察到部分患者黄体期≤10 天,子宫内膜定期病理检查黄体期缺陷,其黄体缺陷的发生率据报道为 25%～40%。黄体功能不全不但降低受孕率,也增加自然流产率。

(6)黄素化卵泡不破裂综合征(LUF):即指卵泡黄素化而无排卵、卵泡成熟并黄素化而形成黄体,但成熟的卵子并不破出黄体而进入腹腔。虽然血清内孕激素浓度增加、基础体温双相,子宫内膜呈分泌期改变,但腹腔镜下在卵巢黄体上见不到排卵后的破孔。腹水内孕激素含量也显著低于正常。据报道,子宫内膜异位症中,LUF 的发生率可高达 75%,且提出检测腹水内孕激素的含量是诊断本征的最好方法。

(7)腹水中白介素Ⅰ及Ⅱ增高与不孕:白介素Ⅰ是巨噬

细胞产生的一种特异蛋白,能诱导 T 细胞分化、增殖并产生白介素Ⅱ,还能刺激前列腺素合成,使纤维细胞增加、活化及细胞产生免疫球蛋白的功能。子宫内膜异位症患者腹水存在白介素Ⅰ及白介素Ⅱ,并随疾病的严重而增加。

(8)腹水中前列腺素 F2a(PGF2a)分泌增高与不孕:研究发现,患者腹水中前列腺素浓度较正常人高。前列腺素的增高可影响卵泡的成熟并造成黄体功能不足。此外,腹水中的前列腺素的增加,可使输卵管痉挛、节律运动异常及使孕卵发育与蜕膜变化不同步,从而影响受孕卵和着床。

(9)高泌乳素血症:据一组 14 例子宫内膜异位症的研究报道,其中 7 例有乳汁及 3 例泌乳素上升。说明不孕的子宫内膜异位症常合并泌乳及泌乳素升高,从而影响卵巢功能,导致不排卵。

(10)自身免疫与不孕:有人对子宫内膜异位症的血清、宫颈分泌物进行抗体测定发现,患者血清中抗内膜和抗卵巢抗体滴度明显增高,宫颈分泌物的抗卵巢抗体滴度也增高。同时,患者血清及腹水中 C3 及 C4 补体比正常人高,补体增高意味着炎症的存在。这种引起补体参与的炎症是针对异位的内膜,是一种自身免疫反应。抗卵巢抗体升高可影响排卵和黄体功能不全,抗子宫内膜抗体升高可影响子宫内膜的改变而不利于孕卵着床。

5. 子宫内膜异位症会影响的器官 子宫内膜异位症可影响全身多个系统和器官,最常受影响的器官有卵巢、宫骶韧带、子宫后壁、子宫直肠陷凹部位、盆腔腹膜、输卵管、子宫颈等。

(1)子宫:如果子宫内膜由子宫基底部向基层生长,即

为子宫腺肌症。如果异位的子宫内膜弥散于整个子宫肌壁，并局限于子宫的某一部分，就是子宫腺肌瘤，与子宫肌瘤类似。

（2）子宫以外的器官：卵巢是子宫内膜异位症最常发生的部位，约占80%，其次是子宫直肠陷凹的腹膜，包括宫骶韧带、子宫直肠陷凹前壁、子宫颈后壁相当于子宫颈内口处。子宫直肠陷凹处的异位内膜，会在腹膜上形成紫黑色出血点或积血小囊；子宫内膜异位症侵入直肠阴道隔及宫骶韧带，就会形成触痛性结节；有时异位内膜侵犯直肠前壁，经期大便时会感觉非常疼痛。此外，输卵管、宫颈、外阴、阑尾、脐、腹壁切口、疝囊、膀胱、淋巴结，甚至胸膜及心包膜、上肢、大腿等都可能有异位内膜生长。事实上，子宫内膜异位症除了脾脏之外，在身体的各个部位都有可能存在。

（3）腹壁伤口：随着剖宫产率的上升，因腹壁伤口导致的子宫内膜异位症逐渐增多，这是因为手术时把子宫内膜"带到"腹壁伤口进行了直接种植。主要症状为在术后数月至数年出现周期性进行性加重的瘢痕处疼痛。随时间延长，包块逐渐增大，疼痛加剧。因此，要预防腹壁伤口出现的子宫内膜异位症首先要降低剖宫产率，产妇和家属要树立自然分娩的信心，医生进行剖宫产等经腹手术时，应用纱布垫保护好子宫切口周围，防止宫腔内容物溢入腹腔或腹壁切口，缝合子宫壁时避免缝线穿过子宫内膜层，关腹后应冲洗腹壁切口。

6. 子宫内膜异位症的诊断

（1）盆腔检查：子宫腺肌症患者往往子宫增大，但一般不超过孕 3 个月,如果是后位子宫,常常粘连固定,在子宫直肠陷凹、宫骶韧带或宫颈后壁有触痛性结节,肛诊更为明显。妇科检查时可触及盆腔内包块,大小不定,固定盆腔,形似肿瘤,但触痛的程度要比肿瘤严重。

(2)B 超检查:阴道或腹部 B 超检查可以观察卵巢子宫内膜异位囊肿的位置、大小和形状;也可以用阴道探头,对于盆腔肿块性质进行鉴别,可确定肿块性质及来源;还可在超声仪器引导下穿刺抽取囊液或活检以明确诊断。

(3)X 线检查:子宫输卵管碘油造影:由于子宫后壁、宫骶韧带,直肠及附件等的异位病灶,以致子宫后位,固定而形成蘑菇状或太阳伞状。卵巢呈囊性增大,伞端周围碘油残留。输卵管常通畅或通而欠畅。由于盆腔内粘连,24 小时 X 线复查见盆腔内碘油呈小团块状,粗细不等,点状雪花样分布。

(4)血清 CA125 值测定:患者血清 CA125 浓度增高,CA125 能反映异位内膜病变的活动情况,特别是对于检测疗效和复发很有价值。由于 CA125 是上皮性卵巢肿瘤一个相对比较刻意的标记物,因此检测出 CA125 增高时应予以鉴别,要排除卵巢肿瘤的可能。

(5)抗子宫内膜抗体:如果患者血中检测出这一抗体,表明体内有子宫内膜异位刺激和免疫内环境的改变。

(6)腹腔镜检查:是目前的最佳方法,可直接观察盆腔,见到子宫内膜异位病灶即可明确诊断,同时可以进行治疗。

7. 子宫内膜异位症的药物治疗

(1)口服避孕药:激素类药物可以降低垂体促性腺激素水平,直接作用于子宫内膜和异位内膜,导致内膜萎缩和经

量减少,减轻疼痛。

(2)合成孕激素:可用炔诺酮或甲羟孕酮(安宫黄体酮)等做周期性治疗,抑制排卵,使异位子宫内膜萎缩退化。一般从月经周期第六天开始至第25天,每日口服上述一种药物5~10毫克;或从月经周期第16天开始到第25天,每日服用,这样既可控制子宫内膜异位症,又不影响排卵。但部分患者有较重的不良反应,如恶心、呕吐、头痛、下腹隐痛、乳房疼痛,以及食欲减退、体重增加等。镇静药、止吐药、利尿药及低盐饮食可以减轻这些不良反应。

(3)孕激素:单用人工合成的高效孕激素,抑制垂体促性腺激素的分泌,让体内的雌激素持续处于低水平状态,造成闭经或假孕,如甲羟孕酮的治疗。

(4)孕激素受体拮抗药:如内美通等,使体内雌激素水平下降,异位子宫内膜萎缩、吸收。此外,米非司酮也具有较强的抗孕激素作用,造成闭经使病灶萎缩。

(5)孕三烯酮:有抗孕激素、抗雌激素和抗性腺效应,使体内雌激素水平下降,异位子宫内膜萎缩、吸收,是一种假绝经疗法。

(6)促性腺激素释放激素类似物(GnRH-a):让卵巢激素水平下降,出现暂时性闭经,又称药物性卵巢切除。治疗效果较好,但有潮热、阴道干燥、头痛、阴道少量出血等不良反应。

8. 子宫内膜异位症的手术治疗 手术是子宫内膜异位症的主要治疗方法,对解除疼痛、促进生育功能有较好的效果。手术治疗适用于两类患者:一类是药物治疗后症状不缓解、局部病变加剧或生育功能未恢复者;另一类是较大的卵巢内膜异位囊肿且迫切希望生育者。手术可分为保守性手术、半根治性手术和根治性手术3种。

（1）保守性手术：主要适用于年轻、有生育要求的患者。手术能直接观察盆腔内的情况，准确切除异位病灶和分离粘连，能提高术后怀孕成功率，降低复发率。手术方式有：腹腔镜手术，通过腹腔镜检查，明确诊断，切除病灶，分离粘连；B超下对卵巢巧克力囊肿进行穿刺术，适用于手术剥离术后或腹腔镜下穿刺后复发的患者；剖腹保守性手术，适用于病灶粘连比较严重的患者，尤其适合无腹腔镜设备的医院或腹腔镜掌握不熟练者，都可以实行剖腹手术分离粘连，剔除卵巢巧克力囊肿，尽可能保留正常的卵巢组织。保守手术的目的之一就是希望患者能怀孕并足月分娩，因此手术前应对夫妇双方进行彻底的不孕症相关检查。

（2）半根治性手术：适用于无生育要求、病灶严重、年龄小于45岁的患者。进行子宫和病灶切除，但尽可能保留一侧正常的卵巢组织，避免更年期症状过早出现。一般认为半根治手术后复发较少，后遗症少。

（3）根治性手术：年龄大于45岁，接近绝经，尤其病情严重、有过复发的患者，应实行全子宫和双侧附件切除手术。手术时尽可能避免卵巢巧克力囊肿破裂，囊液流出时应尽快吸尽并冲洗。术后如果出现更年期症状，可以采用激素补充治疗。

9. 缓解子宫内膜异位症不适症状的方法　子宫内膜异位症患者应尽早到医院进行治疗。此外，也可以采取一些措施减轻不适症状。

（1）注意饮食：多食用补虚益气食品，可以助气行血，有

缓解疼痛之效,对子宫内膜异位症气血虚少者尤为适宜。干果不忌,可随时食用。养生行血,核桃温阳,红枣、龙眼益气养血,更为适用。家禽家畜、蛋奶、鱼鲜一般均可食用,气血虚少者用以益气养血效果较好。谷类、豆类、薯类作为主食,均可食用,无须忌食。葱白除风散寒,疏通肝经,食之有益。木耳有和血之功,亦可多食。

(2)加强调理,注意多休息,多喝热水:将热水袋敷在腹部或背部,可以为子宫内膜异位症患者减轻不适。

(3)适当运动:适量运动可以延缓异位内膜的生长,缓解疼痛。可以采取温和的有氧运动,如散步、慢跑等。

10. 子宫内膜异位症的预防 专家说过,子宫内膜异位症是良性的疾病、恶性的行为。此类病人因病痛的折磨,体质较差,月经期间更加严重,而且部分患者性格内向,长期处于郁闷情绪中,因此针对病因进行预防是防止子宫内膜异位症发生的关键。根据目前公认的病因,应注意下列几点。

(1)避免在临近月经期进行不必要的、重复的或过于粗暴的妇科双合诊,以免将子宫内膜挤入输卵管,引起腹腔种植。

(2)注意调整自己的情绪,保持乐观的心态,提高机体的免疫功能,增强自身的抵抗力,特别是青春期女孩应避免受惊吓,以免闭经或经血逆流。日常生活中要注意自身保暖,避免着凉,少做人工流产和刮宫手术,做好避孕。

(3)月经期间控制好情绪,不要生闷气,禁止一切剧烈的体育运动及重体力劳动,杜绝性生活。

(4)如果已患有子宫内膜异位症,且合并卵巢巧克力囊肿时,在月经期间更要格外小心,避免过度劳累及剧烈的运动。如果囊腔内张力突然升高,囊壁会破裂,那就需要手术治疗了。

(5)防止经血逆流,一些先天性或后天性的疾病,如处女膜闭锁、阴道闭锁、宫颈狭窄、子宫畸形、子宫过度后屈等,均可引起经血引流不畅或潴留,使经血逆流入盆腔,种植、发展成为子宫内膜异位症,因此生殖器官畸形者,应该在初潮后尽早进行手术治疗。

(6)避免手术操作引起的内膜种植。剖宫产手术时注意保护好伤口,避免将子宫内膜带到腹壁切口内种植;缝合子宫壁时避免缝线穿过子宫内膜层;关腹后应冲洗腹壁切口;人工流产术中,避免突然降低负压,且宫腔内负压不宜过高,防止子宫内膜进入盆腔;输卵管通气、通水,子宫输卵管造影要在月经净后3～7天进行。妇科手术尽量避免接近经期施行,必须进行时,术中操作要轻柔,避免用力挤压宫体,否则有可能将内膜挤入输卵管、腹腔。

(7)口服避孕药可以降低该病的发病风险,因为避孕药能够抑制排卵、促使子宫内膜萎缩。有家族史、容易带环怀孕者可选择口服避孕药。

(8)生育是预防复发的最好手段,如果你现在没有孩子,要尽快地准备怀孕要孩子,怀孕是预防子宫内膜异位症复发的最好办法,甚至比吃药的效果还要好。

(9)子宫内膜异位症复发性很高,做手术的时候,如果是仅仅把病灶去掉而子宫和附件都保留的话,那么5年之后再复发的机会几乎是50%;如果手术切除了子宫,再复发的机会就会降到9%或者是8%;如果子宫和附件都切除的

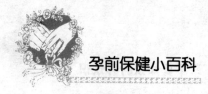

话,将来复发的机会只有 0.1%。也就是说,复发与做手术的范围是有直接关系的。

(十二)什么样的子宫肌瘤可以导致不孕

子宫肌瘤又称子宫平滑肌瘤,是女性生殖器最常见的一种良性肿瘤。成年女性发病率为 20%～40%,像脸上有个小疙瘩那么寻常。多数没有任何症状,也有少数患者有阴道出血和肿瘤压迫等症状。如果是浆膜下肌瘤发生蒂扭转会引起疼痛,一般以多发性最为常见。子宫肌瘤的形成和发展与雌激素有着密切的关系。肌瘤组织中的雌激素受体量比正常组织要多,同时中枢神经系统调控激素代谢,对本病也有促进作用。另外,部分肌瘤有细胞遗传学方面的异常。子宫肌瘤引起的经期疼痛常伴有下腹坠胀、腰背酸痛等,且有月经周期缩短、经量增多、经期延长、不规则阴道出血等问题。

1. 子宫肌瘤分类 按生长部位分为子宫体部肌瘤和子宫颈部肌瘤。前者尤为常见,占 95%～98%。根据肌瘤与子宫肌层关系不同,可分为以下 4 类。

(1)肌壁间肌瘤:肌瘤位于子宫肌层内,周围被肌层所包围,此类肌瘤最为常见,占 60%～70%。

(2)浆膜下肌瘤:肌瘤向子宫浆膜面发展,并突出于子宫表面,由浆膜层覆盖,即为浆膜下肌瘤,占子宫肌瘤的 20%～30%。如果进入阔韧带两叶腹膜之间伸展,则形成阔韧带内肌瘤。

(3)黏膜下肌瘤:肌瘤如果向子宫腔内生长,表面由子宫黏膜层覆盖,即为黏膜下肌瘤,占子宫肌瘤的 10%～

15％。此类肿瘤使子宫腔逐渐增大变形，常有蒂与子宫相连，如果继续增长可堵住子宫颈口或脱出于阴道内。

（4）子宫颈肌瘤：较少见，肌瘤在子宫颈部位生长，因生长部位低，可嵌顿于盆腔内，产生尿频等压迫症状。手术切除困难，易损伤输尿管、膀胱。

子宫肌瘤常为多发性，有时几种类型的肌瘤可以同时发生在同一子宫上。这种情况为多发性子宫肌瘤。

2. 子宫肌瘤对受孕的影响　子宫肌瘤长期困扰着女性的健康。子宫肌瘤可压迫输卵管使之扭曲或致宫腔变形，影响精子运行、妨碍受精卵着床，造成不孕或流产，有 5％～10％患有子宫肌瘤的女性常并发不孕。子宫肌瘤影响受孕能力的程度与肌瘤的部位、大小和数目有关，具体原因如下。

（1）浆膜下肌瘤：对受孕影响较小，手术切除简单，但长到一定大小时，会影响分娩的顺利进行。

（2）黏膜下肌瘤：当黏膜下肌瘤长在输卵管内口附近或长在子宫腔上半部时，往往影响精子通行，不能使受精卵着床和发育，并且肌瘤部位的内膜会变薄、萎缩、发炎、血液供应减少而不利于受精卵的着床。这类肌瘤一旦确诊都应手术摘除，一般不需开腹，从阴道经宫颈就可将肌瘤切除。

（3）肌壁间肌瘤：如果肌瘤长在子宫肌壁内，会拉长和扭曲子宫腔的空间，这样精子就要走更多的路，才能到达输卵管；如果肌瘤长在子宫颈口或子宫输卵管交界处，就会挤压输卵管而妨碍精子通过；如果肌瘤长在两侧的韧带内，会改变输卵管与卵巢的正确位置，使输卵管不易拾卵，有时甚至阻断了输卵管的通行，不仅影响受孕，而且常引起流产或早产。

3. 子宫肌瘤对胚胎的影响 子宫肌瘤患者即使能够怀孕,发生自然流产的概率也是很高的。肌瘤影响孕卵着床及胎盘发育,导致前置胎盘、胎盘早剥和胎盘粘连。如果肌瘤挤压胎儿,以致胎儿在宫内的活动受到限制,会出现胎位不正;肌瘤很有可能阻塞产道,使胎头下降不畅而使剖宫产率增加。如肌瘤妨碍胎儿先露部的衔接,可导致胎膜早破;如肌瘤位于胎盘后则容易发生产前出血。子宫肌瘤不仅会导致不孕,就算是怀孕以后也有可能导致流产。子宫肌瘤引起的不孕不但容易诊断而且手术治疗的效果也是很好的。肌瘤切除后可明显提高怀孕率,而且较小的子宫肌瘤对怀孕没有影响,建议做全面的孕前检查。同时,心情也要放松,不必要的紧张也会引起内分泌紊乱,导致排卵期提前或是推后而影响怀孕。就算是怀孕了,也应定期进行产前检查,严密监测肌瘤的发展,预防并发症。

4. 子宫肌瘤的症状 多数患者无明显症状,很多患者的肌瘤是在体检时发现的。子宫肌瘤的症状,与肌瘤的部位、生长速度及肌瘤有无变性等关系密切。

(1)月经改变:是子宫肌瘤病人最常见的症状。黏膜下肌瘤、肌壁间小肌瘤常无明显月经变化;大的肌壁间肌瘤表现为月经周期缩短,月经周期紊乱,经期延长,经量增多,不规则阴道流血等。值得注意的是,很多妇科疾病及卵巢肿瘤也会干扰月经周期,导致月经改变。所以,不能单凭月经改变来断定是否长了子宫肌瘤。

(2)腹部肿块:随着肌瘤长大,患者腹部会隆起,可以在平卧的时候在下腹正中部摸到肿物(尤其晨起膀胱充盈将子宫推向上方时更易摸到),伴有下坠感。当腹部摸到肿物时,应警惕是否长了肿瘤。一旦发现腹部有肿物,必须及时到医院进行检查。

(3)白带增多:肌瘤使宫腔内膜面积增大,内膜腺体分泌增加,并伴盆腔充血致白带增多;一旦肌瘤脱出于阴道就易感染、坏死,产生大量脓血性或腐肉样组织排出伴臭味。

(4)腹痛、腰酸、下腹坠胀:子宫肌瘤不大时患者通常无腹痛症状,当肌瘤压迫盆腔器官、神经、血管时,出现腰酸、下腹坠胀,月经期加重。当浆膜下肌瘤发生蒂扭转时,可出现急性腹痛;当肌瘤发生红色变性时,患者会出现剧烈腹痛,而且还会发热、恶心。

(5)压迫症状:肿瘤增大时可压迫邻近器官,出现相应器官受压的各种症状。当子宫肌瘤向前生长压迫膀胱和尿道时,患者会产生尿频、尿潴留,甚至排尿困难的症状;当子宫肌瘤向后生长直接压迫直肠时,患者会出现排便困难的症状;当子宫肌瘤向两侧生长时,就会形成阔韧带肌瘤,容易压迫两侧输尿管,引起输尿管或肾盂积水;如果压迫盆腔血管及淋巴管,则会导致下肢水肿。

(6)不孕或流产:肌瘤因位置和大小不同,会压迫输卵管并使之扭曲,或使宫腔变形妨碍受精卵着床,导致不育。即使受孕,也会影响胚胎发育而流产。孕晚期,由于子宫收缩的异常会引起早产、难产或产后大出血。

(7)贫血:子宫肌瘤引起月经过多,如果患者长期月经过多未能得到有效治疗会导致不同程度的贫血,严重时还会出现全身乏力,面色苍白,气短,心慌等症状。

(8)恶变:虽然子宫肌瘤是良性肿瘤,但也有少数会发生恶变(恶变率为 $0.5\% \sim 1\%$)。因此,对于肌瘤生长迅速

或绝经后发现肌瘤增长的患者应提高警惕。

5. 子宫肌瘤的诊断

(1)妇科检查:通过双合诊/三合诊不难发现,不同类型的子宫肌瘤有相应的局部特征。患浆膜下肌瘤时子宫有不规则增大或均匀性增大,在子宫表面有结节状凸起,质地较硬;黏膜下肌瘤有时可使宫口开大,如果黏膜下肌瘤脱出宫颈至阴道内,可以看到瘤体并摸到它的蒂部,但一些较小的黏膜下肌瘤,仅靠妇科检查诊断比较困难。

(2)超声检查:B超检查准确率可达93.1%,是诊断子宫肌瘤的主要手段之一。可以较明确显示肌瘤体积、形状、数目、部位、大小及肌瘤内回声是否均匀或液化囊变等,以及是否压迫其他器官。当肌瘤变性时,内部回声紊乱。因此B超检查既有助于诊断肌瘤,区别肌瘤是否变性,又能够对卵巢肿瘤或其他盆腔肿块进行鉴别。

(3)宫腔探查:肌壁间肌瘤或黏膜下肌瘤会使子宫增大、变形,因此可以用子宫探针探测宫腔的大小、方向,结合病史和妇科检查的结果就可以确定包块的性质,同时了解宫腔内有无包块及其所在的部位。但有时子宫腔迂回弯曲或被黏膜下肌瘤阻挡,探针不能完全探入;如果是浆膜下肌瘤,宫腔往往没有明显变化,所以容易造成误诊。

(4)宫腔镜检查术:可直接观察子宫肌瘤的情况,尤其是黏膜下子宫肌瘤。

6. 什么情况下的子宫肌瘤必须进行治疗 子宫肌瘤发病率很高,但哪种情况下的子宫肌瘤必须进行治疗呢?子宫肌瘤的治疗方式取决于患者年龄,肌瘤的种类、症状有无,肌瘤的部位、体积大小、生长速度、数目,造成子宫的变形情况,是否保留生育功能及病人的意愿等多项因素。一般情况下,很多小肌瘤并没有明显的症状,有时只是在体检中才被发现,所以女性应该每年做一次妇科检查。如果已经得了子宫肌瘤,患者年龄在 40 岁以上,肌瘤增长速度较慢,又无出血、疼痛、压迫症状,随着年龄的增大,性激素水平的下降至绝经,子宫肌瘤会萎缩,所以可以先观察,不用任何药物和其他手术治疗,每 3～6 个月定期去医院检查。但是,如果子宫肌瘤出现以下症状就一定要及时进行治疗。

(1)子宫肌瘤不断增大,如果肌瘤长到拳头大小或直径达 5 厘米,压迫了盆腔中的其他器官,应该立即手术切除,而且大的肌瘤发生变性的概率比小肌瘤要高。

(2)如果子宫肌瘤生长较快或者在更年期之后,肌瘤不但不萎缩,反而变大,这些都是不好的现象,应考虑肌瘤有恶性病变可能,应及时进行手术切除。

(3)子宫肌瘤导致大量出血或经量过多、经期过长而出现继发性贫血,药物治疗效果不明显,就要手术切除。

(4)有些女性迟迟不能怀孕,检查后发现身体没有其他疾病,其原因可能是子宫肌瘤在作怪。部分病人出现习惯性流产也可能是子宫肌瘤造成的,这部分患者应尽早治疗。

(5)一般来讲,特殊部位的子宫肌瘤,如宫颈肌瘤、阔韧带肌瘤、黏膜下肌瘤,一经发现就应考虑手术治疗。

(6)对于年轻、要求生育的女性,如果孕前发现肌瘤直径大于 3～5 厘米,并且怀疑是黏膜下肌瘤时,应手术挖除肌瘤,以免怀孕后肌瘤增大而造成不良影响。

7. 药物治疗子宫肌瘤 子宫肌瘤的治疗一般采用保守治疗。目前的保守治疗以药物或中医治疗为主,避免

手术带来的痛苦和后遗症。如果一般药物治疗不理想或出现严重并发症等情况,可以考虑微创腹腔镜或手术治疗。手术治疗的优点是显效较快,但是如果患者内分泌失调没有改变,子宫肌瘤复发的可能性会较大。子宫肌瘤为性激素依赖性肿瘤,因此可以采用拮抗性激素的药物进行治疗。药物治疗常用于:年轻、要求保留生育功能的患者,药物治疗后可使肌瘤萎缩而受孕;接近绝经期的女性,肌瘤不大,症状不明显,应用药物后,随着子宫的萎缩,肌瘤也会随之萎缩;有手术指征,但目前有禁忌证需要治疗后方可手术者;患者合并内科、外科疾病不能承受手术或不愿手术者。目前常用的药物是米非司酮,试验证明它是有效的,连续服用 3 个月肌瘤可缩小 30%,但是停药后肌瘤会恢复到用药前的 10%左右。并且长期服用米非司酮还会引起肝功能的异常,所以服用期间需监测肝功能指标。

8. 子宫肌瘤手术治疗的原则 子宫肌瘤让很多的女性感到害怕,因为它需要手术治疗,但这只是患者的杞人忧天,并不是所有的子宫肌瘤患者都需要手术治疗。手术治疗是有原则和指征的。哪些人适合子宫肌瘤的手术呢? 根据患者的年龄、子宫肌瘤大小、部位、肌瘤数目、有无症状、是否保留生育功能、肌瘤的发展情况等因素综合判断,进而确定治疗方法。以下情况需要手术治疗。

(1)子宫肌瘤增大,超过怀孕 3 个月大小。

(2)子宫肌瘤压迫膀胱、直肠,出现了大小便异常的症状。

(3)子宫肌瘤症状明显,有严重的不规则出血、月经过多,导致继发性贫血者。

(4)子宫肌瘤出现急性腹痛,有蒂扭转或子宫肌瘤变性可能。

(5)子宫肌瘤生长速度太快,有恶变的可能性。

(6)子宫肌瘤长的位置不好,如宫颈肌瘤、阔韧带肌瘤应该尽早手术。

(7)子宫肌瘤导致不孕症、习惯性流产等,或黏膜下子宫肌瘤可选择手术剔除肌瘤。

9. 子宫肌瘤的手术方式 子宫肌瘤的手术包括肌瘤剔除术和子宫切除术(子宫切除术包括子宫全切术和子宫次全切术)。子宫肌瘤剔除术是将子宫上的肌瘤摘除,保留子宫的手术,适用于 45 岁以下,不孕症女性,或已有子女但肌瘤较大,有月经过多或压迫症状的患者。另一种手术是子宫切除术,用于药物治疗疗效不佳,而子宫肌瘤继续增大,又不可以行子宫肌瘤剔除术者,应进行子宫切除术。一般是全子宫切除,尤其是伴有宫颈肥大、裂伤或糜烂严重时,但是患者体质较差或者技术条件受限,也可只行子宫次全切除,即保留宫颈,因为子宫颈残端发生癌变的概率较低,术后应定期检查。如果患者年龄较大,在切除子宫的同时可以考虑切除双侧的卵巢,但 50 岁以内的患者应尽量保留卵巢,以维持其内分泌功能。

手术方式有经腹、经阴道或腹腔镜手术。子宫切除术以经腹为主,如果肿瘤小,无盆腔炎症粘连,且腹壁过于肥胖的患者可以考虑经阴道手术。经腹手术的优点是操作比经阴道简单,出血少;肌瘤大,附件粘连也容易处理;缺点是身体恢复起来较慢些。如果伴有直肠或膀胱膨出、阴道壁

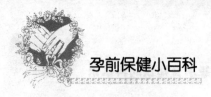

松弛者就需要经阴道手术。此外,子宫肌瘤的手术也可以采用微创手术及腹腔镜手术治疗。

(十三)子宫发育异常分哪几种类型

1. 子宫发育不全　子宫发育不全是指女性的子宫发育停留在胎儿期至青春期前的幼稚阶段,形成了临床上的各种发育异常的子宫。常见的类型有以下几种。

(1)先天性无子宫:先天性无子宫常伴有阴道发育不全,输卵管和卵巢正常。临床表现为原发性闭经,第二性征正常,乳房发育正常。

(2)始基子宫:又称为痕迹子宫,多数无宫腔或有宫腔无内膜,无月经。这类病人因无宫腔或虽有宫腔而无子宫内膜生长,因此青春期不会有月经来潮。

(3)实质性子宫:子宫接近正常大小,但无宫腔,也无月经来潮。

(4)子宫发育不良:又称为幼稚子宫。子宫较小,但结构正常,常见的临床表现为月经量少、痛经及婚后不孕。

严重的子宫发育不良患者常合并内分泌功能失调及全身性疾病。因此,需要同时进行性激素检查及其他脏器功能的检查。子宫发育不全如果没有明显的症状,可以不必处理;如果引起闭经、痛经、不孕或习惯性流产,可先试用内分泌药物治疗,经药物治疗后仍不能解除痛苦的患者,可考虑手术治疗;因子宫畸形引起流产、早产,可按畸形情况的不同而分别采取相应的手术治疗。

2. 子宫发育异常　先天性子宫发育异常是生殖器官畸形中最常见的一种,有如下几种类型。

(1)双子宫：胚胎时期中肾管未融合所致，各自发育形成两个子宫体、两个宫颈，阴道也完全分开，左右两侧各有单一的卵巢和输卵管，一般无症状，检查或宫腔手术时偶然发现。

(2)双角子宫：子宫两侧各有一角突出，根据畸形的程度不同，形成所谓马鞍形子宫、心形子宫、弓形子宫，怀孕时比较容易引起流产或胎位异常。

(3)纵隔子宫：子宫体分为两部分，子宫外形完全正常，有时纵隔不完全，导致两个分开的宫腔在子宫体和子宫颈之间有通道，称为相通子宫，此类病人也常有阴道纵隔。

(4)单角子宫：单角子宫的功能可以是正常的。如果怀孕，则整个孕期和分娩经过也可能正常，但是部分病人也可能引起流产或难产。

(5)残角子宫：内膜多数没有功能，也没有症状。个别患者可以怀孕，但常在孕 3～4 个月时发生破裂，导致严重内出血或休克。

（十四)子宫畸形可以怀孕吗

1. 单角子宫、双角子宫与怀孕 大部分患单角子宫的病人可以怀孕，怀孕和分娩过程正常，但胚胎容易流产，流产率高达 21%～40%。如果能够继续怀孕，因为宫腔狭小胎儿容易胎位不正，因而易发生胎膜早破；宫腔压力较大，容易发生子宫颈功能不全、早产、胎儿存活率低等并发症；子宫供血不足还会影响胎儿发育，出现胎儿宫内发育迟缓；单角子宫因只有一侧圆韧带，但怀孕子宫易失衡而扭转；改变体位或其他原因，可引起剧烈腹痛、胎心消失、胎位不清，

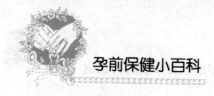
如未及时处理,出现胎盘早期剥离、子宫卒中或破裂,会引起胎儿死亡。

双角子宫根据不同程度,形成马鞍形子宫、心形子宫、弓形子宫。一般无明显临床症状,部分患者有月经量较多,并伴有不同程度的痛经,大部分患者可以怀孕,但是受孕率较低。如果双角子宫反复发生流产者,应进行子宫整形。

双角子宫怀孕结局也较差,流产率可达 28%～61%,早产率高达 14%～30%,孕期易发生胎位异常,以臀先露居多,臀位、横位、胎膜早破和胎儿宫内发育迟缓的发生率与围产儿死亡率均较高;怀孕中晚期由于子宫进行性增大,双角子宫连接处可发生破裂,一侧宫角怀孕也能发生扭转;双角子宫怀孕者在分娩时因子宫发育不良而产生原发性宫缩乏力,易致产后出血等产科并发症。此外,双角子宫患者是宫颈功能不全的高危人群。

2. 子宫纵隔与怀孕　子宫纵隔是临床上常见的子宫发育异常。纵隔子宫外形正常,宫腔隔成两部分的为完全性纵隔子宫;如果纵隔延伸到阴道,会出现完全或部分阴道纵隔。如果子宫纵隔未完全退化,则形成不完全性纵隔子宫。子宫纵隔患者多数能怀孕,但有一定的影响,影响的程度取决于子宫纵隔的解剖类型、组织类型、受精卵在子宫内着床部位及纵隔血运状况,纵隔内膜组织是否正常等因素。

子宫纵隔组织就像植入子宫腔内的异物,功能类似于宫内节育器,可以阻止受精卵着床。如受精卵返回输卵管在输卵管内膜着床,就会导致宫外孕;如果受精卵错过最佳着床的时间,可导致不孕。即使怀孕,早产的发生率也较高。另外,纵隔子宫的臀位发生率高,可因胎膜早破、前置胎盘、子宫收缩不协调而导致产后出血,分娩时可出现产程延长,甚至导致子宫破裂,对母儿造成不良影响,应该在分娩方式中放宽剖宫产指征,确保母婴安全。

3. 子宫畸形什么时候需要手术治疗 子宫发育异常,如果没有明显的症状,可以不必进行处理;引起闭经、痛经、不孕或习惯性流产可先用药物治疗,无效者可考虑手术治疗。子宫畸形可按不同畸形情况分别采取相应的手术治疗。

(1)单角子宫一般不需要手术,在怀孕后需密切观察,必要时进行剖宫产;如果阴道分娩,应注意及时发现和处理产后大出血。

(2)对称型双角子宫是修补手术最常见和效果最好的,反复流产的病人均应及早手术。

(3)双子宫一般不进行子宫矫形术。如果反复发生流产,在排除染色体、黄体功能异常及免疫等因素后再考虑进行手术治疗。

(4)残角子宫在没有怀孕时应及时切除,在早、中期怀孕后,也应及时切除残角子宫,避免子宫破裂。晚期怀孕剖宫产后,在切除残角子宫的同时应将同侧输卵管切除,避免输卵管妊娠的发生。

(5)没有怀孕时子宫纵隔一般无特殊症状,不易被发现,往往是发生不孕、流产或早产时才就诊而被发现。一旦怀孕流产率也很高,通常都需手术治疗,术后可放置节育器。

（十五）不孕不育的治疗现状怎样

1. 促排卵药物的种类　促排卵是目前治疗女性不孕症的一个重要手段，包括常规的诱发排卵和超促排卵方法。为了能够怀孕，很多女性都在寻求促排卵的各种方法，而目前较为有效的促排卵方法主要是药物促排卵。诱发排卵适用于女方排卵障碍，一般以诱发单卵泡或少数卵泡发育为目的；超促排卵常应用于不孕症女性进行辅助生殖技术的超排卵刺激周期，以获得多个卵泡发育为目的。各种促排卵药物如下。

（1）克罗米芬：抗性激素药，结构上与雌激素相似，但有弱的雌激素活性。用法为从月经周期或撤退出血的第五天开始，口服克罗米芬每日 50 毫克，连服 5 天，可能在停药后 5～11 天排卵。如雌激素水平低，可先用小剂量雌激素，应用 1～3 个周期，然后用克罗米芬促排卵，能提高疗效。

（2）芳香化酶抑制药（来曲唑）：主要是通过中枢及外周的效应起到促进卵巢排卵的作用。

（3）胰岛素增敏药（二甲双胍）：常用于对克罗米芬治疗无效的患者，常用的方案是二甲双胍 800～1 500 毫克，每日分 2～3 次服用。

（4）溴隐亭：为多巴胺受体激动药，主要适用于无排卵并伴有高泌乳素血症者。

（5）外源性促性腺激素：主要用于促性腺激素低落的无排卵患者，主要的药物有人绝经期促性腺激素和人绒毛膜促性腺激素。

（6）促性腺激素释放激素激动药：是人工合成药，其作用比天然的强,在月经的前半周期用药,激发作用明显。

2. 腹腔镜手术治疗不孕　腹腔镜手术是一种微创医疗技术。随着相关学科的发展,加上医生越来越娴熟的操作,使得许多过去的开放性手术现在已被腔镜手术取而代之,大大增加了手术选择的机会。腹腔镜手术就是在腹部的不同部位做 3 个直径 0.5～1 厘米的小切口,通过这些小切口插入摄像镜头和各种特殊的手术器械,将摄像头所拍摄的腹腔内各种脏器的图像传输到电视屏幕上,医生通过观察图像,用各种手术器械进行操作来完成手术。

(1)腹腔镜手术的优点:腹腔镜手术与传统手术相比具有以下优点:术后恢复快,住院时间短,但手术费用高,手术难度大;腹腔镜手术切口隐蔽,不留明显瘢痕,局部美观;腹腔镜具有放大作用,能清楚显示组织器官的结构,与传统开腹手术相比,视野更清晰,因此手术更加准确、精细;能有效避免其他脏器受到干扰,且术中出血少;手术创伤小,术后疼痛轻;一般病人术后不需用止痛药,伤口小,不需拆线;术后早期即可翻身、活动,肠功能恢复快,减少了肠粘连发生的可能性。

(2)腹腔镜手术治疗不孕的适应证:腹腔镜可以观察盆腔内情况,明确诊断不孕的原因。对于女性不孕,腹腔镜主要应用于以下几个方面:①输卵管因素不孕者。在腹腔镜直视下观察盆腔,注入稀释的亚甲蓝液,观察输卵管是否通畅。如果注入亚甲蓝液无阻力,且自伞端流出,即证明输卵管通畅。通而不畅者推液时有轻度阻力,不通者推液阻力大。②不明原因的不孕。不明原因的不孕患者通过这种技术检查,大部分都能找到不孕原因,得到合理

的诊疗。③盆腔粘连致不孕。可以观察到输卵管、卵巢周围粘连的范围和程度,分解粘连,治疗输卵管扭曲导致的受精卵输送障碍及卵巢排卵困难,促进怀孕。④子宫内膜异位所致不孕,镜下可确诊病变,并可去除病灶。⑤多囊卵巢综合征所致不孕,医治病灶,使激素水平下降,从而提高怀孕率。

3. 对患肥胖症不孕女性的治疗 肥胖与家庭、个人生活习惯、社会经济发展、文化背景等环境因素有关,也与不良的饮食习惯和运动不足等因素有关。肥胖还与多种慢性疾病有关,易引发代谢综合征、高血压、2 型糖尿病、冠心病等疾病,但是肥胖对生殖内分泌系统的影响往往容易被人忽视。临床发现,与正常体重女性相比,肥胖女性更容易出现月经紊乱,受孕会变得更加困难。

(1)女性体重变化多与内分泌有关:正常的月经和生殖功能需要足够的脂肪,但是体重过高和过低都会使生育能力下降。科学研究发现,肥胖,尤其是"向心性"肥胖,易导致胰岛素抵抗和高胰岛素血症。胰岛素抵抗可以通过多种机制引起高雄激素血症,影响卵泡的生长和发育。此外,肥胖症患者还存在瘦素抵抗,瘦素抑制卵泡发育、排卵,导致肥胖女性生育能力降低。高浓度的瘦素还能减少雌激素合成,影响子宫内膜发育,从而导致不孕。肥胖对生育能力影响很大,可以导致月经失调、无排卵、不孕、流产。怀孕结局不良或生殖功能下降的患者也常表现为肥胖或超重,如约75%的多囊卵巢综合征患者合并肥胖。肥胖女性与正常体重的女性相比,她们在自然周期和不孕症治疗周期中的怀孕率都比较低,甚至诱导排卵率和试管婴儿的成功率也较低。在给肥胖患者促排卵的过程中,需要促排卵药物量大,但排卵率低,甚至影响内膜的生长。

(2)改变生活方式是最安全、有效的治疗方法:患不孕症的肥胖女性改变生活方式可以减轻体重、减轻胰岛素抵抗,应该作为不孕症治疗的基础,这也是安全、廉价的有效治疗手段。减轻体重的方法包括饮食控制、坚持运动和心理放松等综合治疗。①饮食疗法。适当节制饮食,养成良好的饮食习惯,减少高脂肪、高糖食物的摄取,以减少人体摄入的总热能。②运动疗法。应该积极进行锻炼,坚持长期有效的体育运动,从而减少脂肪,控制肥胖。建议采用有氧运动,如慢跑、骑自行车、游泳、瑜伽等。运动强度以中等强度最为适宜,一般以心率做参照,运动时的心率次数以安静时每分钟心率次数再加 20 为宜。每次运动时间至少持续 30 分钟以上,每周运动 3~5 次。运动疗法减重效果肯定,又能增强体质,是减重的基本方法。③行为疗法。避免高度紧张及精神刺激,保持乐观情绪及充足睡眠,减轻社会及家庭压力,保持良好的心理状态,这样可以促使雄激素水平下降,对恢复排卵有利。

4. 哪些情况需要借助辅助生殖技术 辅助生殖技术目前主要解决女性不孕问题,特别是输卵管性不孕。

健康女性的卵巢在月经周期中会排出卵子,卵子通过输卵管伞端的拾卵作用进入输卵管,在输卵管内与精子结合,成为受精卵。受精卵在子宫腔内着床并生长发育,直至新生儿诞生。在这个过程中,任何一个环节出现异常都无法成功受孕,此时就需要医生的帮助或指导,甚至需要借助辅助生殖技术来帮助其怀孕。女方不孕因素主要包

括：宫颈黏液分泌异常、生殖道畸形及心理因素导致性交不能、双侧输卵管阻塞或切除、排卵障碍严重的子宫内膜异位症、高泌乳素血症、女性免疫性不孕、卵巢功能减退或卵巢功能早衰、原因不明的不孕特别是经过其他助孕方法多次失败者。

男方不育因素主要包括：少精、弱精、精液液化异常、畸精症、精子无顶体或顶体功能异常，性功能障碍、生殖道畸形、射精障碍、生精功能障碍、无精症、输精管绝育术后期望生育而复通失败者、男方和（或）家族有不宜生育的严重的各种遗传性疾病等。

5. 常用的辅助生殖技术

（1）人工授精：即用人工方法将男性精液注入女性的子宫腔内，让女性得以怀孕。根据所选精液的来源不同，人工授精可以分为丈夫精液人工授精和供精者精液人工授精。前者适用于男性性功能障碍（如阳痿、尿道下裂、性交后试验异常而治疗无效），女性宫颈狭窄，宫颈黏液有抗精子抗体而导致精子不能穿过；后者适用于男性无精症或男方携带不良遗传因子（如白化病、家族性黑矇性痴呆），女方血型 Rh 阴性而男方 Rh 阳性，多次怀孕均因发生新生儿溶血而致胎儿死亡，可以选择 Rh 阴性血型的男性精液进行人工授精。

（2）体外受精与胚胎移植：即试管婴儿。从女性体内取出卵子，放入试管内在体外进行培养，与精子受精后，待发育至 8～16 个细胞胚胎时再移植到子宫内使其着床，发育为胎儿。适用于输卵管性不孕的患者，如输卵管严重阻塞不能做再通术，或者是输卵管已经被切除。但运用该项技术需要具备一定的条件:女方年龄一般不宜超过 40 岁,身体健康,能够胜任怀孕,且女方子宫腔基本正常,子宫内膜有周期性变化;女方至少有一侧卵巢功能正常;男女双方无精神病史等。

(3)配子输卵管内移植:将培养液中的卵子与经过处理的精子一起注入双侧输卵管内,不需要实验室培养。适用于输卵管正常的不孕症患者。

(4)宫腔内配子移植:将发育成熟的卵子与精子一起送入宫腔内,使之受精、着床。适用于输卵管异常的不孕症患者。

(5)单精子卵细胞显微注射技术:这是一项在试管婴儿基础之上发展起来的显微技术。此项技术中,只需一条活精子即可使卵母细胞受精而怀孕。因此,临床上十分适宜严重的男性原因造成的不孕,如少精、弱精、畸形精、完全不活动精子、阻塞性无精症,以及免疫性不孕。

6. 人工授精的应用　人工授精是指将男性精液用人工方法注入女性子宫颈或宫腔内,使精子与卵子自然结合,以协助受孕的方法。根据注射精子途径的不同分为经阴道授精、经宫颈授精、经子宫授精、经输卵管授精、经卵泡授精和经腹腔授精。根据选择的精液的不同分为丈夫精液人工授精(AIH)和供精人精液人工授精(AID)两种。主要用于男性不育症。无论实施 AIH 还是 AID 治疗,授精前精子都须进行优选处理。

(1)AIH 的主要适应证:男性适应证为少精,弱精,液化异常,严重的尿道下裂,逆行射精,性功能障碍(如勃起功能障碍、早泄、射精障碍等),生殖器畸形,前列腺疾病(如急慢性前列腺炎、前列腺增生、前列腺癌)等,女性适应证为宫颈

黏液分泌异常,生殖道畸形及心理因素导致性交困难(如阴道痉挛、宫颈细小)等。此外,还有免疫性不育和原因不明的不育。

(2)AID的主要适应证:男方不可逆的无精子症、严重的少精症、弱精症和畸精症;输精管绝育术后期望生育而复通术失败者和射精障碍等;男方和(或)家族有不宜生育的严重遗传性疾病;母儿血型不合,不能得到存活新生儿;原因不明的不育。

(3)人工授精的主要禁忌证:女方因输卵管因素造成的精子和卵子结合障碍;女方患有生殖系统急性感染或性传播疾病;女方患有遗传病、严重躯体疾病、精神心理障碍;有生育过先天缺陷婴儿的病史并证实为女方因素所致;女方接触能够导致畸形的射线、毒物、药品并处于作用期;女方具有酗酒、吸毒等不良嗜好。

(4)影响人工授精成功率的因素:输卵管功能情况:输卵管功能好,则受孕率增加;年龄:35岁以上的女性由于卵子质量下降,子宫内膜环境改变,染色体异常率增加,受孕率逐渐下降;卵巢储备功能:卵巢储备能力越好,成功率越高;轻度子宫内膜异位症;排卵障碍:促排卵可获得较多的卵子;子宫内膜形态及厚度;手术日子宫内膜厚度为 8～12 毫米,人工授精的成功率增加。

7. 何谓"试管婴儿" 由于各种原因引起的输卵管阻塞,使精子卵子不能相遇,从而导致不孕。解决的方法是设法使精子与卵子在体外相遇并受精,这就是常说的"试管婴儿"。该技术是采用人工方法让卵子和精子在体外受精,并进行早期胚胎发育,然后移植到母亲子宫内,使其着床发育成胎儿的全过程。由于胚胎最初 2 天在试管内发育,所以又叫"试管婴儿"技术。

(1)"试管婴儿"技术的适应证:①女方因输卵管因素造成精子与卵子相遇困难。②排卵障碍。③重度子宫内膜异位症。④男方少、弱精子症。⑤不明原因的不孕不育。⑥女性免疫性不孕,男女精液或女方宫颈黏液内存在抗精子抗体。⑦有遗传性疾病需要做移植前诊断者。⑧其他,如卵泡不破裂综合征等。

(2)"试管婴儿"技术的禁忌证:①提供卵子及精子的任何一方患生殖、泌尿系统急性感染或性传播疾病。②提供卵子及精子的任何一方有酗酒、吸烟等不良嗜好。③提供卵子及精子的任何一方接触能够导致畸形剂量的射线、毒物、药品并处于作用期。④女方患有不宜生育的严重遗传性疾病、严重躯体疾病、精神心理障碍等。⑤接受胚胎赠送或卵子赠送的夫妇双方患生殖、泌尿系统急性感染和性传播疾病或有酗酒、吸烟等不良嗜好。⑥女方子宫不具备怀孕功能或严重躯体疾病不能承受怀孕。

(3)影响"试管婴儿"技术怀孕成功率的因素:①女方年龄。女性 35 岁以后生殖能力明显下降,到了绝经后就完全丧失了生殖功能。年龄越小,卵泡质量越好。②卵巢功能。卵巢功能较差者,得到的卵子越少,卵子的质量越差,怀孕率就越低,而同时流产率也明显升高。③输卵管积水。输卵管积水改变了宫腔内的环境,机械地干扰胚胎与子宫内膜的接触。且输卵管积水时组织释放出来的细胞因子、前列腺素、白细胞趋化因子和其他炎性复合物作用于子宫内膜,直接影响胚胎着床。有条件者提前行输卵管结扎。④子宫。子宫

内膜受到严重损伤的患者,若超排卵周期子宫内膜厚度小于7毫米,则进行试管婴儿时怀孕率低,流产率高。

8. 不孕不育症的治疗不仅仅是医学问题

(1)有关生殖知识的认知:在大中城市,由于人们的科学文化教育程度普遍较高,医学信息传播较快,因此发现问题的患者能及时到医院进行检查和治疗。但仍有一部分生活在乡镇、农村的患者有迷信思想,到处烧香拜佛,或隐瞒身份、花费大量钱财购买偏方药品。因此,必须普及相关的知识,对不孕不育症的检查应当包括夫妇双方。

(2)对生殖医学的认识:体外受精、胚胎移植和其他助孕技术,可以帮助一部分不孕症患者成功受孕。随着各地区经济文化的发达,人们的生育观念也已发生改变,这种趋势表现在接受赠卵、赠精、借用子宫的需求日益增多,这也是社会文明进步的标志。但在具体操作中必须严格掌握指征,保证精、卵的质量,并认识其中所涉及的伦理学和法律学的问题。

(3)不孕不育症患者的心理分析:中国人的生育伦理观受封建、陈旧观念影响较深,不孕不育症患者常处于精神和社会舆论的折磨之中。有的患者经过多年、反复多次的助孕或促孕治疗,仍不能受孕,花费了时间、金钱,更增加了精神压力,这是完全可能的。真正的治疗成功不完全意味着生育了孩子,而应包括思想的解放,这一点对不孕不育症患者十分重要。

(十六)心理障碍为什么会导致不孕

不孕症的病因是复杂的,既可能有器质性病变,也可能是功能性障碍,更有心理方面的原因。在我国,传统观念认为"无后为大不孝",没有孩子的家庭往往被认为是不完整的家庭。如老人盼孙心切,亲朋好友的频繁劝说及周围爱管闲事的人的背后评说,使得有些年轻夫妇结婚3个月不怀孕就到处求医问药。在求医的道路上,患者不停地奔走、寻求、等待、企盼,结果是希望越高失望越大,从而导致精神紧张或心理障碍。心理障碍同样可以导致不孕,同样也是疾病。女性长期不孕,特别是经多方治疗没有效果,常常导致人际关系敏感、焦虑、抑郁、偏执,随着婚龄延长,年龄增大,心理压力会更加沉重。除此之外,情绪紧张也会影响受孕。一些研究证明,女性精神过度紧张往往会导致内分泌功能紊乱、排卵障碍,或不排卵,形成越想怀孕,越难怀孕的状况,尤其是职业女性,在长期的工作压力下,大脑皮质会抑制下丘脑及垂体的功能,甚至抑制卵巢的功能,使卵巢不排卵,最终让有些女性无法顺利怀孕。许多不孕不育的夫妻,越想怀孕就越怀不上孩子,等彻底放弃了(如领养一个孩子),精神一放松,结果又成功怀孕了,一些由于心理障碍而不孕的女性,主要还是要靠心理治疗。心理治疗的方式是多方面的,既要靠医生,也要靠家人和女性自己,同时女性自己也要提高自身免疫力,在心理上保持健康,减少疑虑和紧张,减少或减轻患病女性的心理障碍,不仅可以提高自然受孕率,还可以提高生活质量。在治疗过程中,丈夫的作用是不可忽视的,丈夫的理解、尊重、关心、体贴、开导、鼓励和帮助,对妻子来说无疑是一剂良药,平时尽量不要谈论不孕之类的话题,家人更不要埋怨、斥责和挖苦。

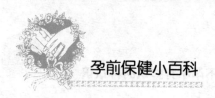

八、孕前加强营养、储备能量

(一)备孕如何调理体质

备孕夫妻除孕期进行孕前检查外,还要在各方面都调理好。我们知道,受孕以前夫妻的健康状况是决定宝宝体质强弱的重要因素。中医曾提到夫妻的心理现象也会影响受孕,受孕后还会因孕妈妈的情绪而影响胎儿心理发育。以中医的观点来看,孕前调理分为"身""心"两方面,而且父母同样重要,因为生孩子不单只是妈妈的事。一般健康状况良好者,可在备孕前 3～4 个月开始调理,若自觉健康状况不理想者,则当有 6 个月至 1 年的调理期。最好在调理前请中医师就你的体质作好分析,并提出饮食建议。身体的整体调理,应注意以下几方面。

1. 饮食的摄取 备孕夫妇饮食营养丰富方能孕育出健康的婴儿。在饮食上要注意,不吃刺激性食物如茶、咖啡、酒。食物种类要多、要杂、要粗、要原味、要多变化,不要暴饮暴食,不吃反季节蔬菜及水果。

2. 多吃鱼虾、山药 可增加受孕概率,有补肾、调先天精气之作用。

3. 生活尽量规律化 起床、睡觉、运动、上班、工作,最好保持规律且从容的安排,这样的生活容易使心情平静,会增加受孕概率,养出脾气好、风度从容的孩子。

4. 充足的睡眠 休息是为了走更长远的路，充足的睡眠使人身心健康。然而睡眠的需求多因人而异，总以睡到自然醒，而且醒后不觉得累为充足。

5. 愉快的心情 "妒妇不孕""肝郁不孕"。要有良好的心态，自己不快乐，宝宝也会受影响。保持心情开朗，对优生绝对有好处。

(二)孕前怎样调养平和体质

1. 调养法则 先天禀赋良好的人对环境的适应性及耐受好，自身免疫调节机制灵活完善，只需要保持原有的生活规律就能达到健康平和的状态。调养气血，协调阴阳。气血的平和充足、阴阳的协调平衡是平和体质的基础。后天调养得当的人注重养生，虽然先天条件不是十分完美，但是讲究调养，适应自然规律，依靠饮食、作息、运动、精神方面的调节，使自己的脏腑、气血、阴阳达到一种动态的良好平衡。

2. 精神调养 平和体质的人各方面素质较好，达到精神平和也较为容易。遇怒不怒、遇悲不悲、遇恐不恐、遇惊不惊、不妄忧思是一种理想境界，需要长期努力，要根据不同年龄时期的性格特点逐步磨炼而成。平和体质的人，常会保持积极乐观、精力充沛的精神状态。

3. 起居调养 平和体质的人往往作息规律，睡眠充足。这得益于脏腑气血的充足与阴阳的协调。若能起居有常，合理作息，就能保养神气，使人精力充沛，生命力旺盛。人体的阴阳宜顺应自然界阴阳的变化，日出而作，日落而息。一般来说，要以平和体质进入备孕状态，要做到早晨6~7时起床，晚上10~11时入睡。平和体质的人还要讲究劳逸结

合,既不能自恃体壮过度劳累,也不能过于安逸娇纵,要做到体力劳动和脑力劳动相结合,合理安排劳动程序,使休息、保养丰富多样。

4. 运动调养　"流水不腐,户枢不蠹",运动是增强体质、延年益寿的重要方法。日常的运动锻炼应遵循一定的原则,否则不仅达不到锻炼的目的,反而会对身体造成损伤。运动之中应当掌握养生要领,调心、调息,做到精神专注、呼吸均匀,使得内外和谐、气血旺盛。运动量要适度,不宜过量。运动应当持之以恒,坚持不懈。锻炼不仅是身体的锻炼,同时也是意志和毅力的锻炼。

5. 饮食调养　平和体质备孕者的饮食调养关键在于膳食平衡,食物多样化。谷类、瓜果、蔬菜,应当兼顾,不可偏废。其次,酸、苦、甘、辛、咸口味的饮食要调和,不可偏嗜。另外,过饥、过饱、过生、过冷、过热、饮食不洁均可影响健康,导致疾病发生,长此以往,甚至会改变体质状态。饮食讲究冷热适中,过分偏嗜寒热饮食,可导致人体阴阳失调而发生病变。

饮食不洁也是导致疾病发生的重要原因,以胃肠疾病为主,多是由于缺乏良好的卫生习惯,进食陈腐变质,或被细菌、寄生虫等污染的食物所造成,轻则催生疾病,重则久病不愈,破坏体质。

备孕期要饮食规律,坚持一日三餐,早餐吃好,午餐吃饱,晚餐吃少,长期保持对身体也大有益处。进食时应当缓和从容,细嚼慢咽,专心致志。环境应当宁静整洁,气氛应轻松愉快,这些都有利于食物的消化和吸收。

食后漱口、饭后散步,长期坚持大有益处。

6. 四季调养

(1)春季:春归踏青赏花、郊游嬉水。春季气候变化较大,不宜立刻减去衣被,着装宜上薄下厚,特别要注意预防"老寒腿"。饮食上,应多食绿叶蔬菜,禁食酸涩之品。春季也是疫病多发的季节,应当注意个人卫生,远离人口密集的聚会,避免感染疾病。

(2)夏季:天气炎热,更应调息、静心,心静自然凉。夏季作息宜晚睡早起,常用温水沐浴,切勿贪凉,过食生冷饮品,空调温度不能调得过低,饮食应选时令瓜果蔬菜,常饮绿豆汤可清热解暑,膳食应清淡忌油腻。运动时防止大汗、暴晒,注意及时补充水分,大量出汗时应多喝淡盐水。

(3)秋季:起居作息上应早睡早起,适时增加衣被,以防感受风寒。秋季饮食宜食酸收之品,此季节时令果蔬丰富,酸味水果可保肺滋阴,益胃生津。适合多补充脂肪、蛋白类,也就是常说的贴秋膘。

(4)冬季:万物蛰伏潜藏,以抵御寒冬。此时宜顺应季节变化,以闭藏为养,要求精神内敛,起居作息应当早睡晚起。饮食应以滋阴温阳为主,可以适当多食牛羊肉、黑木耳、母鸡,少食盐。晴朗的天气适宜户外活动,以利于钙的吸收。但冬季锻炼应注意防寒,避免冻伤,大风、大寒、大雪、雾霾天气不宜进行户外锻炼。

(三)孕前怎样均衡饮食

现在的年轻女性大都喜欢一些快餐、速食品、时尚食品、零食之类,看似吃得很好,每天吃的量也不多,但在营养学家看来,饮食结构大都不甚合理。尤其是计划生育宝宝的女性，更要注意自己的饮食均衡，毕竟你不再是为你一个人吃饭了。

1. 专家常说的饮食均衡"一二三四五"是什么　一是指每天喝1袋牛奶，约含250毫克的钙，就能满足每天需要的钙和蛋白质；二是每天食用糖类（碳水化合物）250～350克，即相当于主食300～400克，其中瘦人可多吃些，而肥胖人应少吃些；三是指每天进食3份高蛋白食品，每份可为瘦肉50克，或鸡蛋1个，或鸡鸭肉100克，或鱼虾100克，或豆腐100克，以每日早中晚各1份为宜。四是指"不甜不咸，有粗有细；三四五顿，七八成饱"，即每天可吃3～4顿或4～5顿，每顿可吃七八成饱；五是指每天摄取500克蔬菜和水果，一般每天吃400克蔬菜，100克水果（图2）。

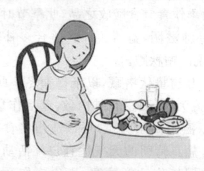

图 2　均衡膳食

2. 专家说的饮食均衡"红黄绿白黑"是什么　专家说的红是指每天可饮红葡萄酒50～100毫升，有助于升高血中高密度脂蛋白，可预防动脉粥样硬化。还要每天进食1～2个番茄。黄是指胡萝卜、甘薯、南瓜、玉米等，每天要适量食

244

用其中一种。绿是指饮用绿茶水和吃深绿色蔬菜,它们所含的维生素 C、茶多酚、菜碱等,有去脂降血压等多种功效。白是指燕麦片(或燕麦粉),每天可适量服用,一般每天 50克,水煮 5～10 分钟,兑入牛奶中合用,可起到降血脂的作用。黑是指黑木耳或香菇等要每天食用,每天可用黑木耳10 克,或香菇 100 克,泡发后烹调入菜肴中。

　　总之,膳食结构安排的目的是将每天的蛋白质、维生素、无机盐的摄入量控制在合理范围内。低热能、低胆固醇、低脂肪、低糖、高膳食纤维的均衡饮食更适合孕前女性的需要。

(四)过敏体质的人群怎样孕前调理

　　1. 调养法则　过敏通常是受到外界过敏源的刺激,自身产生的过于亢奋的应激反应或病理反应所致。身体抵御外界环境的影响靠的是"卫气",体内正气足,卫气就强,对外界的适应力就强,肌表就坚固,所以过敏体质的调养当以益气固表为主。

　　2. 精神调养　我国有 2 亿多人有过敏倾向,过敏体质的人因为对外界的适应能力较差,会表现出不同程度的内向、敏感、多疑、焦虑、忧郁等心理特点。所以,应当正确看待自己的体质特点,不应为此感到焦虑、自卑,把自我防护视为日常生活的一部分,接受现实,积极寻求解决问题的方法、途径,多与人交往,心胸宽阔,有包容心,保持乐观向上的心态。

　　3. 起居调养　过敏体质的备孕者应按自身体质特点避开过敏源,防止过敏症状的产生。在日常生活中,要增强自

身免疫力和对周围环境的适应能力。平时应做好防护工作，身边常备抗过敏的药品，在花粉季节和雾霾天气应减少户外活动，减少与过敏源接触的机会。四季更替，寒冷变化时应当注意保暖，适时增减衣被。保证良好的作息习惯，保证睡眠充足，精力充沛。过敏体质者在更换新环境时应格外注意饮食起居，提前了解新的环境，做好应对准备。

4. 运动调养 由于体质特点，过敏体质的人应以室内运动为主，如瑜伽、气功、健身器械、健身操等，如过敏源明确，在不接触过敏源的前提下也可做户外锻炼。运动时应避免汗出当风，激惹过敏状态，以不出汗或微微出汗为好；注意呼吸的均匀，提倡腹式呼吸。过敏体质的备孕者可以进行针对自身特点的锻炼方式。有过敏性鼻炎的人不宜在有花粉、柳絮的地方滞留，更不宜在寒冷季节进行户外锻炼。过敏体质多由先天不足、后天损伤失养所致，所以通过运动的方式加强气血的循环，对增进免疫力、改善过敏体质，增强对环境的适应能力有很大好处。

5. 饮食调养 一般来说，过敏体质的备孕者饮食应注重清淡、健脾益气的食物。这类食物可提高机体免疫力，对过敏有一定的改善和抵抗作用。过敏体质的备孕者饮食应避开导致过敏的食物，减少发作机会，这些致敏食物因人而异，任何食物均有导致过敏的可能。过敏体质的备孕者饮食调养应做到因时、因地、因人用膳，综合环境、体质和疾病因素，对一些生冷、辛辣、肥甘油腻的食物和荤腥发物应当忌食，如酒、鱼虾、海产品、辣椒、肥肉、浓茶、咖啡等。适宜的食物有粳米、小米、小麦、大麦、玉米、荞麦、绿豆、红小豆、蚕豆、豇豆、蔬菜、水果、猪瘦肉等，这些食物引起过敏的机会很少。

6. 四季调养 过敏体质者四季都应避免接触过敏源。通常季节交替之时往往也是过敏反应的多发季节。

（1）春季：气候多风，万物复苏，柳絮、花粉随风飘散，对此过敏者往往防不胜防，因此出门应注意戴好口罩、纱巾，减少接触。体表皮肤在户外暴露之时发生过敏反应，故应防止受风，尽量避免在户外活动。饮食应当忌食辛辣、腥膻发物，多食健脾益气的食物以增强免疫力和适应能力。

（2）夏季：过敏体质者除应避开过敏源之外，应重视精神方面的自我调养，多与人交流，调适情志，切莫过分在意自己的过敏体质，防止产生自卑心理。运动时防止出汗太过、伤津耗气，及时补充水分。

（3）秋季：易发生过敏反应者，可以采用冬病夏治法，借天时之利，去除顽疾。秋季气候转凉，易出现过敏性哮喘、过敏性鼻炎等症状，过敏体质者应注意及时增添衣物，避免清晨及夜晚在户外活动。秋季可以适时进补，以健脾益气或滋阴润燥的食物为主，以利于冬季的闭藏。可以开始适当延长睡眠时间，或打太极、练气功、打坐调神，固摄神气。

（4）冬季：应注意保暖，尤其是对冷空气过敏者更应避免户外活动，早睡晚起，防止受寒。衣着应密实，但应透气，防止汗出着风，居所宜朝阳，室内温度恒定为宜。饮食宜温补健脾，增强自身免疫力。

（五）孕前怎样合理摄入脂肪和糖类

现在有些人因为怕胖，谈起脂肪和糖就避而远之，岂不知道，脂肪和糖类是体内必不可少的组成成分。脂肪的作用是供给热能和必需的脂肪酸，帮助脂溶性维生素吸收。

脂肪是机体热能的主要来源,其所含的脂肪酸是构成机体细胞、组织不可缺少的物质,增加优质脂肪的摄入对怀孕有益。脂肪的营养价值与它所含的脂肪酸种类有关。脂肪酸分为饱和脂肪酸和不饱和脂肪酸。

亚油酸、亚麻酸、不饱和脂肪酸等均属在人体不能合成的不饱和脂肪酸,只能由食物供给,又称为必需脂肪酸。必需脂肪酸主要存在于植物中,是人体必不可少的营养物质。必需脂肪酸吸收不足,会使人易患皮疹、血尿、泌乳障碍等多种疾病。胎儿所需的必需脂肪酸只能由母体通过胎盘进行供应,因此为了让胎儿正常发育,想怀孕的女性应吃植物油。动物油脂所含饱和脂肪酸很高,但没有饱和脂肪酸与其他脂肪酸的合理搭配,健康也会出现问题,这类脂肪仍然是身体能量的重要来源之一。

糖类是人类不可缺少的营养素,如果摄入糖类过少,会造成热能摄入不足,对胚胎、婴儿发育及母体健康都有危害。糖类占总热能摄入量的60%～70%,约每天500克主食。米饭、五谷杂粮、干鲜豆类等糖类会转化成热能供身体所需。因此,如果热能不足就会影响身体对这类营养的吸收,出现营养匮乏。如摄入过多会转化为脂肪而导致血糖升高,对生殖力有损害。热能的作用是保证其他营养素在体内发生作用,另外精子及其他生理活动也要依靠充足的热能。所以,备孕夫妻要保障脂肪和糖类的摄取,为孕育健康的宝宝打下基础。

(六)女性孕前不宜多吃的食物有哪些

1. 不要过量吃胡萝卜　胡萝卜富含胡萝卜素,还含有

较多的维生素 B_2 和叶酸,对身体非常有益,但胡萝卜不能吃得过多。根据美国研究发现,过量的胡萝卜素会影响卵巢的黄体素合成,使其分泌减少,有的甚至造成无月经、不排卵,从而导致不孕。这可能是由于胡萝卜干扰了类固醇的合成,造成了雌激素的合成减少进而导致不孕。

2. 不宜多吃烤肉 有人发现,爱吃烤羊肉的少数妇女生下的孩子常有弱智和畸形。这些妇女和其所生的畸形儿都是弓形虫感染的受害者,因为烤肉不能有效杀死被感染的寄生虫。当人们接触了感染弓形虫病的畜禽,或吃了这些畜禽的肉,常会被感染而导致新生儿的弱智和畸形。

3. 不宜食用过多菠菜 为了给宝宝储备营养,计划孕育宝宝的女性一定不要食用过多的菠菜。菠菜营养价值高,一直很受人们的青睐,人们一直认为菠菜含丰富的铁质,具有补血功能,所以很多孕妇用来防止贫血。虽然菠菜中含有大量的铁,但也含有大量草酸,也就是说,菠菜中的铁并不能被人体所吸收,而草酸则会影响锌、钙的吸收。如果孕妇长期食用菠菜,体内钙、锌的含量就会减少,影响胎儿的生长发育。

4. 不宜吃过多高纤维食物 吃高纤维的食物,可能会降低女性生育能力。高纤维食品,如全麦面包等粗粮或者意大利面,可能会导致女性内分泌紊乱。女性摄入这类食品越多,她们体内对怀孕至关重要的激素水平就越低。高纤维饮食可使育龄女性体内的孕激素降低,而导致排卵停止。也就是说,女性有月经,但是卵巢不排卵,所以想怀孕的女性,不要过多地食用高纤维食品。

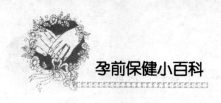

（七）美味饮食怎样巧吃

饮食是生活中的一项大事，更是孕前生活的一个重点，尤其是备孕女性的饮食更是受到家人的分外关注。合理科学的饮食调养及良好的饮食习惯，能扶正祛邪，保其正气，提高人体自身免疫功能，增强抗菌能力。但每个人的饮食习惯各异，进餐的量及食物品种均有不同，这就需要从不同方面调整自己的饮食规律了。

1. 情绪影响饮食 愉快的饮食情绪与营养一样重要。专家们发现，当情绪舒畅时进餐，各种消化液分泌增加，吃起饭来味香可口，有助于食物的消化吸收；心情不舒畅时，食物嚼之无味，食欲明显下降，这是因为不良的情绪影响了摄食中枢，这对健康是不利的。所以，在进食时应保持愉快的情绪，在饭桌上不要生气、恼怒，不议论使人不悦的事，要养成健康的进食习惯。

2. 饮食无度会有恶果 饥饱无度，暴饮暴食是女性饮食的大忌。因为进食过多，不仅会加重胃肠等器官的负担，还会使身体容易发胖。长此以往，甚至会出现高血压、高血脂等慢性疾病的前兆。所以，每次进食不宜吃得过饱，要常带三分饥，适量进食，定时定量，这样的饮食习惯，既可减轻胃肠不适感，又可防止肥胖的发生。

3. 食物多样化 在身体需要的总热能内，将食物多样化，才能保证摄取全面的营养素。要做到营养平衡，主食不能只吃米饭，副食也尽可能多种多样。此外，同样的食物在烹调时，还可以在制作方法上做些变化，而且所采用的食物应保证新鲜，以确保营养健康。

4. 细嚼慢咽 食物在口腔内反复咀嚼时,可以刺激唾液的分泌。唾液中含有许多消化酶,而且延长食物的咀嚼时间,还可以反射性地刺激胃液的分泌,使食物充分地与唾液混合。这样,食物到了胃肠道才能更好地被消化吸收。细嚼慢咽也可以延长进餐时间,来达到饱腹感。一般来说,粗嚼者食欲旺盛,必须要 5 分钟以后,食欲才能下降。这一现象与大脑负责食欲的部位有关,当大脑过多接受从舌头等部位传来相同的刺激时就会变得迟钝,不再嘴馋,故咀嚼的时间必须长一些才能达到食欲下降的目的。否则,短时间的咀嚼,也就是说,狼吞虎咽只能是使人胃口大开,极易造成食物超量才有饱腹感,使热能顷刻间过剩,加重胃和胰腺等脏器的负担,时间一长容易导致疾病的发生。

对于食欲特别好的女性,不妨进餐时先吃些含脂肪少、体积大的低热能蔬菜,如熬白菜、炒豆芽、炒芹菜等充饥,然后再进主食。

(八)孕前为什么要常吃禽、蛋、鱼、瘦肉

禽、蛋、鱼、瘦肉等动物性食物,是人类优质蛋白、脂类、脂溶性维生素、B 族维生素和无机盐的良好来源,也是平衡膳食的重要组成部分。这种动物性食物中蛋白质不但含量高,而且氨基酸组成更适合人体需要,赖氨酸和蛋氨酸的含量也很高。禽肉(鸡、鸭、鹅等)可提供多种维生素,主要以维生素 A 和 B 族维生素为主,还有多种无机盐,其蛋白质含量可高达 16％～20％,蛋白质的氨基酸组成与鱼类相似,与人体的需要很接近,利用率也很高。蛋黄中的维生素含量也很丰富,并且种类齐全,包括所有的 B 族维生素、维生素

A、维生素 D、维生素 E、维生素 K 和微量的维生素 C；鱼类中蛋白质的含量为 15%～22%，鱼肉中也含有一定数量的维生素 A、维生素 D、维生素 E、维生素 B₂，烟酸的含量也很高，鱼类无机盐的含量为 1%～2%，其中硒和锌的含量较为丰富，钙、钠、钾、氯、镁等含量也较多；瘦肉中富含蛋白质、脂类、B 族维生素、维生素 A 及铁，锌等无机盐等，建议准备怀孕的夫妻在孕前多吃这些食物，补充各种营养物质，也有利于受孕后准妈妈和胎儿的营养所需。

(九)孕前吃什么样的食物排毒

准备怀孕的夫妻双方最好在孕前 6 个月就要进行体内的排毒，净化自身的内环境，通过食物进行排毒，将体内的废物清除出体外，可以吃以下几种排毒食品。

1. 动物血 猪、鸡、鸭等动物血液中的蛋白质被胃液和消化酶分解后会产生一种具有解毒和滑肠作用的物质，可以与侵入人体的粉尘、有害金属元素发生化学反应，变为不易被人吸收的废物而排出体外。

2. 鲜果蔬汁 鲜果蔬汁中含有的生物活性物质能阻断亚硝酸胺对机体的危害，同时也能调节血液的酸碱度，有利于排毒。

3. 海带 海带中的褐藻酸能减慢肠道吸收放射性元素锶的速度，使锶排出体外，具有预防白血病的作用。此外，海带对进入人体的有毒元素镉也有促排作用。

4. 海鱼 含多种不饱和脂肪酸，能阻断人体对香烟的反应，更是补脑佳品。

5. 韭菜 韭菜中富含挥发油、纤维素等成分，粗纤维有助于吸烟饮酒者排出毒物。

6. 豆芽 无论是黄豆芽还是绿豆芽都含有多种维生素,能够消除体内的畸形物质,并且能促进性激素的生成。

7. 黑木耳 黑木耳所含的植物胶质有较强的吸附力,可吸附残留在人体消化系统内的杂质,清洁血液。

8. 糙米 是大肠的"清道夫",糙米经过肠道时会吸附肠内毒素,最后将毒素从肠道内排出。

(十)为什么孕前不能吃生的奶、蛋、肉类

孕前不宜吃生食,一些生的食品中往往含有微生物、寄生虫、残留农药等,这些物质会危害人体的健康,所以准备怀孕的夫妻双方都应该尽量少吃或不吃生的食品,尤其是以下几种:①生奶。一些动物的乳腺疾病、挤奶人员不洁净的手和外界不卫生环境可导致生奶中有害微生物大量生长繁殖,进而危害人体健康,影响备孕女性的身体健康。②生鸡蛋。常常被细菌污染,吃后容易引发腹泻,并且生鸡蛋中含有抗酶蛋白和抗生物蛋白。前者阻碍人体胃肠中的蛋白酶与蛋白质接触,影响蛋白质的消化、吸收;后者能与食物中的生物素结合,形成人体无法吸收的物质,导致食欲缺乏,消化不良等。孕前女性最好选择煮熟的鸡蛋食用,这样更容易被吸收。③生肉。生肉中往往含有绦虫、蛔虫、囊虫等寄生虫,如果直接食用,进入体内后会潜伏多年,吸收养分,使体质虚弱而感染疾病,甚至导致肠道阻塞或引发癌症。一些冰冻的鱼虽然寄生虫被杀死,但是虫卵和其他一些致病微生物,只有在加热烹煮后才能够被杀死,所以在食用一些肉制品或者海鲜冻货时一定要在充分加热煮熟后再食用。

(十一)孕前为什么要补钙

1. 孕前多数女性缺钙　女性 24 岁以后骨钙开始丢失，准妈妈怀孕后因胎儿与妈妈争夺钙而使孕妈妈血钙明显不足。此时，因钙流失而出现骨质疏松的风险是 30%～40%。如果平时就有喝咖啡、不爱晒太阳、不喝牛奶的习惯会更严重，如果不及时补充，在怀孕后只会流失得更快。女性在孕期出现大量钙流失主要源于胎儿。因为胎儿骨骼的形成所需要的钙全部来源于母体，因此准妈妈消耗的钙量也要远远大于普通人。

2. 孕前不补钙的危害　孕前不注意补钙，准妈妈体内就会因钙流失而不断调动母体骨骼中的钙盐来保持血钙的正常浓度，如果钙流失很严重，孕期的女性就会出现肌肉痉挛，如小腿抽筋、手脚抽搐等低钙现象，甚至因为骨骼疏松引起骨软化症。此外，缺钙还容易诱发高血压。倘若女性在孕期补钙不足，就容易出现中度或重度的子痫前期，也就是孕期特有的一种高血压、水肿、蛋白尿一系列病症。这种高血压反应在孕妇中最常见，且会在一段时间内持续、频繁地发生，对孕妇和胎儿带来极其不良的影响。不过，只要能够做到每天合理、充足地补钙，就能很好地避免这些不良现象的发生。

3. 孕前怎样补钙　孕前补钙，专家提醒必须合理、足量地补，而不能随意、过量地滥补。医学专家认为，如果能从准备怀孕的时候就开始补钙是最理想的，在整个妊娠期间，都需要特别注意补钙。孕期的女性每天最好能摄入 1 000～1 500 毫克的钙，尤其是妊娠中晚期的孕妇，每天摄入 1 500

毫克钙比较合适。因为,在摄入的这些钙中有 400～500 毫克都是要给宝宝的。

针对人体钙流失的现象,如今市场上出现了许多不同种类的钙片,孕前女性不妨适当地补充一些,每片含 200 毫克的钙片,每天可以吃 2～3 片。但是,除了补充钙剂以外,在饮食上也要摄入含钙高的食品,如乳制品,最好每天能摄入 250～500 毫升的牛奶,250 毫升的牛奶中大约含有 250 毫克的钙。另外,像虾皮、蔬菜、鸡蛋、豆制品、紫菜、海产品等都含有丰富的钙。还可以多喝点鱼汤、排骨汤对补钙也有帮助。

(十二)备孕夫妻需补充哪些维生素

1. 各类维生素对备孕女性的作用 维生素是人体必需的营养素,它维护着身体的健康,随着生命的延续,如果维生素缺乏会影响受孕和孕育健康宝宝,所以计划孕育的夫妻必须在孕前补充维生素。维生素的补充要多元化,并且要合理补充,因为不同的维生素对人体起着不同的作用。比如,维生素 A 可维持正常视力和皮肤健康,增强对细菌的抵抗力,当妇女维生素 A 缺乏时,就难以受孕,即使怀孕也容易流产;维生素 D 可促进钙的吸收;维生素 E 在孕早期有保胎防止流产的作用,缺少维生素 E 会出现不孕症;维生素 C 可保护细胞组织免受氧化损伤,增强免疫力,防止维生素 A 缺乏病——坏血病和牙龈出血;叶酸有助于红细胞的生成,防止巨幼红细胞性贫血和胎儿神经管畸形;维生素 B_1、维生素 B_2 参与能量代谢等。其他 B 族维生素在孕期还有减轻胃部不适、促进食欲、减少妊娠反应的作用。

2. 维生素对备孕男性的作用 维生素不但对孕妈妈有益,对男性意义更大。据研究发现,维生素 C 能减少精子受损的危险,提高精子的运动性;维生素 D 能提高男性生育能力;维生素 A 能使精子的活动能力增强;B 族维生素与男性睾丸的健康有着密切的关系;维生素 E 有调节性腺和延长精子寿命的作用,还能改善血液循环,提高毛细血管尤其是生殖器部位毛细血管的运动性,可提高性欲、增强精子的生成,更利于孕育。

3. 怎样从食物中获得所需的维生素

维生素 C:水果和新鲜蔬菜,如所有绿色蔬菜、番茄、卷心菜、菜花、猕猴桃、鲜枣、草莓、梨等。

维生素 A:动物的肝脏、蛋黄、奶油、胡萝卜、绿叶蔬菜等。

维生素 B_1:谷类、豆类、坚果类、猪瘦肉及动物内脏。

维生素 B_2:动物内脏及蛋、奶类。

维生素 B_6:动物类食物,如内脏;全谷类食物,如燕麦、小麦麸等;豆类,如豌豆、大豆等;坚果类,如花生、核桃等。

维生素 E:麦胚油、玉米油、花生油、麻油、豆类、粗粮、坚果、芝麻。

当正常饮食无法满足体内所需的营养时,补充复合维生素也是一种有效的途径。备孕夫妇在孕前摄入适量的维生素对健康受孕十分重要。

(十三)哪些食物会影响受孕

1. 咖啡 咖啡对受孕有直接影响。每天喝 1 杯以上咖啡的女性怀孕的可能性只是不喝咖啡者的一半。因此,女性如果打算怀孕就应该不喝或者少喝咖啡。

2. 葵花子 葵花子的蛋白质部分含有抑制睾丸成分，能引起睾丸萎缩，影响正常生育功能，备孕男性不宜多食。

3. 大蒜 多食大蒜能伤人的正气，还有明显的杀灭精子的作用，备孕男性不宜多食。

4. 棉籽油 长期食用棉籽油可对生殖系统造成损害。实验证明，成年男子服用棉籽油的提取物棉酚40天，每天60～70毫克，短期内精子全部被杀死，并逐渐从精液中消失；女性则可导致闭经或子宫萎缩。

5. 酒精 主要成分是乙醇，过多的乙醇能使身体里的儿茶酚胺浓度增高，血管痉挛，睾丸发育不全，甚至使睾丸萎缩，生精功能就会发生结构改变，导致男性不育。

（十四）叶酸从什么时候开始补

叶酸是人体必需的水溶性B族维生素之一。因为最早是从菠菜叶子中提取出来的，故而得名"叶酸"。叶酸是人体细胞核重要组成成分，参与氨基酸之间的相互转化，以及血红蛋白、肾上腺素、胆碱等的合成，与细胞增殖、组织生长及机体发育密切相关。怀孕期母体红细胞的生成，以及胎儿和胎盘生长所必需的DNA的合成都需要叶酸的参与。

1. 叶酸缺乏的危害 即使是营养良好的准妈妈，血清和红细胞中的叶酸含量也会随着怀孕进程而逐渐降低。叶酸不足的准妈妈很容易患上巨幼红细胞贫血，使先兆子痫、胎盘早剥的发生率增高，甚至出现胎儿宫内发育迟缓、早产，以及新生儿低出生体重等现象。叶酸不足的胎儿更容易出现巨幼红细胞贫血，特别是孕早期（孕3～4周时）叶酸

缺乏,可以引起胎儿神经管畸形。神经管畸形的发生率在各种出生缺陷中是最常见的,会造成脊柱裂、无脑畸形(脑或颅顶缺失)等中枢神经系统发育异常,是造成围生儿死亡的主要原因之一。因此,孕前必须补充叶酸。优生专家建议,从孕前3个月开始,每日补充叶酸0.4毫克,一直补充到怀孕3个月时。实验证明,围孕期服用叶酸且依从性高的妇女(定义为用药率至少80%)的结果显示,神经管缺陷高发区危险性降低85%,神经管缺陷低发区危险性降低40%。

2. 叶酸对于备孕中的丈夫也很重要 对于计划想当爸爸的男性而言,体内叶酸不足或缺乏,就可能增加发生染色体缺陷的概率,增大孩子长大后患严重疾病的危险性。当男性体内叶酸含量不足时,精液的浓度会降低,精子的活动能力会减弱,使卵子受孕困难。另外,叶酸在人体内还能与其他物质合成叶酸盐,它对于孕育优质宝宝也起着关键作用。建议备孕中的夫妇应一起服用,来保障精子的质量。

3. 怎样补充叶酸 天然食物中的叶酸结构较为复杂且不稳定,在小肠内吸收较差,生物利用率不到50%。合成叶酸结构较为简单,溶解性好,在小肠中更容易吸收,生物利用度能达到85%。有研究表明,在摄入同等数量的情况下,后者是前者的1.7倍。因此,补充叶酸首选营养补充剂。可以服用叶酸片,也可以服用既含有叶酸又含有其他营养素的复合型维生素补充剂。另外,应多吃含叶酸丰富的食物,如动物肝脏、肾脏、鸡蛋、豆类,绿色蔬菜如油菜、红苋菜、小茴香,还有番茄、干果等。

4. 为何不要过度依赖叶酸 尽管补充叶酸可以预防神

经管畸形,但不能过度依赖叶酸,因为引起先天缺陷的原因是多方面的,如神经管畸形的发生,环境污染和家族遗传也是致病的原因,所以在服用叶酸的同时不能忽视其他方面的致畸因素。有些人在服用叶酸后,出现了便秘、月经不调等异常症状,并因此反复就医。根据目前的观点,服用叶酸后出现的这些异常情况不是叶酸本身的错,根据笔者的临床经验,原因大概有两个:一个原因是服叶酸的目的性过强导致的心理紧张,服用叶酸就是为怀孕做准备,使一些人产生了心理暗示作用,在此期间,对月经期和排卵日又格外关注,便造成了短时间的月经紊乱;另一个原因是空腹服用叶酸造成的便秘,所以建议叶酸与食物一起吃。值得注意的是,专家研究认为,过量的叶酸反而会影响新生儿的正常发育,因此服用叶酸要遵循医嘱。

(十五)怎样的饮食对怀孕有益

1. 孕前进行营养调理的意义 孕前的母体需要充足的营养储备,这样胎儿就能从母亲体内吸取养料。正常生育功能离不开良好的营养状态,宝宝的健康发育更需要母亲具有良好的营养储备。随着生活水平的提高,人们早已经不限于吃的数量,而是更关注饮食的营养和结构问题。母亲良好的营养状态是正常排卵和正常的生育能力的保障,肥沃的子宫内膜能随时恭候着受精卵的种植。为了宝宝,母亲必须补充各种营养来满足宝宝生长发育的需要,良好的营养储备能孕育健康的宝宝。

营养状况良好的人一般都面色红润,情绪饱满,体力充沛。女性朋友还表现为月经正常,阴道没有异味,无生育问

题困扰。

2. 孕前进行营养调理　孕前需要营养调理,但如何调理更好呢?营养的调理应该因人而异,居住地不同、身体条件不同,经济能力也有差异。但目标只有一个,即让自己身体内的营养物质达到平衡。接受孕前咨询的女性朋友,经常带着一堆保健品向医生咨询。这些保健品有国内的、国外的,有药片,有奶粉,五花八门,品种繁多,这就主次颠倒、过度依赖保健品了,就是再好的保健品也会不同程度地含有防腐剂等。现代科学饮食的理念是天然的、绿色的、新鲜的,只要我们保证每日的三餐正常,不偏食,就能够达到营养调理的目的。新鲜的蔬菜和水果既营养又经济实惠,是调理营养的首选。

3. 要纠正偏食、挑食的不良习惯　准备怀孕的女性往往会有一些不良的饮食习惯,表现为:①偏食挑食。有的女性偏爱食用鸡鸭鱼肉和高档的营养保健品,有的人只吃素菜,有的人不吃内脏(如猪肝)等,有的人不喝牛奶、不吃鸡蛋,造成营养单一。②无节制的进食。一些女性不控制饮食量,孕前肥胖,孕期体重增加过多,造成有的孕妇肥胖、胎儿巨大,有的孕妇肥胖,胎儿却很小。③食品过精、过细。孕前和孕产期女性是家庭的重点保护对象,一般都吃精白米、面,不吃粗粮,造成维生素 B_1 严重缺乏。④常喝含咖啡因的饮料。如咖啡、可可、茶叶、巧克力和可乐型饮料等。女性大量饮用这类饮料后会出现恶心、呕吐、头痛、心跳加快等症状,无益于女性健康。⑤大量食用辛辣食物。辣椒、胡椒、花椒等调味品刺激性较大,多食可引起便秘。若计划怀孕或已经怀孕的孕妇大量食用这类食品,会出现消化功能障碍。

4. 营养金字塔 作为营养金字塔根基的粮谷类食物，特别是各种杂粮（玉米、黑米、大麦、燕麦、莜麦、薏苡仁、荞麦等）和杂豆（大豆、黑豆、绿豆、红豆等）是每顿正餐中不可缺少的。因为，这些食物能补充能量、糖分和维生素 B_1、维生素 B_2，摄入少会导致精力不足，是无法孕育出聪明宝宝的。玉米、小米、马铃薯等所含的维生素和蛋白质比大米、白面高，同时还含有微量元素，是胎儿发育的必要原料。

5. 备孕的夫妻还应增加哪些食物 备孕的夫妻双方都应适量增加鱼虾、瘦肉、肝、奶类、大豆制品、核桃、花生、杏仁、芝麻等食物的摄入。因为这些食物富含的优质蛋白质、钙、铁、锌、硒是保障精子和卵子质量和活力的重要营养素。为了确保营养成分摄取，食用油不能单一，常更换品种，如花生油、葵花子油、橄榄油等，要多种植物油交替使用。此外，植物固醇和多不饱和脂肪酸可降低体内过氧化物的浓度，减少环境压力对胚胎的损害。餐桌上还要有各种蔬菜、菌藻类食物，特别是一些含硫、维生素 C、胡萝卜素的食物，如胡萝卜、韭菜、蒜薹、油菜、西蓝花、圆白菜、洋葱、南瓜、山药、海带、黑（白）木耳、金针菇、香菇等。富含维生素 C 及番茄红素的水果，如西瓜、橙子、木瓜、葡萄等，有足够的抗氧化、清除毒素和杀菌能力，还能促进精子和卵子的形成并保障其质量。

6. 饮食要适量均衡合理 有人说维生素有营养，那就买来各种各样的维生素一样吃一片，有人说绿豆有营养，那就天天吃绿豆，这些做法都是不科学的，因为食物再有营养也不能无节制地吃。补充的方法应科学、合理，食物摄入应

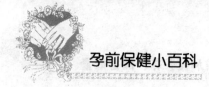

平衡、适量才好。科学已经证明，人体所需的任何一种营养素的量都是有限的，吃得过多不是吸收不了，就是对人体产生不良反应。例如，过量的锌能抑制铁的利用，致使铁参与造血功能发生障碍，从而使人体发生顽固性缺铁性贫血；维生素 A 的过量服用会造成胎儿的严重畸形。

（十六）肥胖是否对怀孕及胎儿发育有影响

1. 体重指数　适宜的体重对顺利妊娠很必要，既不会因体重过重而患妊娠并发症，又不会因体重过轻而营养供给不足，从而影响产后身体的复原。孕前体重适中是健康生殖的一个基础，控制体重的概念是要把体重保持在适中的水平，既不能过胖，也不能过瘦。女性正常的体重指数为 18～23，男性正常的体重指数为 23～26。体重指数的计算方法为：体重指数（BMI）＝体重（千克）/身高（米）^{2}。女性体重指数 BMI 大于 23 时就是体重超标，而 BMI 达到 30 以上才算是肥胖。

2. 肥胖对准妈妈和胎儿的影响　肥胖与疾病是有因果关系的，有因疾病导致的肥胖，如先天性代谢异常、药物的作用及先天遗传因素；有因肥胖引起的疾病，如糖尿病、高血压等心血管疾病。无论何种原因，肥胖都会影响生育。

（1）肥胖会造成受孕困难：一项新的研究显示，同体重正常的夫妇相比，肥胖夫妇想要怀孕会面临较大的困难，肥胖者往往卵巢功能失调，体内堆积的过多脂肪会将女性正常的雄激素转变为雌激素，使雌激素生成过多。这种雌激素并不具有正常的生理功能，反而干扰排卵，使月经稀少，并造成排卵障碍。所以,医生常常告诉因肥胖引起不孕症的女性先减肥,有相当一部分肥胖者减肥后不用吃药,月经就会自动恢复正常,怀孕很快就随之而来。

(2)肥胖容易引发怀孕期疾病:肥胖准妈妈进入怀孕中晚期后容易发生怀孕期高血压疾病,出现血压升高、全身水肿、尿中出现蛋白、头痛头晕、视物不清等症状,影响心血管系统并加重肾脏负担,严重时还会发生子痫,危及准妈妈生命,甚至胎死宫内。肥胖或怀孕均可使心脏负担加重,如果两者集于一身,那么孕妇的心脏就如雪上加霜,容易发生意外。

(3)肥胖会影响胎儿发育:肥胖者体内会有脂肪堆积,常患有糖尿病和高血压。当女性患了糖尿病并怀孕后,胎儿就会暴露在高血糖环境中。高浓度血糖可对胎儿产生毒性作用,引起胎儿神经管畸形、心血管及泌尿系统发育畸形,还可造成巨大胎儿而导致难产。糖尿病准妈妈的胎儿畸形发病率可达 6%～13%,高于正常人群 2～4 倍。

3. 怎样科学减肥　身体的肥胖主要是体内脂肪的存积过多所致,减肥减掉的主要是脂肪。脂肪的堆积过多不外乎摄入量过多和代谢过少。肥胖者一定要控制体重,采用科学方法减肥。因此,科学减肥要从以下两方面入手。

(1)减少脂肪和糖类的摄入量:糖类食物进入体内过多时,多余的部分便以脂肪的形式储存在内脏周围和皮下,所以应该严格控制糖类和脂肪的摄入量,如不吃高脂肪食物和油炸食品;不吃甜食,如糖果、糕点、巧克力;不喝高热能的碳酸饮料。可少食谷类主食,一个身高 160 厘米的女性,每日主食摄入量应该在 200 克左右,相当于两个馒头或两碗米饭,饥饿时可吃些豆制品、干果或生的蔬菜等,这样持

之以恒必有效果。

(2)加速脂肪的代谢和燃烧：当进食量少而运动量大时，身体就必须动用多余脂肪，把脂肪转换成热能。因此，加大每日的运动量，脂肪就会在不知不觉中渐渐减少了。要注意的是，除了脂肪以外的其他营养物质，如蛋白质、维生素、膳食纤维和微量元素等，不仅不能减少，还需要加大这些营养素的补充。因为在运动的同时，这些营养物的消耗也会增大。确保在减肥的同时要有一个健康的身体。

(十七)经期饮食应注意什么

1. 对月经有益的饮食　对于一些月经不调的女性来说，可以用饮食来调理月经。月经提前的人应该少吃肉、葱、青椒，多吃青菜；月经延后的人应该少吃冷食、多吃肉。经期的第一天、第二天可以多吃补血食品，在月经前烦躁不安、便秘、腰痛的人可以吃促进肠蠕动及代谢的食品，如青菜、豆腐等。月经期间不要吃辣椒、生大葱、大蒜等刺激性强的食物，也不要吃石花菜、荸荠、凉性水果及冰镇的汽水、冰淇淋等冷饮，以免冷刺激引起血流不畅及腹部疼痛，要适当多吃一些温性的蔬菜、水果。月经来潮中为了促进子宫收缩，可以吃动物肝脏，以维持体内热能。在月经后容易眩晕、贫血的人可以在经前多吃姜、葱等，在经后多吃小鱼及多筋的肉类、猪牛肚等以恢复体力。

2. 月经期饮食细则

(1)含铁的食物：每次月经会流失很多铁，所以月经期间可以多吃些含铁丰富的食物，如鱼、红枣、瘦肉、蛋黄、黑木耳、海带、豆制品，尤其是动物血，不仅富含铁质，也富含很多优质蛋白。

（2）温热食品：月经期间饮食以温热食品为宜，可以适当吃些牛肉、羊肉、狗肉、鸡肉、龙眼等。有腹痛症状者可以每天早晨喝杯姜汁红糖水或咀嚼2～3片生姜。

（3）红糖水：月经期间，在性激素的影响下子宫内膜会发生增厚与脱落的变化，子宫内膜及盆腔、阴道血管扩张及充血，会有轻度的腹部坠胀，腰酸不适等感觉，同时伴有食欲缺乏。红糖水性温，有利于月经顺畅。

（4）防止便秘的食物：便秘可引起痛经，所以月经期间可多食用一些防止便秘的食物，主要是富含膳食纤维的食物，如白菜、芹菜、韭菜、香蕉、山芋等。

（十八）备孕妇女怎样科学饮水

1. 水对备孕的重要性　水在人体内维持各种化学物质处于正常状态及血液的正常循环，直接参与和促进一切化学反应，维持人体正常的新陈代谢。体内各种物质的消化、吸收、运输和排泄都需要水的参加。水可以储蓄热能和散发热能，从而调节体温。水在人体内还具有润滑器官和润泽皮肤的作用。我们身体成分的一半都是水，水是维持人体内环境的重要因素，对于即将怀孕的准妈妈来说，良好的体液环境更是小宝宝安心成长的保障。

人体缺水，会引起食欲降低、精神不振、四肢无力，严重时会导致昏迷等症状。人在不进食的情况下可以存活7天。但不喝水超过1天就会严重脱水；超过2天，人体的某些器官就有不可逆的损伤；超过3天，人的生存就没有希望，所以说水是机体不可缺少的物质。体内水分损失达

20％时,就无法维持正常生命体征。人体每天需要及时补充水分,以保持正常的工作和学习,每天要喝1 200～1 600毫升的水。要养成不渴也喝水的习惯,不要等到口渴才饮水。因为当我们感到口渴时,机体的水分早已失去平衡,部分细胞已经处于缺水状态,久而久之,人体就会长期处于一种潜在的缺水状态,这不利于人体的正常代谢。我们要主动饮水,按时饮水,这不仅有利于机体代谢,同时还可以收到"洗涤"的效果,并由此改善内分泌及各脏器的功能,对健康受孕极为有利。

2. 健康饮水法 白开水是最适宜的饮用水,煮沸3分钟后的新鲜开水不但无菌,而且水中的氯气及一些有害物质也被蒸发掉了,同时还保留了人体必需的营养物质。凉开水,最好不要放置时间太长,超过20小时的白开水会滋生细菌,或被空气中的细菌污染。一般健康的成年人每天饮水量为1 200～1 600毫升,分次喝完。饮用水的温度要适中,水温过高或过低都不适宜饮用,水煮沸3～5分钟后,自然冷却至20℃～25℃,适宜饮用。此时,水的内聚力增大,分子之间紧密,表面张力加强,与人体细胞的亲和性最强,在此温度下饮用效果最佳。最佳饮水时间为早晨起床后,9时左右,11时左右,下午3时左右,晚上9～10时,在这几个时间里要主动喝白开水。不要暴饮,不要一次饮大量的水,要一口一口地喝,也就是将一杯水(200毫升)缓缓喝完为止。大量出汗时,最好在水中放少量的食盐,以便迅速补充丢失的无机盐和水分。

3. 饮水注意事项

(1)未经有效措施处理的生水不能饮用:一般的城市用

水中可能存在氯气、细菌、虫卵、残留有机物质等,对人体健康存在潜在危险,可能会导致急性胃肠炎和肠道传染病,特别是夏天更不能饮用。在急性传染病的疫区绝对不能随便饮用生水。

(2)不要饮"千滚水":就是煮沸了很长时间的水、电热水器中反复煮沸的水,这种水因煮得过久,水中的不挥发物质,如钙、镁等重金属成分含量会增高。还会使水中的硝酸盐还原成为致癌物质的前身——亚硝酸盐,长期饮用对健康不利。

(3)不喝陈旧水:白开水在空气中暴露 4 小时以上时,气体易溶于其中,使得水的生物活性丧失 70% 以上,而且侵入水中的细菌杂质会污染水。另外,在室温下存放 3 天的水,每升水中会产生 0.914 毫克的致癌物质亚硝酸盐,还可以使血液丧失输氧能力,尤其在保温瓶中的水,其内的水垢是以碳酸钙为主的多种金属和盐类的混合物,其成分含有镉、铅、砷等元素,均对身体有害。

(4)不要长期饮用纯净水:纯净水不含无机盐,如果长期饮用,再加上偏食,可能会导致某些元素缺乏,从而引起体液的改变,最终导致抵抗力下降。饮用矿泉水,可以选择含有丰富钙、镁的矿泉水,可以饮多种不同品牌的矿泉水,这样可以吸收到各种无机盐。

(十九)备孕前应注意哪些微量元素缺乏

1. 缺碘可引起的疾病　碘是合成甲状腺素不可缺少的重要元素,如果缺乏碘就会很容易导致甲状腺激素缺少,造成胎儿发育期大脑皮质中语言、听觉和智力的部位不能分

化和发育。婴儿出生后生长缓慢、反应迟钝、头大、鼻梁下陷、舌外伸流涎,有的甚至聋哑或精神失常。成年后身高不足 130 厘米。此病名为"先天性呆小病"。如是生活在缺碘地区的女性,怀孕前应多吃一些含碘较多的食物,并坚持使用加碘食盐,分娩 72 小时后必须进行新生儿筛查,早期治疗效果良好。

2. 缺锌对胎儿的影响　锌参与人体内核酸和蛋白质的代谢,缺锌将导致 DNA 和含有金属的酶合成发生障碍,女性如果缺锌会影响胚胎发育,甚至形成先天畸形。为防止缺锌,女性从准备怀孕前半年就必须戒酒,以免酒精增加体内锌的消耗,同时应多吃瘦肉、肝、蛋、乳制品、莲子、花生、芝麻、核桃等富含锌的食品。

3. 缺铁对母胎的影响　大部分贫血是由于缺铁造成的,就是临床上说的缺铁性贫血。孕妇在妊娠 30～32 周时,血红蛋白可降至最低,造成妊娠生理性贫血,如果不注意补铁,有可能导致重度贫血则可危及胎儿。调查表明,患严重贫血的孕妇所生婴儿的红细胞体积比正常婴儿小 19％,血红蛋白低 20％。

孕前或是孕期准妈妈每天都要科学饮食,应多吃一些含铁丰富的食物,如黑木耳、海带、芹菜、韭菜,谷类食物中的大麦、糯米、小米,豆类食物中的黄豆、赤小豆、蚕豆、绿豆等。全面补充人体所需的微量元素,这样在孕育宝宝的时候才不会因为缺乏微量元素而产生心理负担。

(二十)女性孕前为什么要补锌、硒、碘

1. 备孕前补锌　锌是人体内一系列化学反应所必备的

多种酶的重要组成部分,对人体的新陈代谢活动有很大影响,正常人每天需从饮食中补充12～16毫克的锌,对于未来准妈妈来说,更需要多补充,最好在每天20毫克左右。缺锌不仅会导致味觉及食欲减退,减少营养物质的摄入,影响生长发育,对男性的生殖能力也有很大影响。男性体内锌不足就会使性欲降低,影响精子的数量与质量。研究显示,男性缺锌可能是男性不育的一个原因,所以男性应该多吃些锌含量高的食物。例如,猪肝、猪肾、瘦肉等;海产品中的鱼、紫菜、牡蛎、蛤蜊等;豆类食品中的黄豆、绿豆、蚕豆等;坚果类的花生、核桃、栗子等。特别是牡蛎含锌最高,每100克含锌100毫克,居诸品之冠,堪称锌元素宝库。在吃这些食物时,不要饮酒,以免影响锌的吸收,如果严重缺锌,最好每日口服醋酸锌50毫克,并定期测定体内含锌量。

2. 孕前要补硒 硒是一种人体必需的微量元素,是器官和人体组织的物质基础,广泛存在于人体组织和器官中,是维持生理功能的必需元素。

硒是预防胎儿畸形的重要营养素:硒能激活体液免疫,提高免疫功能,硒能对抗汞、铅、砷等有毒元素的胚胎毒作用。男性缺硒可降低精子成活率,使胚胎发育不良、畸形。胚胎及胎儿缺硒,谷胱甘肽过氧化物酶活性降低,脂代谢紊乱,抗自由基的能力减弱,自身保护机制降低,造成胚胎发育受阻,这可能是胎儿宫内发育迟缓的原因。缺硒的新生儿尤其是早产儿可发生溶血性贫血。缺硒可以影响母亲体内甲状腺激素的代谢,并引起胎儿遗传基因的突变,导致小儿先天愚型。对于准备怀孕的夫妻双方来说,孕前都应该补硒,除了多吃蔬菜、水果,还应该多吃些海洋性食物,如海

藻、紫菜、海带等。

硒在消除自由基、保护细胞膜、核酸、蛋白质的正常结构和功能方面起着重要的作用,也是人类胚胎发育早期的必需微量元素。硒是影响精子产生和代谢的一系列酶的组成部分,也是对抗某些精子毒性作用的代谢元素,可以避免有害物质伤及生殖系统,维持精子的正常形态。缺硒可导致精子生成不足,影响精子活力,使体内代谢紊乱,从而影响备孕女性受孕。对于育龄妇女来说,缺硒除了难以受孕外,还容易引起大骨节病及克山病。

3. 孕前要补碘　碘是人体必不可少的微量元素之一,也是体内甲状腺激素合成的基本原料。妇女围孕期和孕早期碘缺乏均可增加新生儿将来发生克汀病的危险性。所以,备孕女性最好在怀孕前检测尿碘水平,判断自己是否缺碘,如果缺碘,应该在孕前就补碘,因为孕前补碘比孕中补碘对宝宝脑发育的促进作用更明显。

若是需要服药补碘,则要在医生的指导下服用含碘酸钠的营养药。除了药物补碘外,还可以食用碘盐或富含碘的食物,如海带、菠菜、紫菜、芹菜、山药、海鱼等。

(二十一)孕前补充营养饮食的原则是什么

1. 孕前保证热能的充足供给　每天正常成人需要的热能是 9 200 千焦,如果为受孕积蓄能量需要再加一部分热能,对受孕和优生创造必要条件。对于准备怀孕的女性而言,科学的饮食方法不仅对自己的身体状况十分有益,也对孕育健康的宝宝提供了有效的保障,孕前的饮食原则应参照平衡膳食的原则,结合受孕的生理特点进行安排。

2. 蛋白质、脂肪的补充 蛋白质具有使伤口愈合、产生白细胞,防止细菌侵入的特殊功能。另外,催化身体新陈代谢的酶、调节生理功能的胰岛素等,都离不开蛋白质。可以说,人体没有蛋白质将不能运转。在怀孕前,蛋白质的每日摄入量应控制在80~85克。也就是说,每天荤菜中有1个鸡蛋、100克鱼肉、50克畜禽肉,再加1杯牛奶就可满足机体对蛋白质的需求。

脂肪是机体热能的主要来源,所含必需氨基酸是构成机体细胞组织不可缺少的物质,增加优质脂肪的摄入对怀孕是有益的。

3. 补足量的无机盐 备孕前应该备足充分的无机盐,因为孕妈妈在怀孕期间,对各类维生素和无机盐的需求都有所增加。钙、铁、锌、铜等对构成骨骼、造血、提高智力、维持体内代谢的平衡有重要作用。某些维生素可以提高无机盐的吸收或利用,如维生素C可以增加铁的吸收率,而叶酸与维生素 B_6、维生素 B_{12} 协同作用可以预防先兆子痫,钙的吸收需要维生素D来调节等。所以,在怀孕期间补充复合维生素的效果优于单一维生素和无机盐的补充。

4. 改变不良饮食习惯 在营养上,既要摄入足够的营养,又要防止能量过剩。年轻人经常会有偏食、挑食、节食、减肥、饮酒和吸烟等不良习惯。另外,长期口服避孕药,也会引起某些营养素的失衡。孕妇和哺乳期女性对所有维生素、无机盐的需要量大约是非妊娠期的1.8倍,增加膳食摄入维生素、无机盐的过程中要注意不能摄取过量。

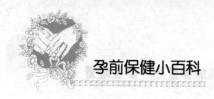
（二十二）哪些食物对胎儿有益

1. 核桃　核桃中含有重要的成分亚麻酸，它对胎儿的脑部、视网膜、皮肤和肾功能的健全十分重要，长期缺乏亚麻酸会影响注意力和认知发育。从胎儿期 26 周至出生后 2 岁，是人体脑部和视网膜发育最为重要的阶段。由于母体是胎儿和婴儿营养的主要提供者，所以孕前、孕期和哺乳期的妈妈要特别注意亚麻酸的摄入。亚油酸几乎存在于所有植物油中，而亚麻酸仅存于大豆油、亚麻子油，核桃油等少数的油中。其中，核桃油不但含有亚麻酸和磷脂，并且富含维生素 E 和叶酸，孕前、孕期和哺乳期妈妈不妨多吃一些。

2. 鱼类　鱼类含有丰富的氨基酸、卵磷脂、钾、钙、锌等元素，这些是胎儿发育的必要物质，尤其是神经系统。调查研究表明，女性多吃鱼有利于胎宝宝发育，特别是脑部神经系统，这样生出来的宝宝特别聪明。鱼类中比较好的选择应当是鲶鱼、三文鱼及深海鱼等。

3. 干果、坚果类　花生之类的坚果含不饱和脂肪酸，对心脏有很好的保护作用。但是因为坚果的热能和脂肪含量比较高，因此每天应控制摄入量在 30 克左右。杏脯、干樱桃、酸角等干果含有大量的维生素 C，想吃甜食的女性可以适量多吃。

4. 猪肝　肝脏及肥肉由于胆固醇含量高，一直是人们所嫌弃的食物。目前研究，这些食物中所含的胆碱可能对胎儿的大脑发育有益。因此，建议女性在控制胆固醇摄入的情况下适当多吃一些猪肝及动物脂肪，对胎儿的大脑发育有益。

5. 鸡蛋　鸡蛋所含的营养成分全面且均衡,七大营养素几乎完全能被身体所利用。尤其是蛋黄中的胆碱,对于胎宝宝的大脑发育非常有益,还能使孕妇保持良好的记忆力。所以,鸡蛋是胎儿脑部发育的理想食品。需要提醒的是,多吃鸡蛋固然有益于孕妇和胎儿的健康,但不是多多益善,每天吃2～3个为宜,以免使胆固醇升高。

6. 玉米　玉米营养非常丰富,其中所含的维生素 A 对人的智力、视力都有好处。玉米油中的维生素较多,它可防止人体细胞氧化衰老,有益于智力。另外,玉米有糯玉米和甜玉米两种,甜玉米中含有丰富的具有益智健脑功效的天冬氨酸。女性从孕前开始应适当在饮食中多食玉米,以利于未来胎宝宝脑的发育。

7. 苹果　苹果素有"益智果"与"记忆果"的美称,它不仅富含锌等微量元素,还富含蛋白质、糖类、维生素等营养成分,尤其是膳食纤维含量高,有利于胎儿脑部发育,有助于胎儿后天的记忆力。女性每天只要吃1～2个苹果即可满足锌的需要量了。此外,除了苹果,葵花子、蘑菇、洋葱、香蕉、卷心菜及各种坚果类食物也含有较高的锌元素,女性可根据个人喜好适量食用。

(二十三)熬夜对怀孕有什么影响

现代社会生活节奏越来越快,人们在强大压力之下养成了非常不好的生活习惯,如习惯熬夜的人越来越多,熬夜已经成为有些人生活方式的一部分。但是,从健康的角度讲,熬夜还是害处多多的,经常熬夜免疫力会下降。男女双方在怀孕前长时间熬夜,会使精神委靡,生物钟紊乱,整体

处于昏沉状态,甚至出现呼吸困难、四肢乏力等症状。在这种状态下受孕必然会影响胎儿的生长发育。

所以,在孕前男女双方最好改变这种不良习惯,尽量早点上床睡觉,如有时候不得不熬夜,那么就要做好准备和事后做好保护措施,这样可以把熬夜对身体的损害降到最低。

(二十四)孕前如何养成散步的好习惯

1. 散步的要领 全身放松是增加散步锻炼效果的重要步骤。散步之前,应该使全身自然放松,适当的活动一下肢体,调匀呼吸使之平静而和缓,然后再从容展步。身体拘束而紧张,筋骨则不得放松,动作必然僵滞而不协调,肌肉、关节也不能轻松地运动,这样就达不到锻炼的目的。散步时宜从容和缓,不宜匆忙,更不宜使琐事充满头脑,必须以一种闲暇自如之态,百事不思,这样可以使大脑解除疲劳,益智养神。悠闲的情绪,愉快的心情,不仅可以提高散步的兴致,也是散步养生的一个重要条件。散步时,步伐宜轻松,有如闲庭信步之态,形虽缓慢,然而轻松缓慢之中,人体可气血畅达,百脉流通,内外协调,这是其他剧烈运动所不及的。散步宜量力而为,要根据体力循序渐进,不然会适得其反。

2. 掌握散步的速度 散步的速度也是有规定的,缓步是步频缓慢、步幅不大的步行,行走稳健,每分钟为60～70步,有健脾胃、助消化的作用。快步是步频稍快,步幅也不太大的步行,每分钟约120步,这种散步比较轻快,可振奋精神,兴奋大脑,能使腿肌增加力量。但是快步不等于快行,只是比缓步稍稍轻快而已,速度太快也不相宜。还有一种比较自由的逍遥步,时快时慢,且走且停,行走一段路程后可以休息,继而再走,这样的散步效果也很好。

3. 散步的最佳时间

(1)清晨散步:早晨太阳升起后是散步的好时间。或在庭院之中,或在林阴道上均可,最好在树林较多的地方。若置身于青松翠柏之间,效果更佳,因其空气清新,可调气而爽精神。清晨散步要注意天气变化,适当增减衣物。同时,不要在车辆行人拥挤的交通要道上散步,因为杂乱的噪声及机动车排出的废气对健康不利,也影响散步的情绪。更不要在有雾霾的时候散步,不然非但没有锻炼的好处,反而会增加气管、肺部疾患及患癌的机会。

(2)饭后散步:饭后散步可健胃消食,而行走中以手按摩腹部,则可增加其效果。饭前饭后散步还可以防治糖尿病。这种方法可以提高机体的代谢率,改善糖的代谢,已为现代医学证实是防治糖尿病的有效方法。饭后散步注意不要在饱餐后立即散步,如果是饱饮后散步会影响胃的排空,引发胃部疾病。

(3)睡前散步:睡前散步,环境宜安静,以使心神宁静,产生愉悦舒适的感觉。入睡困难者,可以快步行走 15 分钟,面对情绪尚在兴奋之中的人,则以慢步为佳,久而久之,可起到较好的安神效果。

(4)春季散步:春天是百花争艳的季节,人也应随春生之势而动。春季之清晨进行散步是适应时令的最好养生法。衣着要宽松保暖,步履要和缓有序,情绪要畅达,这样有利于心脏保健,对肝脏也有保护作用。散步健身最关键的一点就是持之以恒,日久天长,方可获得养生保健的效果。备孕夫妻每天坚持散步不仅可以锻炼身体,还可以在

散步时有较多交流,有助于增进双方的感情。

(二十五)哪些水果对备孕女性有益

1. 木瓜　木瓜果皮光滑美观,果肉厚实,肉质细致,肉色红美,香气浓郁,汁水丰多,甜美可口,营养丰富,是国家卫生部首批公布的药食两用的绿色食品,有"百益之果"之称。

每 100 克木瓜鲜果含赖氨酸 34 毫克,异亮氨酸 34 毫克,齐墩果酸 70 毫克,总糖 16.8 毫克,果胶 9.5 毫克,蛋白质 0.45 毫克,钙 24.9 毫克,铁 4.53 毫克,磷 6.04 毫克,维生素 C 的含量是苹果的 48 倍。

木瓜中含有一种特有的酶,称为木瓜蛋白酶,能清心润脾,帮助消化蛋白质;还能治疗胃病,有健胃、止吐、止泻功效。将之提炼成烹饪用的"嫩精",则可使肉类软化。人们吃了太多的肉,脂肪就容易堆积在腿部,而木瓜蛋白酶可帮助分解肉,减低胃肠的工作量,适宜于女性朋友食用。

2. 葡萄　葡萄性平,味甘、酸,营养丰富。含 10％～30％易于被人体吸收的葡萄糖、果糖,还有各种有机酸类,如柠檬酸、草酸、酒石酸、苹果酸,又含有各种花色素的单葡萄糖苷和双葡萄糖苷,以及蛋白质、钙、磷、铁、胡萝卜素、维生素 B_1、维生素 B_2、维生素 C 和 10 余种氨基酸。

葡萄中含有天然聚合苯酚,其能与细菌或病毒中的蛋白质化合,使之失去传染疾病的能力。葡萄含有抵抗病毒的成分,使机体免受肝炎病毒的侵害。葡萄富含钾,含钠低,有利尿作用,其中的葡萄糖及多种维生素,对改善食欲、减轻腹水及下肢水肿效果明显,对肝炎伴有神经衰弱和疲劳者也有一定疗效,还能提高血浆白蛋白,降低丙氨酸氨基转移酶。肝炎多伴食欲差,葡萄含多量果酸能帮助消化。葡萄干又是肝炎患者作为补铁的重要来源。对肝炎伴有胃肠病者,葡萄又是改善其胃肠病的有效食物。

葡萄对于淋巴结核、神经衰弱、贫血、肾病和肠道疾病等都有很好的保健作用。若每日饮用 3 杯葡萄汁,可使血小板的凝聚力降低 40%,能起到阿司匹林的溶栓、抗血凝、溶纤的效应。

3. 柑橘 柑橘性味甘酸温,无毒。有润肺、止咳、化痰、健脾、顺气、止渴的功能。适用于身体虚弱,热病后津液不足、伤酒烦渴等症,对治疗冠心病、急慢性支气管炎、老年咳嗽气喘、慢性胃病、消化不良等都有一定的疗效。橘皮味苦、辛,性温,含有丰富的挥发油,橙苷,苦味质甘。古人很早就懂得用橘皮治病,这是因为橘皮含有丰富的糖分和多种维生素。据测定,无核蜜橘含糖 9.3%,每 100 克橘汁中含维生素 C 23.9 毫克。尤其是金橘皮,每 100 克含维生素 C 200 毫克,是果肉含量的 5 倍,可连皮一起食用。此外,柑橘中还有多种对人体健康有益的物质,如柠檬酸、苹果酸、胡萝卜素、枸橼酸及糖类、蛋白质等,其中柠檬酸和苹果酸具有美容功效,故柑橘是女性朋友的好食物。

4. 山楂 山楂可以健脾消积,对减肥有利,可辅助治疗继发性肥胖症。另外,山楂对心血管系统有多方面的药理作用,如具有扩张血管,改善微循环,降低血压,促进胆固醇排泄而降低血脂等作用。因此,经常食用山楂及其制品,如山楂糕、山楂条、山楂丸、山楂晶或用生山楂以沸水冲泡代茶饮用,对女性朋友的健康也是有益的。

食用山楂能化积消食、破瘀血、止泻痢、解毒化痰、散结消胀,可治小儿疝气及妇女产后血漏不尽。山楂还有一定的镇静作用,对妇女产后腹痛、月经痛有止痛作用。山楂成分为有机酸及黄酮类化合物,还含有多种人体必需氨基酸、豆甾醇、胡萝卜素、香草醛、B族维生素、维生素C、糖类、苷类、烟酸、脂肪、鞣质及钙、铁等成分。每100克鲜山楂果肉中含维生素C 89毫克,是苹果的17倍以上;含钙85毫克,在可比之水果中也很鲜见。

5. 红枣 红枣性味甘甜,有养脾气、平胃气、通九窍、助十二经、补气生精液的功效,对脾胃虚弱、腹泻久痢、心悸怔忡、血虚萎黄和肺虚咳嗽等病有良好的疗效。红枣还有保护肝脏、降低血脂的作用,对过敏性紫癜、贫血、高血压、急慢性肝炎、胃肠道肿瘤、肝硬化等具有一定的疗效。红枣皮薄肉厚,甘甜适中,营养丰富,含有多种氨基酸、有机酸、蛋白质、糖类、胡萝卜素等。鲜枣含糖量达20%～36%,干枣含糖量达55%～80%,维生素C在水果中名列前茅,每100克含量达0.1～1.6克,是苹果、桃子的100倍左右。维生素P的含量也是水果之冠,它还含有蛋白质,每100克鲜枣中含蛋白质1.2克及脂肪、钙、磷、铁、镁和钾等无机盐。

6. 猕猴桃 猕猴桃清香可口,营养丰富,常吃可使人皮肤红润、亮泽,是女性朋友的饮食佳品。它所含的物质能延缓衰老,有防止心脏病的辅助作用,由于果糖含量较低,是糖尿病患者的最佳食用水果,还可帮助消化,便秘者食用可助通便。其果肉果汁对高血压、心血管疾病有辅助治疗作用外,猕猴桃还含有一种特殊物质,与维生素C共同作用时对亚硝胺的阻断率高达98%,很有希望成为抗癌食品,也是女性保健的珍品。

（二十六）备孕前男性不宜多吃的食物有哪些

1. 不能多吃经加工过的肉制品乳制品　常吃蔬菜和水果的男性比常吃肉制品和全乳制品的男性，精子质量高很多。环境中的污染物通过饲料进入动物体内，在肉类和其他高脂肪食品的生产加工过程中也会产生多种有害化学物质。如果大量食用肉类、乳制品等来源于动物的食品，这些物质将在人体内大量积聚，影响精子的质量和数量，不利于妻子受孕。平衡膳食对保护生育能力至关重要。计划要孩子的男性一定要注意膳食平衡、合理，不要大量吃加工过的肉制品及脂肪含量高的乳制品。

2. 不能常吃油条　好多人早餐喜欢吃油条，油条含明矾，含有金属铝，铝会影响精子的生成，如果处于生育年龄的夫妇，长期进食油条的话，很容易使人体内铝元素的含量超标，导致不孕症的发生。铝并非人体所需的微量元素，但我们每天均能接触到它，如炒菜用的铝锅，在炒菜时加点醋就容易导致铝的溶解，伴随食物进入人体。

我们也经常进食含有铝元素的食品添加剂，加工某些食物时，为了成型、好看，常常使用固化剂、抗结剂、食用色素等含铝的添加剂。对于生育期的年轻男女性来说，铝元素在体内超标就会导致睾丸生精的微环境发生异常，精子的生成被阻滞或发育受阻，最终导致成熟精子的数量和质量都降低，进而影响生育能力。

3. 不能多吃动物内脏　镉可以导致男性睾丸、附睾发

生结构功能上退行性变化,最后导致生殖系统能力减退。许多动物肾脏中金属镉的含量超过国家标准100倍。除了重金属镉,还有铅也可直接作用于男性生殖系统的核心器官——睾丸,造成精子数量减少、精子畸形率增加、活动能力减弱,影响生育。人体自身有一定的排毒能力,有毒物质不会寄存在体内,但如果超量摄取,人体自身的排毒能力就显得不足,有毒物质就会在人体内蓄积,当达到一定量时,就可能损害人体。

男性吃动物内脏要限量,不仅仅是重金属,而且动物内脏容易被病原微生物和寄生虫污染,如果不煮熟炒透,还会增加人们感染疾病的机会。吃动物内脏时,最好多搭配一些粗粮和蔬菜,以补充膳食纤维。动物内脏中含有胆酸,粗粮和蔬菜与胆酸结合,能够增加胆酸的排泄,降低胆固醇的吸收,从而达到降血脂的保健作用。

(二十七)备孕前男性需补充哪些微量元素

1. 锰铜硒对精子的影响 微量元素对男性的生殖和内分泌功能有重要影响,特别是会影响精液的质量。锰的不足或缺乏:能引起睾丸组织结构的变化,使生精细胞排列紊乱,精子细胞的结构发生异常。铜的不足或缺乏:能明显影响精子的存活率和活动力,能减低精子穿透宫颈黏液的能力,也能导致精子浓度的明显下降。在不育男子的精液中,铜离子浓度有明显的改变。硒的不足或缺乏:能引起睾丸发育和功能受损,附睾也会受到很大影响。缺硒的男性性欲减退,且其精液质量差,影响生育质量。但是,男性血中铜离子的浓度不能太高,否则会影响精子生成并妨碍精液流出。

2. 锌怎样补充 锌的不足或缺乏:体内缺锌亦可使性欲降低,精子减少。锌在男性主要集中分布于睾丸、附睾和前列腺等组织中,精液中含量尤为丰富,比血浆中的锌含量高出 50～100 倍。锌缺乏可导致睾丸萎缩,精子数量少、质量差,使生殖功能降低或不育。即使精子有受精能力,其妻子的流产率也高,且易引起胎儿的畸形。含锌较多的食物(每 100 克含量):牡蛎 100 毫克,牛肉 4～8 毫克,鸡肉 3 毫克,鸡蛋 3 毫克,鸡肝 2.4 毫克,花生 2.9 毫克,猪肉 2.9 毫克,这些都是补充锌的理想食物。

3. 精氨酸怎样补 精氨酸的不足或缺乏:精子形成的必要成分是精氨酸。精氨酸含量较高的食物有鳝鱼、泥鳅、鱿鱼、带鱼、鳗鱼、海参、墨鱼、章鱼、蜗牛等,其次是山药、银杏、冻豆腐和豆腐皮。精子量少的男性多食此类富含精氨酸的食物有利于精子量增加,从而促进生殖功能。

(二十八)男性常吃什么食物可以助孕

1. 番茄 最早的番茄为黄色,故意大利人称之为"金苹果"。当时有人认为,番茄有强烈催情作用,美国人早年一直视番茄为催情剂,禁止传教士使用。

每人每天食用 50～100 克鲜番茄,即可满足人体对多种维生素和无机盐的需要。番茄含的"番茄红素",有抑制细菌的作用,其所含的苹果酸、柠檬酸和糖类,有助消化的功能。番茄含有丰富的营养,又有多种功用,被称为神奇的菜中之果。它所富含的维生素 A 原,在人体内转化为维生

素 A，能促进骨骼生长，防止佝偻病、眼干燥症、夜盲症及某些皮肤病的良好功效。现代医学研究表明，人体获得维生素 C 的量，是控制和提高机体抗癌能力的决定因素。番茄内的苹果酸和柠檬酸等有机酸，还有增加胃液酸度，帮助消化调整胃肠功能的作用。番茄中含有的苹果酸，能降低胆固醇，对高脂血症很有益处。

2. 核桃 核桃中的磷脂对脑神经有良好保健作用。核桃油含有不饱和脂肪酸，有防治动脉硬化的功效。核桃仁中含有锌、锰、铬等人体不可缺少的微量元素。人体在衰老过程中锌、锰含量日渐降低，铬有促进葡萄糖利用、胆固醇代谢和保护心血管的功能。核桃仁的镇咳平喘作用也十分明显，对慢性气管炎和哮喘病患者疗效极佳。可见经常食用核桃，既能健身体，又能抗衰老。

核桃是食疗佳品。无论是配药用，还是单独生吃、水煮、做糖粘、烧菜，都有补血养气、补肾填精、止咳平喘、润燥通便等良好功效。核桃的食法很多，将核桃加适量盐水煮，喝水吃渣可治肾虚腰痛、遗精、大便溏、五更泻等病症。核桃与芝麻、莲子同做糖粘，能补心健脑，还能治盗汗。生吃核桃与龙眼肉、山楂，能改善心脏功能。核桃还广泛用于治疗神经衰弱、高血压、冠心病、肺气肿、胃痛等病症。

3. 麦芽油 麦芽油中含有预防性衰退的成分，实际上是天然维生素 E 的作用。医学研究发现，维生素 E 能刺激男性精子的产生，防止流产和早产，预防男女的不孕不育症，增进心脏的功效和男性的生精力等。严重缺乏维生素 E，会导致阴茎退化和萎缩，性激素分泌减少并丧失生殖力。但是，人工合成的维生素 E 没有麦芽油防止性衰退的功效显著。麦芽油中含有的二十八碳醇,是国际公认的抗疲劳物质,作为天然营养剂而具有增强体力,改善肌肉功能,提高反应灵敏性和运动耐久力的作用。麦芽油中还含有胆碱、植物固醇等营养物质,还有谷胱甘肽等多种微量元素。可见,我们在日常生活中应常食小麦、玉米、小米等含麦芽油丰富的食物。

4. 鸡蛋 鸡蛋中含有大量的维生素、无机盐及有高生物价值的蛋白质。一个鸡蛋所含的热能,相当于半个苹果或半杯牛奶的热能,但是它还拥有 8% 的磷、4% 的锌、4% 的铁、6% 的维生素 D、3% 的维生素 E、6% 的维生素 A、5% 的维生素 B_2、4% 的维生素 B_6。这些营养都是人体必不可少的,它们起着极其重要的作用,如修复人体组织、形成新的组织、消耗能量和参与复杂的新陈代谢过程等。

鸡蛋黄中的卵磷脂、三酰甘油、胆固醇和卵黄素,对神经系统和身体发育有很大的作用。卵磷脂被人体消化后,可释放出胆碱,胆碱可改善各个年龄组的记忆力。鸡蛋中的蛋白质对肝脏组织损伤有修复作用。蛋黄中的卵磷脂可促进肝细胞的再生,还可提高人体血浆蛋白量,增强机体的代谢功能和免疫功能。

许多性学专家指出,鸡蛋是人体性功能营养最强的载体,是性爱后恢复元气最好的"还原剂"。千百年来,阿拉伯人一直流传着在新婚前几天吃葱炒鸡蛋的习俗,其目的在于保证新婚之夜性爱的美满,鸡蛋是一种高蛋白食物,其所含 14.7% 的蛋白质中,主要为卵蛋白和卵球蛋白,包括人体必需的 8 种氨基酸,与人体蛋白质组成相近。鸡蛋蛋白质的人体吸收率高达 99.7%。这些优质蛋白质是性爱必不可

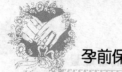

少的一种营养物质,它可以强精气,消除性交后的疲劳感;而且,它在体内还可转化为精氨酸,提高男性的精子质量,增强精子活力。

5. 韭菜 又名起阳草、壮阳草、长生韭,它是一种生长力旺盛的常见蔬菜。属于百合科多年生草本植物,以种子和叶等入药,味甘、辛,性温,无毒,含有挥发油及硫化物、蛋白质、脂肪、糖类、B族维生素、维生素C等。为振奋性壮阳药,有健胃、提神、温暖作用。根、叶捣汁有消炎止血、止痛之功。适用于肝肾阴虚盗汗、遗尿、尿频、阳痿、阳强、遗精、梦遗、噎膈、反胃、下痢、腹痛,妇女月经病、痛经、经漏、带下,以及跌打损伤、呕血、鼻出血等。常用于补肾阳虚、精关不固等,是男女房事后常见病的最常用的食疗菜。

韭菜含有挥发性的硫化丙烯,因此具有辛辣味,有促进食欲的作用。韭菜除做菜用外,还有良好的药用价值,韭汁对痢疾杆菌、伤寒杆菌、大肠埃希菌、葡萄球菌均有抑制作用。

6. 鱼类 鱼类种类繁多,大体上分为海水鱼和淡水鱼两大类。但无论是海水鱼还是淡水鱼,所含的营养成分大致是相同的,只不过各种营养成分的多少不同。鱼肉含有叶酸、维生素 B_2、维生素 B_{12} 等维生素,有滋补健胃、利水消肿、通乳、清热解毒、止嗽下气的功效,对各种腹胀、少尿、黄疸、乳汁不下皆有效。鱼肉含有丰富的镁元素,对心血管系统有很好的保护作用,有利于预防高血压、心肌梗死等心血管疾病。鱼肉中富含维生素A、铁、钙、磷等,常吃鱼还有养肝补血、泽肤养发的功效。含有丰富的完全蛋白质,脂肪含量较低,且多为不饱和脂肪酸,无机盐、维生素含量较高。

鱼肉含有丰富的磷和锌等,对于男女性功能保健十分重要。一般而言,体内缺锌者,男性会出现精子数量减少且质量下降,并伴有严重的性功能减退,而女性则发生体重下降,性交时阴道分泌液减少等症状。另外,经常吃鱼的人比经常吃猪肉的人患脑血栓、动脉粥样硬化、高血脂等疾病的比率要低。因为鱼肉中含有许多人体必需的多不饱和脂肪酸,可有效预防心脑血管疾病的发生。此外,鱼肉中所含蛋白质的氨基酸构成与人体非常接近,各类营养素的吸收率和生物利用率均比较高。

7. 虾 现代医学研究证实,虾的营养价值极高,能增强人体的免疫力和性功能,补肾壮阳,抗早衰。常吃鲜虾,温酒送服,可医治肾虚阳痿、畏寒、体倦、腰膝酸痛等病症。虾皮有镇静作用,常用来治疗神经衰弱,自主神经功能紊乱诸症。海虾中含有 3 种重要的脂肪酸,能使人长时间保持精力集中。

虾分海虾和淡水虾两种。无论哪种虾,都含有丰富的蛋白质,营养价值很高,肉质和鱼一样松软,易消化,但无腥味和骨刺。虾中含有丰富的镁,镁对心脏活动具有重要的调节作用,能很好地保护心血管系统,它可减少血液中胆固醇含量,防止动脉硬化,同时还能扩张冠状动脉,有利于预防高血压及心肌梗死。因此,中老年人、孕妇、心血管病患者、肾虚阳痿、男性不育症、腰脚无力之人适合食用。

(二十九)男性助孕前怎样补充维生素

1. 维生素 A 研究发现,维生素 A 具有提高免疫力和抗癌作用,而且对保护视力大有益处。维生素 A 的主要功

能是将视黄醇转化为视黄醛,帮助睾丸增长,主要功能是促进蛋白质的合成。维生素 A 缺乏时可以影响睾丸组织产生精母细胞,输精管上表皮变性,睾丸重量下降,精囊变小,前列腺角质化。

维生素 A 是构成视觉细胞中感受弱光的视紫红质的组成成分。视紫红质是由视蛋白等组成的,与暗视觉有关,维持正常的视觉反应,维持上皮组织的正常形态与功能和维持正常的骨骼发育,又维护皮肤细胞功能的作用,可使皮肤柔软细嫩,有防皱去皱功效。缺乏维生素 A,会使上皮细胞的功能减退,导致皮肤弹性下降,干燥粗糙,失去光泽。维生素 A 有助于维持免疫系统功能正常,能加强对传染病特别是呼吸道感染及寄生虫感染的抵抗力,有助于对肺气肿、甲状腺功能亢进的治疗。维生素 A 也有一定的抗氧化作用,可以中和有害的游离基。

成年男性每天维生素 A 的正常摄入量应为 1 000 毫克,而半碗蒸胡萝卜的维生素 A 含量是其 4 倍。其他富含维生素 A 的食物有肝、乳制品、鱼、番茄、杏和甜瓜。

2. 维生素 B_6　维生素 B_6 为无色晶状体,易溶于水及乙醇,为人体内某些辅酶的促成成分,参与多种代谢反应。尤其是与氨基酸代谢有密切关系,维生素 B_6 长期缺乏会导致皮肤、中枢神经系统和造血功能损害。人体缺乏维生素 B_6 的症状为皮炎、痉挛、贫血等。这种人体不可缺少的营养成分对增强免疫力有良好的作用。研究表明,它还可以防止皮肤癌和膀胱癌。维生素 B_6 保护肾脏不患结石症,而且对失眠症有治疗作用。

一般而言,人与动物的肠道中微生物(细菌)可合成维

生素 B_6，但其量甚微，还是要从食物中补充。其需要量与蛋白质摄食量多寡很有关系，若吃鱼肉多者，应记住要大量补充维生素 B_6，以免造成维生素 B_6 缺乏而导致慢性病的发生。成年男性每天只需 2 毫克维生素 B_6（相当于 2 只大香蕉的含量）。好运动的男人消耗的维生素 B_6 较多，因此应多补充些。酵母粉中含维生素 B_6 量最多，米糠和白米含量亦不少。其他富含维生素 B_6 的食物有鸡肉、鱼、肝、马铃薯和葵花子等。专家们主张每日摄入量不超过 50 毫克。

3. 维生素 C 维生素 C 又叫抗坏血酸，是一种水溶性维生素。在所有维生素中，维生素 C 是最不稳定的。在贮藏、加工和烹调时，容易被破坏，还易被氧化和分解。大多数动物体内可自行合成维生素 C，但人类、猿猴、天竺鼠等则必须从食物中摄取。维生素 C 在胶原质的形成上扮演着很重要的角色。胶原质对于人类的组织细胞、血管、骨骼、牙龈、牙齿的发育和修复是一种重要的物质，帮助人体内铁的吸收。人在紧张状态时，会加速维生素 C 的消耗。

维生素 C 能帮助精液液化，它的作用是降低精子凝聚力，有利于精液液化。精子细胞中遗传基因 DNA 通过维生素 C 的抗氧化功能得到保护，缺乏维生素 C，遗传基因被破坏，可导致精子受精能力减弱以致不孕。此外，维生素 C 的主要作用是提高人的免疫力，预防癌症、心脏病、中风、白内障，保护牙齿和牙龈，有助于伤口愈合，抗气喘，治疗男性不育症。另外，坚持按时服用维生素 C 可延缓衰老的过程。

维生素 C 含量最高的食物有花菜、青辣椒、橙子、葡萄汁、番茄。美国专家认为，每人每天维生素 C 的最佳用量应为 200～300 毫克，最低不少于 60 毫克。半杯新鲜橙汁便

可满足每人每天维生素C的最低用量。香烟能破坏体内的维生素C,所以吸烟的人应该多补充维生素C。

4. 维生素E 维生素E是一种脂溶性维生素,又称生育酚,它是最主要的抗氧化剂之一,是1938年瑞士化学家卡拉研制而成。因为它能促进性激素分泌,使男性精子活力和数量增加,使女性雌激素浓度增高,提高生育能力,预防流产;还可用于防治男性不育症、烧伤、冻伤、毛细血管出血、更年期综合征、美容等方面。

成年人每日维生素E用量为30毫克。维生素E在人体内作用最为广泛,比任何一种营养素都大。在身体内具有良好的抗氧化作用,即降低细胞老化。保持红细胞的完整性,促进细胞合成,抗污染,抗不孕的功效。研究表明,维生素E还可以降低胆固醇,防止血小板在动脉内集结,提高免疫力,清除体内杂质,防止白内障。缺乏维生素E导致动脉粥样硬化,贫血,癌症,白内障等其他老年退行性病变,形成瘢痕,会使牙齿发黄,引发近视,引起残障、弱智儿、男性性功能低下、前列腺肥大等。

富含维生素E的食物有猕猴桃、瘦肉、坚果、奶类、蛋类,还有向日葵子、玉米、芝麻、花生、橄榄、山茶等压榨出的植物油。红花、棉籽、大豆和小麦胚芽、菠菜和羽衣甘蓝、山药和甘薯、莴苣、黄花菜、卷心菜、菜花等绿叶蔬菜是富含维生素E的蔬菜。奶类、蛋类、鱼肝油也含有一定的维生素E。

(三十)男性备孕前要改掉哪几项恶习

1. 不爱喝水 适当多喝水可以冲淡尿液,让尿液快速排出,预防结石,有利于保护肾脏。

2. 爱喝饮料 一些碳酸饮料或咖啡等饮品可导致血压上升,血压过高又可能伤肾,所以少喝饮料多喝白开水,可促进体内毒素的及时排出。

3. 爱喝啤酒 大量喝啤酒会使尿酸沉积导致肾小管阻塞,造成肾脏疾患。

4. 不当食用蔬菜水果 对于有慢性肾功能障碍的未来准爸爸来说,长期食用蔬菜水果会造成他们肾功能受损,这类人群要注意适当食用蔬菜水果,避免对肾脏造成不利影响,不喝太浓的蔬果汁、菜汤等。

5. 爱吃高蛋白肉类食品 优质蛋白可以促进精子的生成,但是当优质蛋白质摄入过多就会影响体内其他营养素的摄入,不利于妻子的受孕。

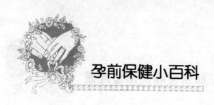

九、让疾病远离妊娠

（一）亚健康对怀孕有什么影响

1. 亚健康的主要症状　世界卫生组织将机体无器质性病变，但是有一些功能改变的状态称为"第三状态"，我国称为"亚健康状态"。亚健康通常会有下列症状：容易脱发，性冷淡，爱忘事，敏感，爱发火，注意力不集中，失眠，对什么事都不感兴趣，总是想上厕所，体力下降。对照一下自己，如果少于两种则无须担心；如果具有 3～5 种表现则红灯预警，需要调理纠正；如超过 6 种以上则为危险信号，有人称此为"疲劳综合征"，此时应该立即休息或看医生了。

2. 亚健康可导致不孕　亚健康虽然还不算病，但是长期亚健康就会引发疾病。不孕不育专家指出，青年男女长期处于亚健康状态，会让怀孕变得困难。女性亚健康状态的好发人群是 30 岁以上的知识女性。经常会听到这部分人说，我的月经周期不规律了，半年也不来一次，性欲下降，怀孕困难，临床上有不少这样的病人。如果对这部分人进行检查也许不会发现明显异常，在这种情况下，我们说这位朋友可能身体正处于亚健康状态，需要通过调理心情、改变生活状态、多做户外活动来纠正亚健康状态。

近年来，临床发现一种叫多囊卵巢综合征的病症有发病率增高的趋势。多囊卵巢综合征的主要表现是内分泌功能紊乱,女性的双侧卵巢增大,各有 10 多个体积较小的发育不成熟的卵泡,但不能按月排出并且出现闭经、不孕、痤疮、体重增加等一系列症状,因此得名多囊卵巢综合征,是现代女性常见的不孕症之一。尽管这种疾病的确切病因目前尚不清楚,但该病与工作压力大、生活及饮食不规律确有一定关系。有些人通过增加运动量、减轻体重、彻底改变生活方式而收到了良好的疗效,甚至有人不用吃任何药物就怀上了自己的宝宝。

3. 亚健康影响胎儿发育　当人体处于亚健康状态时,身体的抵抗力有一定程度的下降。人人都明白"乘虚而入"的道理,当有疾病流行时,首先患病的是那些抵抗力弱的人。从宝宝健康的角度来看,孕早期的胚胎停止发育,其中 50％ 以上是各种感染所致。在已婚女性的生殖道中容易有一些致病菌,如支原体、衣原体和人乳头瘤病毒等,它们也会在人体抵抗力弱的时候大量繁殖,损伤细胞,引起盆腔炎、宫颈糜烂并感染早期的胚胎。胚胎感染严重者会停止发育,或造成个别细胞变异及基因的突变从而导致胚胎的畸形发育。

(二)怎样改变亚健康状态

生命在于运动,这是人人皆知的道理,运动可以改善亚健康状态。人的机体好比机器的发动机,经常保持快速运转,可以使发动机的各个部件充分运转。润滑油润滑着每一个角落,就会始终保持发动机的良好性能。人体经常运动可使全身的血流顺畅,血液对人体有一个冲刷的作用,血液会及时带走身体的代谢废物和二氧化碳,更新组织细胞,

也可以及时带走入侵的细菌和毒素。血液对人体还有一个运输养分的作用,能快速地将营养成分运送给每一个细胞,保持全身器官强壮,同时也保证着生殖器官的清洁和鲜活,在这种状态下的生育能力是优质的。

临床上经常有 20 多岁的白领女性因颈、肩、腰痛和月经紊乱来看病,外观一看身体消瘦,面无血色,说话有气无力。谈话中了解到很久没有运动了,并且经常熬夜,检查时发现大毛病没有,只是轻度盆腔炎和腰肌劳损。这时医生会告诉她要劳逸结合、运动加睡眠,过不了多久病准好。而我们所见到的体力工作者或户外工作者,则很少有亚健康所带来的身体不适,不孕症患病率也较低。所以强烈建议,备孕夫妇为了自己身体健康、为了孕育健康宝宝,坚持做户外运动吧,最好每日活动一次,如没时间至少每周也要活动3 次,每次 30 分钟至 1 小时的有氧运动,持之以恒,必有益处。

(三)上班族女性孕前饮食上要注意什么

1. 健脑饮食 孕前的上班族女性应特别注意自己的饮食营养,在工作中由于精神压力较大,易疲劳,可能会出现神经衰弱。因此,要注意健脑饮食,尤其应多食含氨基酸的蛋、奶等食物。首先,脑力劳动的白领女性会大量消耗体内的维生素,而充足的维生素和氨基酸等能够保证脑力劳动者精力充沛,提高思维能力,因此应多食些富含维生素的食物。其次,适当补充含磷脂的食物,含磷脂较多的食物有蛋黄、鱼、虾、核桃、花生等。一般认为,每天补充 10 克以上的磷脂,可使大脑活动功能增强,提高工作效率。

2. 平衡合理营养 上班族女性每日应饮 1 袋牛奶,内含 250 毫克钙,可有效补充膳食中钙摄入量偏低现象。每日摄入糖类 400～600 克,即相当于 400～600 克主食。每日进食 3～4 份高蛋白食物,每份的标准可以有以下常用量代表,猪瘦肉 50 克,鸡蛋 2 个,家禽肉 100 克,鱼虾 100 克,以鱼类、豆类蛋白较好;每日吃 500 克新鲜蔬菜及水果,这是保证健康、预防癌症的有效措施。蔬菜应多选食黄色的,如胡萝卜、甘薯、南瓜、番茄等,因其内含丰富的胡萝卜素,具有提高免疫力的作用,多饮绿茶,因绿茶有明显的抗肿瘤、抗感染作用。饮食应粗细粮搭配、不甜不咸。合理安排饮食,能使您的身体既健康又美丽。

(四)初春和冬夏为什么不适合受孕

1. 为什么怀孕要选择季节 从优生、优育的角度来看,选择合适的出生季节,把温度变化、疾病流行等不利因素降到最低限度,以最大限度地保证胎儿生长发育。卫生部门调查发现,我国每年的 7～12 月份为分娩高峰季节,4～6 月份为淡季,这与人们婚期的选择有密切关系。受传统观念影响,很多人都安排在元旦、春节、国庆节结婚,婚后又很快怀孕。这时正是初春或秋末冬初之时,气温变化大,是病毒性疾病的多发季节,在孕期,特别是孕早期,病毒感染容易导致胎儿畸形。如母亲在孕早、中期患了风疹,病毒可通过胎盘进入胎儿体内并繁殖,引起眼、耳、脑、心脏和神经系统的损害(医学上称为先天性风疹综合征)。流行性感冒病毒可导致胎儿无脑、脑积水等中枢神经畸形和病变,以及唇、腭裂和先天性心脏病等。若孕妇伴有发热,还易早产或流

产。医学专家认为怀孕的最佳季节是 8 月份前后,约 7 月下旬到 9 月上旬近 2 个月的时间,这是有道理的。

2. 冬季怀孕要注意什么 冬季天寒地冻,万物蛰伏,这个时候受孕,对于母子都十分不利。这是由于冬季气温比较低,容易出现雾霾天气,大气中各种有害的粉尘污染随着微小水珠飘浮在空中,不易消除,在这种环境中生活时间过长,就会出现各种呼吸系统疾病,引发感冒等病症,不利于孕早期的安胎。冬季的阳光也比较少,不利于孕妇晒太阳,补充维生素、钙、磷等营养元素。冬天天气比较冷,而女性大多体质较寒,衣着比较笨重,工作生活等多有不便。这时期受孕,虽说现在大棚蔬菜和反季节瓜果已经比较普遍,可以让人们随时吃到不同的食物,但是毕竟反季节水果在营养、功效等方面都大大不如顺时而出的蔬果,使微量元素和维生素相对摄入较少,容易影响胎儿的生长发育。更不要说现在那么多的农药化肥催生出来的蔬果,对于孕妇和胎儿的健康更为不利。另外,冬季发生病毒感染的机会比较多。大家知道怀孕早期的 8 周内为胚胎期,此期孕妇如被病毒感染,将直接影响胎儿,导致胎儿智力低下或致畸形。

3. 早春妊娠要注意什么 早春时节也不是受孕最佳时机。这主要是因为在初春时节,天气变化无常,忽冷忽热,空气湿度大,气温逐渐升高,有利于各类病毒的复制和生长,尤其是流感病毒、风疹病毒、巨细胞病毒、肝炎病毒等多种病毒活动最为猖獗。此时怀孕,增加了孕妇的感染机会。如早孕期间患风疹病毒感染,可能引发胎儿先天性心血管畸形,还可以发生白内障、聋哑等先天畸形。巨细胞病毒感染是引起先天性精神障碍的主要原因,可引起永久性的脑损伤。此外,其他的一些病毒也可经胎盘传染胎儿引起先天畸形。而且,此时有利于机体营养的蔬果等食物也没有大批量上市,人体在这个时期正是休养、调节和恢复的时候,不利于受孕。另外,在这个季节受孕的女性更容易生下早产儿,这可能与孕妇的情绪变化密切相关。人在初春季节情绪变化都比较大,容易烦躁、生气,不容易平静下来,是生理周期中比较低落的一个时间段。在这个季节怀孕,孕妇的情绪变化很容易影响腹中的胎儿,尤其是孕早期的胎儿,导致缺陷儿的形成甚至流产。

4. 夏天怀孕要注意什么

(1)天气闷热要调理好心情:夏天天气闷热,易引起烦躁,休息不好,食欲较差,影响胎儿的正常生长发育。准备怀孕前就要营养均衡合理,最好多吃些蔬菜、水果和鱼肉,清淡饮食也能帮助你调理心情。

(2)一定要注意饮食卫生:夏天食物丰富对营养有利,但是由于天气炎热,出汗较多,使人们常常大量食入冷饮、瓜果蔬菜,即使是鸡鸭鱼肉也愿意吃凉的。如果这些食物未洗干净或已变质,常使胃肠道感染性疾病的发生率增加,轻者腹泻、呕吐,重者会出现高热、脱水及电解质紊乱,需用抗生素等药物治疗,而所有这些都会对胎儿产生不良影响。因此,在夏季怀孕时一定要注意饮食卫生,特别是瓜果蔬菜要洗净,不要食入已变质的食物。

(3)每天起居要规律:夏天由于天气炎热,人们往往要睡得很晚,而睡眠不足不利于精子及卵子的活力。所以,准备受孕时一定要注意每天的起居要规律,切不可经常熬夜。

(4)避免蚊虫叮咬:夏天穿着单薄,蚊虫等比较多,容易

出现一些蚊虫叮咬引起的皮炎等疾病，所以应注意防护。

因此，冬、夏季节和初春时节都不是受孕的最佳时机。需要注意的是，我国各地气候条件差别很大，应该因地制宜来考虑，不可生搬硬套。如在温度对比不强烈的南方一些地区，则可根据当地流行病发生情况及营养供应条件，选择适宜的季节怀孕，如北方选 8～9 月份，南方选 6 月份左右。

（五）孕前怎样预防妇科炎症

妇科炎症是女性的常见疾病，主要是指女性生殖器官的炎症，具体包括外阴炎、阴道炎、宫颈炎、盆腔炎。准备怀孕前进行妇科检查及宫颈分泌物的检测十分重要，为的是孕前给子宫、生殖道来一次大扫除，干干净净、安安全全地迎接宝宝的到来，给宝宝一个安全的宫内环境。

细菌、病毒感染女性生殖器官后，患者会出现外阴瘙痒或烧灼感、下腹持续性疼痛、坠胀、白带增多并有异味、经期腹痛及月经量增多等症状。急性炎症还会出现全身感染症状，如持续性高热和盆腔脓肿。盆腔炎如未得到及时治疗，容易转为慢性盆腔炎，出现盆腔包块、久治不愈的下腹痛，使治疗变得十分困难。慢性盆腔炎导致输卵管因炎症而堵塞，或慢性炎症导致盆腔瘀血，或黏稠性阴道分泌物不利于精子通过，均可造成不孕。

1. 消除诱发因素　患上妇科炎症要及时就医，及时治疗生殖器官的各种炎症。不滥用刺激性强的激素类外用药物；避免长期、大量使用广谱抗生素，否则易引起阴道正常菌群失调；如果长期口服避孕药而导致阴道炎反复发作，应停用避孕药，改用其他方法避孕；瘙痒处应避免过度搔抓、摩擦、热水洗烫，不用碱性强的肥皂洗浴，避免经常使用洗液或冲洗阴道，否则易引起阴道 pH 值改变，破坏阴道酸性抗菌屏障，导致阴道正常菌群失调，从而增加阴道炎的感染概率；在妇科炎症治疗期间尽量避免性交，或采用避孕套，注意经期卫生，以防止交叉感染。治疗期间勿去公共浴池、游泳馆，如果炎症反复发作丈夫也要一起治疗。

2. 注意个人卫生　首先，不要长期使用护垫，要让外阴"呼吸"到新鲜的空气，如果外阴一直处于"闷热"的状态，就会引起细菌滋生，进而导致白带异常，引发阴道炎、宫颈糜烂等疾病；其次，平时注意保持外阴部位的清洁干爽，勤换洗内裤，特别是在月经期间更要注意这一点，不穿化纤内裤及紧身牛仔裤，内衣裤一定要专盆专用、单独清洗，不能与袜子一起洗，并且要悬挂在太阳下晒干，因为寄生在各个地方的细菌很容易互相传染。此外，患者应稳定情绪，注意饮食营养，加强锻炼，增强体质，提高自身免疫功能。避免不洁性交，平时注意保持外阴部位的清洁干爽，特别是在月经期间更要注意及时更换护垫；不用盆浴或是坐浴，选择淋浴，防止病原体进入体内；内衣应柔软宽松，以纯棉制品为好，不与他人共用浴巾、浴盆，患病期间用过的浴巾、内裤等均应煮沸消毒；男性平时洗澡时，应将包皮翻转，洗净包皮囊内的包皮垢，是预防炎症的最简单而又行之有效的办法。

（六）阴道炎为什么要治愈后怀孕

1. 阴道炎与怀孕　阴道炎对怀孕是有影响的。①真菌性阴道炎有可能会造成不孕。我们知道，阴道在正常情况下有一个相对安全的环境，菌群比较平衡，酸碱度比较均

衡。这种适宜精子暂时存留、精子运行通过的环境,是非常重要的,一旦这种环境被破坏,就容易发生不孕。②影响胎儿发育。妇女患病后,极少数人阴道中的念珠菌能经宫颈上行,穿透胎膜感染胎儿,引起早产。另外,当胎儿经母亲阴道分娩时,也可能被念珠菌感染,多引起口腔念珠菌病,如通常所说的鹅口疮就是口腔念珠菌感染引起的。有些婴儿还可能出现肛门周围念珠菌性皮炎。为了避免感染胎儿,专家建议女性尽量先治好炎症再怀孕。③引起其他疾病。若真菌性阴道炎长期不治疗,易造成炎症上行,引起宫颈炎和宫颈糜烂,如果病原体进入宫腔,则会引起输卵管、卵巢炎症、盆腔炎等,最后影响怀孕。

2. 怀孕前应做阴道炎排查　阴道炎对妊娠的影响很大,备孕女性应该在孕前进行阴道炎的排查。因为阴道的炎症有时是生殖道炎症的一种表象,往往在阴道炎症时,整个生殖道都可能处于带菌状态,阴道黏膜、子宫颈表面及子宫的内膜会带有多种致病细菌。阴道的分泌物中会混杂有致病菌,这样进入阴道的精子也会受到细菌的感染,致病细菌就会伤害受精卵。另外,当出现炎症时,生殖道会产生大量的杀灭细菌、病毒的白细胞,这些人体自我产生的白细胞对进入人体的异类如细菌会毫不留情地杀灭吞噬,起到保护人体的作用。不幸的是,受精卵对于白细胞来说有时也是一种异类,它们也可能会受到白细胞的进攻。

3. 孕前阴道炎的治疗　孕前准备的其中一项是治疗阴道炎症。阴道炎有反复发作的特点,其原因大多是治疗不彻底或再次感染细菌造成的,特别是真菌性阴道炎,经常困扰着许多女性朋友。首先防止反复感染,如性生活、洗浴、游泳时注意清洁和隔离。患了阴道炎要彻底治疗,用药量要足够,治疗时间要够长,用药期间要避孕。再就是患病期间,男方也要做足够疗程的治疗。双方治愈停止用药后再怀孕。

(七)孕前为什么要彻底治疗盆腔炎

1. 引起盆腔炎的因素 当机体的抵抗能力下降,或由于其他原因使女性的自然防御功能遭到破坏时,就会导致盆腔炎症的发生。子宫的创伤可造成盆腔炎,如分娩、流产或剖宫产后,身体的抵抗力下降或手术消毒不严,使细菌、病毒通过破损部位进入子宫、卵巢和输卵管引起了这些部位的炎症。经期不注意卫生或经期性生活等,易导致各种病原体感染,经阴道上行到子宫等生殖器官。放置宫内节育器、扩张术及刮宫术都有可能使局部炎症的机会增加。由于子宫和输卵管与腹腔相通,女性生殖器通过血液和淋巴管又与腹腔相联系,所以生殖器官的炎症会引起其周围的盆腔组织发炎。反之,盆腔的感染也会引起生殖器官的炎症,所以盆腔炎很少局限于一个部位,而是易于几个部位同时发病。

2. 急性盆腔炎的治疗 急性盆腔炎包括急性子宫内膜炎及急性子宫肌炎、急性输卵管卵巢炎、急性盆腔结缔组织炎、急性盆腔腹膜炎。常见的症状有高热、寒战、头痛、食欲缺乏、下腹疼痛、腰酸、白带增多且呈脓性有臭味等。有腹膜炎时可出现恶心、呕吐、腹胀、腹泻的症状。炎症刺激泌尿道会出现排尿困难、尿频、尿痛的症状,刺激直肠会出现腹泻或排便困难症状。医生检查时会出现下腹部紧张,有

压痛,阴道内有大量脓性分泌物,子宫颈充血,子宫两侧可摸到肿块并有压痛。

患了急性盆腔炎应卧床休息,最好取半卧体位,有利于脓液聚集在一起使炎症局限。还应给予充足的营养及水分,疼痛严重者可使用止痛药,高热者可用物理降温法。应根据感染细菌的种类使用抗生素,如青霉素、链霉素、金霉素等。抗生素应足量,症状消失后应继续用药2周,以巩固疗效,防止形成慢性盆腔炎。有盆腔脓肿形成时应手术切开引流,经药物治疗无效,或疑有输卵管蓄脓、脓肿,应手术治疗。

3. 慢性盆腔炎的治疗 慢性盆腔炎的全身症状不明显,当患者抵抗力下降时,可急性发作。有时可有低热、易感疲乏、精神不振、周身不适、失眠等。由于慢性炎症形成的瘢痕、粘连及盆腔充血,可引起下腹部坠胀、疼痛及腰部酸痛,常在劳累、性交后、排便时及月经期前加重。由于盆腔瘀血,患者会出现月经和白带增多现象;卵巢功能受损害者会有月经失调,输卵管炎造成阻塞后会形成不孕。所以,备孕期女性一定要注意。

选用中药治疗慢性盆腔炎效果较好,湿热型多见,以清热利湿、活血化瘀,可用丹参、赤芍、木香、桃仁、金银花、蒲公英、茯苓、牡丹皮、生地黄等;如为寒凝气滞型,宜以温经、散寒、行气、活血为主,常用桂枝茯苓汤加减。另外,也可外敷,用炒大青盐500克或醋拌坎离沙500克,用布包敷于下腹部,还可用红藤煎100毫升做保留灌肠。

(八)孕前要消除哪些体内毒素

许多疾病产生的根源是由于大量毒素的堆积,因此排除体内的毒素才能让身体更健康,这样做会有助于备孕。

1. 自由基 自由基是对人体造成最大危害的内生毒素,是机体氧化反应中产生的有害化合物,具有强氧化性,它们源源不断地产生,又不停地参与人体的各种生理和病理过程中。它可损害机体的组织和细胞,进而引起慢性疾病、衰老效应、细胞的癌变或者死亡。研究表明,负离子能够消减自由基,减缓人体衰老,增强人体免疫力。

2. 胆固醇 胆固醇分为高密度脂蛋白胆固醇和低密度脂蛋白胆固醇两种,前者对心血管有保护作用,通常称之为"好胆固醇";后者偏高,冠心病的危险性就会增加,通常称之为"坏胆固醇"。但并不能说它对人体完全有害,只有当某些人生病,或内脏老化、代谢减慢、体内的低密度脂蛋白胆固醇含量过高时,才会对人体造成危害。这些过多的胆固醇沉积在血管壁上,会使血管逐渐变窄,从而导致高血压和心脑血管堵塞,形成冠状动脉粥样硬化等症。

3. 尿酸 尿酸是嘌呤代谢的终产物,为三氧基嘌呤,呈弱酸性。各种嘌呤氧化后生成的尿酸随尿排出。尿酸是代谢后的最终产物,主要通过肾脏排出。如果肾脏出现问题,尿酸就会产生过多,或者排出不畅,并沉积在人体的软组织或者关节中,容易引起结石、关节炎、痛风、关节变形等。

4. 宿便 所谓宿便,就是长时间停留在肠中的粪便。中医学认为宿便中所含的毒素是万病之源,而西医学则认为,人体新陈代谢产生的废物和肠道内食物残渣腐败后的产物,是体内毒素的主要来源。所以,宿便留在体内危害巨大,如果粪便形成后不能在一定的时间里排出,就会在肠道内进一步腐烂变质,成为细菌的滋生蓄积地。因为肠壁上

的"皱褶"是负责吸收的,对于经过的食物它从中吸收营养,而这些食物被分解所产生的残渣即粪便,若是不被运出去,继续"宿"在那里,便会产生毒素,小肠照样会不加分辨继续吸收。所以,宿便在人体内停留的时间越长,其中的毒素就有可能重新被肠道吸收,再次危害人体。宿便在体内停留的时间越长,对人体的危害也就越大。

5. 乳酸 人体在长时间运动或奔波中容易产生乳酸,它和焦化葡萄糖酸在体内不断积累,会导致血液呈酸性。乳酸积累后,人体会处于一种疲劳状态,腰酸背痛,浑身乏力,动作迟钝笨拙。

6. 重金属颗粒 重金属颗粒通过食物的形式进入人体,排除相对缓慢,如果日积月累,最终会导致许多疾病。

备孕夫妻在怀孕前应净化自身内环境,怀孕前 6 个月多吃动物血、鲜果蔬汁及海藻类,可起到防病排毒的作用。

(九)为什么心脏病患者怀孕要慎重

心脏病合并妊娠是产科中严重的并发症。育龄妇女无论患有哪一种心脏病,在决定怀孕或者已发现怀孕,都应立即到医院找产科医生和内科医生进行检查,以确定心脏功能情况,分析是否能够承受妊娠和分娩所增加的负担。正常的心脏有很大的储备能量,可以承受怀孕所带来的负担。心脏病患者在妊娠期、分娩的时候均可以让心脏负担加重而并发心力衰竭。所以,心脏病患者能否怀孕,取决于心脏功能和疾病性质。心脏病变较轻,能胜任正常体力劳动,年龄不满 35 岁者,可以怀孕。若心脏病变严重,轻微劳动后便气急、心悸,则不宜怀孕。另外,孕妇若患先天性心脏病伴有发绀的,胎儿流产、早产、死胎的可能性更大。同时,怀孕期由于心脏功能衰弱而不堪重负会引起心力衰竭,重者可导致孕或产妇死亡。

心脏病患者怀孕前先要确定心功能如何,当心脏功能Ⅲ级和Ⅳ级时不能怀孕,甚至不宜结婚,因为这颗脆弱的心脏是没有能力负担怀孕和分娩的,甚至会危及母婴的生命。心功能Ⅰ级、Ⅱ级时,怀孕后在医生严密的观察下,多数人是可以生育成功的。随着怀孕月份的增加,心脏的负担也在增加,怀孕后要注意饮食量不能过多,饮食不宜过咸,防止血容量突然增加而心脏的负荷增大,引起心力衰竭;要及时治疗贫血,如果心脏病孕妇患了贫血,会加重心脏的负担,造成恶性循环,容易发生心力衰竭;要食入多纤维性食物,避免大便干燥,防止排便时因用力而瞬间增加心脏负担,导致发生急性心力衰竭;怀孕期防止感冒,适当增减衣服;限制活动量,必要时住院治疗及卧床休息等。当心功能出现衰竭时可表现为心跳加快、咳嗽、疲乏无力、呼吸困难,此时要提高警惕,及时就医,必要时终止怀孕来保全母亲的生命。患有心脏病的准妈妈分娩时多采用人工助产方式,以减少心脏的负担,是否给宝宝母乳喂养,应根据身体情况请医生诊断决定。

近年由于医疗水平的提高,一些先天性心脏病的患者经手术治愈后,心功能与正常人无异,故可以承受怀孕分娩。但有些先天性心脏病是家族遗传的,其后代再次发生先天性心脏病的概率高于正常人,所以孕期对胎儿的产前筛查十分必要,怀孕中期后可以进行彩超或超声心动图的检查。

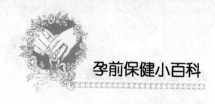

（十）甲状腺疾病患者能怀孕吗

甲状腺功能异常有亢进与减退之分。甲状腺分泌的甲状腺素可以调节我们身体新陈代谢的速度，甲状腺素分泌过多或过少都是身体的一种功能障碍，对于女性可以引起生殖功能紊乱，造成不孕。据调查，每6名女性中就可能有一人患上甲状腺功能减退，每10名孕妇中就有1位患妊娠甲状腺功能减退。中华医学会围生学会杨慧霞教授指出，妊娠期女性甲状腺疾病十分常见，但对于妊娠期甲状腺疾病的关注还远远不够。为了保证人口出生素质，在准备妊娠或妊娠早期积极检查女性甲状腺功能十分必要。

1. 甲亢患者什么时候适宜怀孕　甲状腺素分泌过多会使人体新陈代谢加速，人就会吃得很多但身体消瘦、脾气急躁、心慌，这是甲亢的症状之一。血液测定甲状腺激素 T_3 和 T_4 值出现异常增高，促甲状腺素（TSH）下降。过多分泌的甲状腺素对人体还可产生其他毒性作用，可影响女性激素的正常分泌，患者会出现闭经、月经失调，引起不孕或怀孕困难，一旦甲亢患者怀孕，还会出现流产、早产、子痫、胎盘早剥等情况。

考虑到甲亢对怀孕的不利影响，以及甲亢的治疗用药可能对胚胎的致畸作用，故甲亢患者在病情未得到很好控制时是不宜怀孕的。怀孕前不仅甲状腺素水平要调整到正常，还需要维持半年后才可以怀孕。

一些甲亢患者因病情控制不稳定而长时间不能停药，建议尽量选择最小的有效药量维持，还要选择毒性相对较小的抗甲状腺素药物，如丙硫氧嘧啶。尽管药物毒性相对较小,但对胎儿仍然不是100%的安全。对甲亢病情不稳的怀孕妈妈,要严密监测病情,防止甲亢危象发生,以免对胎儿及其母亲造成危险。

2. 甲减患者什么时候适宜怀孕 甲状腺功能减退就是俗称的甲减。甲状腺素分泌过少,人体的新陈代谢速度减慢,就会出现黏液性水肿、神情淡漠等一系列症状。近年甲减的发病率有所升高,由于很多人症状轻微,常常是体格检查时才发现,有的则是甲状腺炎所致。临床多无明显症状,有时可有倦怠、情绪低沉等表现。甲减的甲状腺激素值与甲亢恰好相反,甲状腺素 T_3 和 T_4 值降低,TSH 值则升高。育龄期女性在妊娠前或妊娠早期做一次筛查,如果罹患甲减,应通过治疗使甲状腺功能达标后再孕育下一代。对妊娠期甲减妇女应尽早进行药物干预治疗,规范使用左甲状腺素治疗对母子双方都至关重要。对于罹患甲减等甲状腺疾病的女性,其胎儿最好在早期进行心脏缺陷等出生缺陷方面的检查。

(十一)乙肝患者在发病期为什么不能怀孕

乙型病毒性肝炎(简称乙肝)在我国流行广泛,人群感染率高,慢性乙肝病毒携带者超过1.2亿,在某些地区感染率达35%以上。乙肝是一种传染性疾病,感染乙肝病毒后可造成肝脏功能损伤,出现肝脏大,体内的代谢废物不能被排出体外,积存于体内造成人体中毒,日久逐渐会发展成肝硬化,甚至肝癌。乙肝病毒感染人体后极难被清除。乙肝患者在发病期不能怀孕,必须经治疗后,在病情基本稳定的

情况下,才可以在医生的严密观察下怀孕。

孕妈妈妊娠后肝脏的负担明显加重,而且肝脏得到的营养物质明显降低,使受损的肝细胞不能修复,同时怀孕还会加速肝细胞的坏死,导致肝炎加重,引起重症肝炎,甚至急性肝萎缩,危及准妈妈生命。乙肝准妈妈由于肝脏功能异常,出现黄疸、腹水和凝血功能下降,在分娩时还会发生因凝血障碍导致的产妇大出血。

(十二)梅毒患者能怀孕吗

1. 梅毒感染期间不能怀孕　梅毒是由梅毒螺旋体引起的一种慢性性传播疾病。可以侵犯皮肤、黏膜及其他多种组织器官,可有多种多样的临床表现,病程中有时呈无症状的潜伏状态。近年来梅毒的发病又有抬头的趋势,但是人们对梅毒的认识却远远不够。一旦感染梅毒不仅对自身器官造成很大伤害,也会严重影响后代,造成先天出生缺陷,因此梅毒患者怀孕后果严重。需要提醒注意的是,有些人则是明知可能感染,却因某种原因而不敢面对,自欺欺人,宁肯信其无。甚至有些人都不知道自己已经患了性病,无任何防护地让宝宝暴露于性病感染之中,以至于宝宝一出生就是原发性梅毒感染者,造成不明原因的出生缺陷。

现已有明确的结论,梅毒患者感染期怀孕可对胎儿造成严重影响,所以在感染期间不能怀孕。梅毒螺旋体是引起梅毒的致病菌,在怀孕早期,母体血液中的梅毒螺旋体就可以通过胎盘传染给胎儿,使胎儿中毒故常致胎儿流产、死胎;怀孕中晚期的感染可造成胎儿宫内发育迟缓或早产,胎儿出生后表现为婴儿瘦小、面如老人,还可出现低热,口周、肛周及手足的红肿及浸润,婴儿的淋巴结和脾大,血清梅毒反应呈阳性。出生后的早产儿极难适应外界环境,如有感染即会夭亡。如有个别免于死亡者,也已是先天梅毒患儿。

2. 孕前应做梅毒筛查　孕前做性病筛查是一种很好的防护方法,特别对潜伏期的梅毒感染筛查极为有利。我们知道梅毒的感染是有潜伏期的,而潜伏期的感染多无症状,所以常常有些人是在根本不知道自己已经感染了梅毒的情况下怀孕的。我们可以通过快速血浆反应试验(RPR),用于初步筛查;梅毒螺旋体血凝试验(TPHA),可作为确诊检查。我们国家现已推行的孕前检查和孕期筛查都包括了对性传播疾病的筛查,这一措施可以十分有效地防止性传播疾病对下一代的伤害。

当今医学水平对梅毒是完全可以治疗的,传统的药物青霉素对梅毒螺旋体有特效。治疗时要注意:用药量要足够,疗程足够长,治疗要彻底,治愈的标准为血清检测TPHA转阴。

(十三)艾滋病患者为什么不能怀孕

艾滋病是当今世界严重危害人类健康的烈性传染病,是由人类免疫缺陷病毒(HIV)感染所致。HIV是一种能攻击人体免疫系统的病毒,它把人体免疫系统中最重要的 T 淋巴细胞作为主要攻击目标,大量破坏该细胞,使人体丧失免疫功能。因此,人体易于感染各种疾病,并可发生恶性肿瘤,病死率较高。我们国家的母婴健康也面临着 HIV 病毒的威胁。我们都知道,母婴传染是艾滋病的传染途径之一。那么用什么办法来阻断这一传播途径呢?备孕夫妇如果感

染了 HIV 应制止怀孕。一定要采用有防护措施性行为方式,使用安全套是较好的方法。一旦怀孕最好进行终止。如果男方是 HIV 阳性者,女方可采用他人人工授精的方法怀孕,但供精者的 HIV 应为阴性。HIV 阳性的女性怀孕后可采用干预性治疗,可使用特异性抗 HIV 药物,但药物对胎儿的安全性值得注意。有调查报告显示,部分准妈妈孕期使用了抗艾滋病的药物,孩子出生后正常,且无 HIV 感染。HIV 阳性母亲产后应人工喂养,不能哺乳,更不能混合喂养。

(十四)贫血对怀孕有什么影响

1. 哪些女性容易贫血

(1)长期喝咖啡、浓茶的人:咖啡可以抑制铁的吸收,浓茶中的鞣酸与铁结合可形成难溶解的物质,随粪便排出。

(2)不爱吃水果的人:水果中的维生素 C 可以促进铁的吸收。

(3)有痔疮的人:痔疮造成消化道长期慢性失血,如同女性月经一样,甚至更严重。

(4)月经过多的女性:女性通常在一次月经期失去 20~30 毫克的铁,身体内铁的含量供不应求,很容易导致贫血。

(5)长期吃素的人:人体的铁主要靠动物性食品供给,而植物中的植物纤维可以抑制铁的吸收。

(6)长期减肥的人:减肥而不吃早饭或午饭,或饮食不平衡,食物中的铁不但减少,而且制造血红蛋白的蛋白质等原料也不足,更容易引起贫血。

当然,怀孕的女性由于生理的变化,血容量会随着生理需要的增加而改变,孕妈妈的血液被稀释,容易出现生理性贫血。现代女性由于月经、偏食等原因,怀孕前有些已有贫血倾向,一旦怀孕,体内铁的消耗量急速增加,容易引起贫血。备孕女性应该在孕前检查血液,了解是否有贫血,怀孕后更要常规检查,避免妊娠合并贫血。

2. 如何预防缺铁性贫血　缺铁性贫血大多数是可以预防的。主要应注意食品配伍,多吃含铁丰富的食品,如黑木耳、紫菜、海带、香菇、猪肝等,其次为豆类、肉类、动物血、蛋等。动物性食物不但含铁量高,吸收率也高;黄豆及豆制品中含铁量及吸收率也较高。食物中应含有一定比例的动物蛋白,同时增加富含维生素C的水果等的摄入,以增加铁的摄入量。

3. 贫血对妊娠的影响

(1)对孕妇的影响:贫血可导致孕妇抵抗力低下,对分娩、手术和麻醉的耐受能力也差,即使是轻度贫血,在妊娠和分娩期间的风险也会增加,当发生重度贫血时可因心肌缺氧发展为贫血性心脏病;胎盘缺氧易发生妊娠期高血压或是高血压性心脏病;贫血可降低产妇抵抗力,易引发产褥感染。

(2)对胎儿影响:轻度贫血胎儿在竞争摄取孕妇血清铁时占优势,胎儿贫血不会太严重,当孕妇重度贫血时,由于胎盘供给氧和营养物质不足,难以满足胎儿生长需要,则容易引起胎儿生长受限、胎儿窘迫、早产甚至死胎。

(十五)为什么重度贫血的女性不能怀孕

1. 女性贫血的症状

(1)软弱无力:疲乏、困倦,是因肌肉缺氧所致。

（2）皮肤、黏膜苍白：皮肤、黏膜、结膜，以及皮肤毛细血管的分布和舒缩状态等因素的影响所致。

（3）心血管系统：心悸为最突出的症状之一。严重贫血或原有冠心病，可引起心绞痛、心脏扩大、心力衰竭。

（4）呼吸系统：气急或呼吸困难。

（5）中枢神经系统：头晕、头痛、耳鸣、眼花、注意力不集中、嗜睡，均为常见症状。

（6）消化系统：食欲减退、腹部胀气、恶心、便秘等为最多见症状。

（7）生殖系统：女性患者中常有月经失调，如闭经或月经过多。

2. 女性贫血的调理和预防

（1）分类：临床上常将贫血分为缺铁性贫血、营养性巨幼红细胞性贫血、再生障碍性贫血、溶血性贫血、失血性贫血等。女性群体以缺铁性贫血为常见，发病率为 20% 以上，准妈妈高达 40%。饮食疗法是治疗和预防缺铁性贫血的有效手段之一。若是轻度贫血，只需调理饮食即可改善贫血状态。

（2）饮食调理：多吃含铁量高的食物，包括动物性食物：动物肝脏、瘦肉、蛋黄等；植物性食物：海带、芝麻、菠菜、木耳、黄豆、黑豆、紫菜、大米、玉米、麦芽等，以及李子、桃、杏、苹果等水果。多吃含高蛋白食物，高蛋白饮食可促进铁的吸收，也是合成血红蛋白的必需物质，如肉类、鱼类、禽蛋等。维生素 C 有参与造血促进其吸收利用的功能，常吃富含维生素 C 的水果和蔬菜，如橘子、山楂、番茄、苦瓜、青椒、青笋等。

（3）预防：女性应在生活中学会自我保养，做到起居有时、娱乐有度、劳逸结合、保持心情舒畅，不仅可增进机体的免疫力，同时还能使骨髓造血功能旺盛起来。同时，提倡使用铁锅煎炒食物，因为锅与铲之间的磨擦会产生许多微小碎屑，铁便融于食物之中，所以铁锅是一种很好的补血器皿。

（十六）高血压病人怀孕前要注意什么

随着人们的生活节奏日益加快，现在的工作压力也逐渐增大，特别是职业女性结婚生子的年龄越来越晚，孕前患高血压，孕后患妊娠高血压综合征的人也越来越多，给孕育、分娩带来了许多隐患。

1. 什么是继发性高血压 继发性高血压，就是说发生高血压的原因是身体内的其他疾病所引起，与原发性高血压原因有所不同，它多是慢性肾大动脉炎等疾病所致。如果女性在孕检中查出了高血压，先不要着急用降压药，因为年轻人大多数是继发性高血压。根据不同病因，把原发病解决或控制好以后，部分患者的高血压问题就自然解决了。如果第一次怀孕患子痫，有可能留有后遗症，或者是再次妊娠复发，这些孕妈妈都要注意，定时规律产检，避免病情迁延加重，影响宝宝和自己的健康。

2. 什么是原发性高血压 原发性高血压是由于遗传与环境因素引起的，大脑皮质的高级神经系统功能失调，可能是主要的发病原因；外界的环境和内在的不良刺激，如精神紧张、神经类型、遗传因素、缺乏适当的休息和运动、摄入过多的食盐、肥胖等都可以导致神经系统和内分泌的失调，使

大脑皮质下血管舒缩中枢的调节作用发生紊乱,引起全身小动脉的痉挛,周围血管阻力持续偏高,长期下去就形成高血压。原发性高血压发病后,可在动脉系统,脑、心、肾等器官引起不同程度的病理性损害,再则原发性高血压一般病程长,对靶器官的脏器危害更大,所以要积极治疗。

3. 高血压的孕期保健要注意什么　患高血压的妇女想怀孕必须在医生指导下,提前半年把降压药换成对妊娠影响较小的类型。孕早期 3 个月,是胎儿各器官分化形成的关键,某些药物可能导致胎儿畸形、流产或死胎。当然,如果能停用降压药,通过运动、低盐饮食、放松心情就能将血压控制就更好了。将血压长期控制在正常范围,即 140/90 毫米汞柱以内,才有条件考虑妊娠。如果血压忽高忽低,或短时间内才控制好,就别着急要孩子。高血压女性孕前体检不可忽视,患高血压的女性在怀孕前,最好能做孕前的特殊检查。

测定血液中的胆固醇及三酰甘油的高低,以便了解心血管的情况,从中发现动脉硬化、冠心病的易患因素;进行心电图、超声心动图检查,以了解心脏的情况,判断心肌是否缺血,左心室是否肥厚;拍 X 线胸部正位片,观察主动脉有无扩张、延长等,以了解心脏的血管情况;做脑血流图,以了解脑动脉硬化情况及血液供血情况,有助于防止血管并发症的发生;检查肾功能,通过查血液中的肌酐、尿素氮,做尿液检查是否有蛋白,以了解肾功能;测定血糖、尿糖和糖耐量检验,以了解是否并发糖尿病和早期发现糖尿病。

(十七)患肾脏疾病的人能怀孕吗

1. 怀孕会加重肾脏负担 很多患有肾脏疾病的女性现在病情已基本稳定,打算结婚生育,但又担心怀孕会使已稳定的病情再度复发,从而对能否怀孕抱有疑虑。怀孕后确实会增加体内多个脏器功能的负担,这是因为,怀孕以后血循环中的血容量增加,这就导致了流经肾脏的血液量和肾小球的滤过率也增加了,而且血清尿素氮和肌酐水平也有所降低,这就使得肾脏的体积比怀孕时要增大。怀孕以后子宫膨大,压迫了输尿管,加上孕激素水平的增高,使平滑肌松弛,肾盂和输尿管扩张,从而可容纳大量的尿液而积水。所以,怀孕期间很容易患尿路感染。怀孕以后,体内水分增加,子宫增大,脊柱前凸,压迫了深静脉,产生了生理性蛋白尿,也称为妊娠性蛋白尿。

怀孕后如并发妊娠高血压综合征和肾盂肾炎,其病变的主要部位都在肾脏。所以,怀孕无疑会加重肾脏的负担,如果肾脏有了病再怀孕,这势必使有病的肾脏雪上加霜,易加重肾脏原先的病情。

2. 肾脏疾病患者能否怀孕取决于什么 肾脏病仅仅是肾脏患有疾病的总称,有肾脏病的女性能否怀孕,关键要看患的究竟是何种类型的肾脏病,是否伴有高血压,以及有无肾功能损害和损害的程度等。

(1)肾结石患者可以怀孕:怀孕以后对疾病非但无不良影响,相反还可因怀孕后肾盂、输尿管的扩张,而有利于结石的排出。

(2)急性肾炎患者不宜怀孕:如果怀孕了,不利于肾炎

的治疗,而且还容易造成流产,早产。一般来说,急性肾炎病愈至少要 3 年后,方可受孕。

(3)慢性肾炎患者视病情而定:如果病情较轻,肾功能又正常,是可以怀孕的。如果病情重,又伴有血尿、蛋白尿、高血压和肾功能减退,则不宜怀孕。如果怀孕了,孕期必须严格监测肾功能。

(4)慢性肾炎伴有血压增高的女性不宜怀孕:如怀孕约有 75% 的患者易并发重度妊娠高血压综合征,早产及死胎发生率也极高。当肾炎准妈妈发生妊娠高血压综合征时,易引起先兆子痫和子痫,此时血压上升会很高并伴有头痛、眼花、恶心、呕吐,甚至抽搐等。子痫对准妈妈和胎儿的生命威胁很大。慢性肾炎如果肾功能未恢复正常者,尿蛋白量增多达"＋＋"～"＋＋＋"。血中尿素氮或肌酐升高,要预防发生肾衰竭,这样的患者不宜怀孕,如果是早期妊娠,应人工流产。患慢性肾炎的女性如果肾功能已基本正常,尿蛋白少量或微量,且经一段时间的稳定期,可以怀孕,但应注意休息、增加营养、多吃含有蛋白质的食物,补充足量维生素,饮食宜淡,不宜过咸。注意加强身体抵抗力,避免各种感染,定期检查肾功能。

(5)慢性肾盂肾炎不宜怀孕:妊娠可使病情加重或旧病复发,这在妊娠晚期更为明显,而且早产和妊娠高血压综合征的发生率也明显增加。

(6)红斑狼疮所致的肾炎也不宜怀孕:怀孕可使肾炎复发或加重红斑狼疮的病情,而且还会提高流产、早产和死胎的发生率。

(十八)糖尿病患者想怀孕怎么办

1. 糖尿病对怀孕的影响 糖尿病患者受孕后,如果不重视糖尿病的治疗对母婴影响是很大的。

(1)心血管系统:怀孕后常使病情加重,并且容易并发妊娠高血压综合征(比正常准妈妈高4倍),脑血管意外和胎盘早期剥离。

(2)胎儿和羊水:其胎儿患先天畸形的发生率会比正常孕妇多10倍。此外,糖尿病孕妇分娩的胎儿比正常准妈妈分娩的胎儿要大,往往超过4000克,称为"巨大儿",这样就容易难产。羊水过多的发生率较高,而羊水量骤增会引起准妈妈心、肺功能失调。

2. 糖尿病患者什么情况下可以怀孕 因为糖尿病对怀孕有很大的影响,所以很多患有糖尿病的女性担心自己不能生育。其实每个女人都有做妈妈的权利,糖尿病患者会担心自己是否因为疾病丧失生宝宝的权利,也怕给宝宝带来伤害,所以必须在孕前体检确定能不能怀孕。

(1)血糖水平稳定,血糖监测结果至少在3个月之内都显示波动不大,空腹血糖不超过6毫摩/升,饭后血糖不超过8毫摩/升。

(2)糖化血红蛋白控制在6.5%～7%,因为糖化血红蛋白代表了3个月的平均血糖水平,能够有效显示患者的血糖控制状况。

(3)无严重并发症,如眼部病变,心肺功能异常,肝、肾功能不全等。否则,在这种情况下怀孕不但会威胁孕妇生命,腹中的胎儿也多半会出问题。

(4)必须使血糖在孕前至少3个月内保持平稳,做到有计划的怀孕。如果孕妇血糖过高,很可能导致胎儿成为巨大儿,并容易并发新生儿低血糖、新生儿黄疸等疾病。同时,孕妇在孕期发生早产、酮症酸中毒的风险会明显增加。而口服降糖药的功效不确定,所以医生建议患者孕前通过注射胰岛素控制血糖,待血糖持续平稳3个月后再考虑怀孕,将风险降到最低。

(5)孕期坚持注射胰岛素降糖。怀孕期间饮食控制血糖不够理想者,可在医生指导下进行胰岛素治疗,用药量应根据病情而定,一般来说,早晨用1次或早晚各1次。怀孕前半期,由于胎儿能量的主要来源是葡萄糖,这要由准妈妈不断提供,往往会使准妈妈空腹血糖低于妊娠前水平,此时胰岛素用量应减少30%左右;后半期,由于胎盘胰岛素酶增加,促使准妈妈胰岛素分解,加之胎盘雌激素、泌乳素对胰岛素的抵抗作用,胰岛素用量应较孕前增加约2/3。但在临产或产后,对胰岛素的需要量又会显著下降。

(十九)有哮喘病女性能怀孕吗

我们常说的哮喘是支气管哮喘。它是由多种细胞特别是肥大细胞、嗜酸性粒细胞和T淋巴细胞参与的慢性气道炎症。可引起反复发作的喘息、气促、咳嗽等症状,多在夜间或凌晨发生。

1. 病因 哮喘的发病原因错综复杂,但主要包括两个方面,即哮喘患者的体质和环境因素。患者的体质主要是从遗传因素、免疫状态、精神心理状态、内分泌和健康状况等主观条件来说的,是患者易感哮喘的重要因素。环境因素包括各种刺激性气体、病毒感染、居住的地区、居室的条件、职业因素、气候、药物、食物及社会因素,甚至经济条件等,均可能是导致哮喘发生发展的重要原因。过敏原是诱发哮喘的重要病因,过敏原主要分吸入性过敏原和食物性过敏原。吸入性过敏原主要来源于生活环境中的微粒物质,其致敏成分主要是蛋白质和多糖。由于微粒物质在生活中无处不在且可借助空气进行传播,因此吸入通常是引起儿童呼吸道致敏和哮喘发作的主要途径。

2. 哮喘妇女怎样度过怀孕及分娩期 哮喘发作时呼吸困难,严重时会引起全身性缺氧。所以,患哮喘的妇女常顾虑能否正常怀孕及分娩,并担心怀孕后哮喘频繁发作,会不会影响母子安全。轻度或中度哮喘发作对胎儿影响不大,新生儿出生的体重与正常孕妇分娩的新生儿亦无明显差别。但对妊娠期出现哮喘持续状态的孕妇,则可能因机体重度缺氧及全身功能紊乱,危及母体及胎儿的健康,甚至威胁生命。

妇女怀孕时有着十分复杂的生理变化,妊娠过程中,体内肾上腺皮质分泌增高,这会使哮喘好转,而孕中期前列腺素的增加又能使支气管发生收缩,加重哮喘。所以,怀孕了要远离过敏原,不吃易致敏的食物;远离感冒人群,防止感冒。

3. 哮喘孕妇用药应注意什么 怀孕期间是最忌讳用药的,那么在不得不用药时,我们应当怎么办呢? 又应选择哪些药物对哮喘进行治疗呢?

首先,怀孕前 3 个月用药一定要特别小心。哮喘是一种变态反应性疾病,气候变化,接触致敏原物质,甚至受到

精神刺激等,均会诱发哮喘。所以,孕妇必须妥善防治哮喘发作。应尽可能避免可促使哮喘发作的诱因,消除紧张情绪,劳逸结合,避免过于剧烈的活动,调制可口饮食,预防感染与感冒,保持居室空气新鲜与流通,以顺利度过妊娠阶段。

轻度哮喘发作时,可使用舒喘灵气雾剂,不会影响到胎儿。若单用舒喘灵气雾剂不能满意控制症状,则可以口服或静脉缓注氨茶碱。有报道称,怀孕3个月内用肾上腺素可能引起胎儿小眼及耳畸形,临产前后肾上腺素对子宫收缩及胎儿供血均有不良影响。因此,在怀孕3个月内及临产前后两个阶段内,应避免使用肾上腺素。如果病情发作相当严重,则应慎重权衡利弊,灵活掌握。

(二十)要警惕哪三种异常怀孕

1. 宫外孕　正常的怀孕,意味着胚胎种植在子宫内部这片相对广阔的"土地"上,可以保证其充分的发展"空间"。偏离了这个最佳部位,如种植于输卵管、卵巢,或子宫颈等部位,就可能出现胚胎不能充分发育而不得不"中止"的情形。更加严重的是,这种异常的种植,会给女性健康带来很大的威胁,甚至威胁到生命。

宫外孕的异常症状及处理:由于这种异常种植,女性可能出现腹痛、输卵管破裂、阴道出血,有时候甚至会发生突然和大量的内出血。如果发现自己怀孕以后又发生了出血,要想到可能是宫外孕,尽早去看医生,一旦明确诊断,通常医生会尽快安排腹腔镜手术,或者注射一种化疗用的药物以中止身体里异常部位的怀孕,避免对身体健康造成危害。90％以上的宫外孕发生在输卵管,多数须经手术切除输卵管以清除妊娠组织。

2. 死胎 子宫中的胚胎在发育的早期往往呈现出惊人的生长速度,一旦其发育出现了停滞的状态,你要格外小心了!有时候,那些已经坏死的妊娠组织有可能诱发一系列有害于身体健康的反应,如凝血功能障碍等。所以,一旦确定了停止发育的死胎,就需要立刻就诊。胚胎夭折的原因很多,最常见的原因是胎儿染色体异常,占70％左右。这可能是因为卵子,或者男方的精子出现了先天异常。此外,一些疾病如糖尿病、甲亢等,也可导致胚胎停止发育。所以,经历过死胎后,最好隔一段时间,至少半年以上再考虑要宝宝。怀孕前,女方要做一个全面体检,检查有没有感染弓形虫、疱疹病毒、风疹病毒、巨细胞病毒等。如果反复出现死胎的情形,还要去做染色体的检查。

3. 葡萄胎 葡萄胎是因怀孕后胎盘的绒毛增生水肿,像一串串葡萄,所以习惯称为葡萄胎。一旦发现了葡萄胎,则必须住院进行清宫手术。通常需要进行至少两次这样的手术,以保证彻底清除所有滋养细胞。另外,一旦医生确认或者怀疑身体其他部位还有生长着的滋养细胞,就会要求患者进行静脉化疗。

葡萄胎的后续治疗及观察:葡萄胎是肿瘤性疾病,虽然做了刮宫手术,但在一定的时间内仍有恶变的可能。因此,不管有无身体不适,需要定期到医院复查,测定血和尿的绒毛膜促性腺激素是否正常。初期每周检查1次,检验结果正常后可以1～2个月检查1次,持续半年后改为每3个月检查1次,1年后改为每6个月检查1次,至少持续2年。

如果发现阴道出血、咯血等不适，应及时告知医生，进行更全面的检查。葡萄胎恶变的时间大多数在 2 年内，所以患者 2 年内不能再怀孕。2 年以后如需妊娠，应到医院妇科进行全面检查，确定身体状况完全正常后才能怀孕。

（二十一）肛肠疾患孕前需要如何应对

1. 痔疮为什么要在孕前治疗　痔疮是最常见的影响人们健康的疾病之一，痔疮易于妊娠期发病有其解剖和生理方面的基础。由于直肠的静脉无防止血液回流的瓣膜——静脉瓣，血液易淤积而使静脉扩张，并且直肠静脉的壁薄、位浅，末端的直肠黏膜下组织又松弛，均易导致静脉扩张。此外，由于习惯性便秘、怀孕及有盆腔内巨大肿瘤等，都使直肠静脉血液回流发生障碍，从而形成痔疮。女性由于怀孕，机体分泌的激素易使血管壁的平滑肌松弛，增大的子宫压迫直肠，使肛静脉和直肠静脉回流受阻，这样会使怀孕的女性原有的痔疮加重或出现新的痔疮。因此，如果原来有痔疮的女性，在怀孕前应积极治疗。

2. 习惯性便秘在孕前要纠正　有习惯性便秘的女性应在孕前纠正，一旦怀孕还会加重便秘的程度，准妈妈会在孕早期感到腹胀不适，大便时增加腹压易引起子宫收缩，严重的可导致流产、早产。大便时蹲坐时间过长，准妈妈体位改变会导致体位性低血压，出现晕厥现象，如果合并胎盘低置或盆腔肿物，腹压的增加可以导致阴道出血，盆腔肿物扭转引起腹痛等。有习惯性便秘的女性在孕前除加强体育锻炼和多吃新鲜蔬菜水果外，可用常见食物作食疗，如甘薯、芝麻、韭菜等。水果以香蕉润肠效果最好，血糖正常的女性，晨起可少量饮蜂蜜水也有利于通便。

(二十二)终止妊娠后什么时候可以再怀孕

1. 人工流产后什么时候可再次怀孕 人工流产手术是一种阻断生理过程的手术,它阻止了怀孕过程,会使卵巢的功能受到影响。手术对子宫更是一次伤害,手术对子宫内膜可能会造成较大的创伤,有时还会出现炎性反应。怀孕本身是女性正常的生理过程,一旦怀孕后卵巢功能会顺势依从于怀孕,分泌怀孕所需要的激素来维持怀孕,同时大脑中枢神经也会相应地调节身体的新陈代谢和免疫系统以支持怀孕,完成整个怀孕的全过程。从医学的角度是不提倡做人工流产的。做人工流产手术,可能会造成生殖器官的炎症、内分泌紊乱、月经不调,甚至会造成不孕不育及习惯性流产。临床上我们经常见到有人因急于怀孕,人流后未采取适当避孕措施,流产手术后一两个月再次怀孕,故再次发生流产和不完全流产而不得不再次刮宫,给子宫造成二次创伤。

人工流产术后几个月内做好避孕很重要。开始阶段不要同房,月经恢复后最好采用工具方法避孕,这样有利于子宫和卵巢的恢复,让子宫内膜在卵巢激素的作用下反复脱落几次,使子宫内膜恢复得足够丰厚、滋润,以承受下一次的怀孕。所以,人工流产后经过 6 个月经周期再怀孕是比较适宜的。当然,人与人的体质是有很大差异的,身体恢复的时间会有长有短,但一定要调养适当。建议术后逐渐增加运动量,进行身体的积极恢复,增加身体的抵抗力,保持

生殖功能的正常,在下次怀孕前要做一次身体的检查,做好再次怀孕的准备。

2. 停药后多长时间可以怀孕 很多人可能过度地估计了药物的作用,停药以后迟迟不敢怀孕,总觉得药物还会伤害胎儿。也有很多人不太在乎药物的作用,稀里糊涂就怀孕了。常见的感冒、发热、嗓子痛一般用药不会超过 7 天,停止用药后 1 个月就可以怀孕了,或者来一次月经后就可以怀孕。阴道炎用药时间不定,但多是阴道局部用药,可以停药后来一次月经,月经血可以起到冲刷阴道的作用,经后再怀孕较好。慢性病的治疗,如结核、癫痫、精神病等停止用药后需要较长的时间才可以怀孕,因为长期的用药,体内会有药物的蓄积,为安全性考虑,建议停止用药半年后再怀孕。

并不是所有的药物在怀孕前一律都要停止服用,必须根据病情需要来决定。在保证母婴都健康的前提下可以继续治疗,如甲状腺功能低下需要补充甲状腺素,患有高血压需要降血压,患有糖尿病需要使用胰岛素等。

(二十三)习惯性流产再次怀孕应注意什么

习惯性流产医学上叫复发性流产,是指同一性伴侣连续发生 3 次及 3 次以上自然流产的称为复发性流产。这种流产大多数为早期流产,少数为晚期流产。主要是由夫妻双方染色体异常、母体的黄体功能不全、母体子宫发育不良、子宫畸形、子宫肌瘤等引起。在多次不明原因流产后,夫妻双方应一起到医院做如下检查,找出流产原因,及早对症治疗。全身性检查：了解双方的基本健康状况，判断是否患有糖尿病、贫血、甲状腺疾病、慢性肾炎等疾病。染色体检查：夫妻一方染色体检查异常可引起胚胎染色体异常。妇科检查：检查是否存在子宫畸形，如双子宫、单角子宫、子宫腔粘连等，子宫是否长肌瘤，这些因素都会影响胚胎的着床，因而发生流产。卵巢功能测定：如检测体内雌激素水平，或测定基础体温。一旦查明流产原因，则应有针对性地进行治疗，若是夫妻双方染色体异常所致，则要避免怀孕，如果已经怀孕应立即给胎儿做检查，如有异常必须终止妊娠，黄体功能不全或患有全身疾病的准妈妈，应在医生指导下做孕激素和所患疾病的治疗，子宫畸形的应先做矫正手术，然后再怀孕。备孕期和妊娠期均要保持心情舒畅，避免各种刺激，采用多种方法消除紧张、烦闷、恐惧心理，以调和情志。

（二十四）有过妇科手术史者的怀孕应注意什么

1. 子宫肌瘤剔除术后 2 年内不宜怀孕 子宫肌瘤是女性生殖器中最常见的一种良性肿瘤，在育龄妇女中的发病率很高。在行肌瘤剔除术后子宫上会有剔除肌瘤的瘢痕，有的肌瘤较大、较深，如果达到或接近子宫内膜层，肌瘤经剔除后就如同做了剖宫产一样，在手术后不能着急怀孕，因为子宫需有一定的恢复过程，如果伤口尚未充分愈合就怀孕，会有发生子宫破裂的危险。一旦发生子宫破裂可能导致准妈妈、胎儿的死亡，所以在子宫肌瘤剔除术后要避孕 2 年以上再怀孕。怀孕后必须严密监测子宫情况，防止子宫破裂。

2. 葡萄胎治愈后2年内不宜怀孕 葡萄胎常见于怀孕8～19周,是组成胎盘的绒毛异常增加变成葡萄状的囊泡,子宫有快速变大并开始出血的不正常现象。葡萄胎最可怕的是异常增殖的胎盘绒毛会破坏子宫肌层,到达腹腔之内,症状恶化后即成恶性葡萄胎,还会扩散至血管、肺、肝、脑等各处,甚至危及准妈妈的生命。一旦患有此病,在实施刮除术后,还需监测血中 HCG,测量基础体温,进行胸部 X 线检查,遵照医嘱实施2年的追踪检查。

3. 多次人工流产后再怀孕应慎重 人工流产属于强行中止妊娠,会使激素水平骤然降低,让刚刚发育的乳腺突然停止生长,容易诱发乳腺疾病。多次做人工流产的女性还很容易造成宫颈或宫腔粘连,由于反复的吸刮宫腔,会损伤宫颈管内膜及子宫内膜底层,子宫内膜底层反复受到损伤还会失去再生能力,影响月经,并且在愈合过程中容易发生宫颈或宫腔粘连,这对以后的怀孕十分不利,多次做人工流产还会增加月经不调、流产不全、出血、感染及脏器损伤的概率,这些都不利于女性的受孕。备孕女性想怀孕时,孕前要增加对子宫的调养,防止怀孕后的胚胎丢失。